Prof. Dr. med. Armin E. Heufelder/Priv. Doz. Dr. med. Wilfried P. Bieger

Das Anti-Aging Konzept

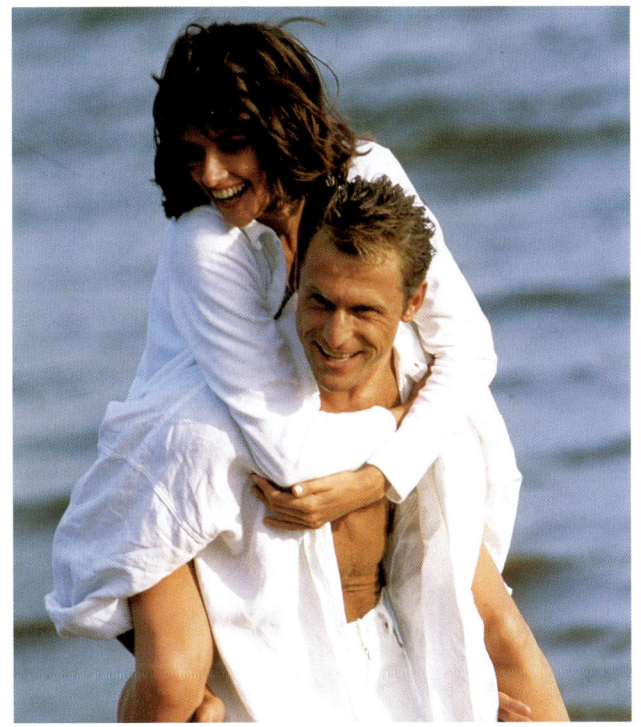

Erfolgreiche Strategien zum Jungbleiben

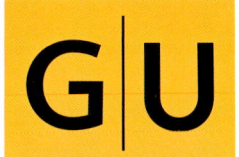

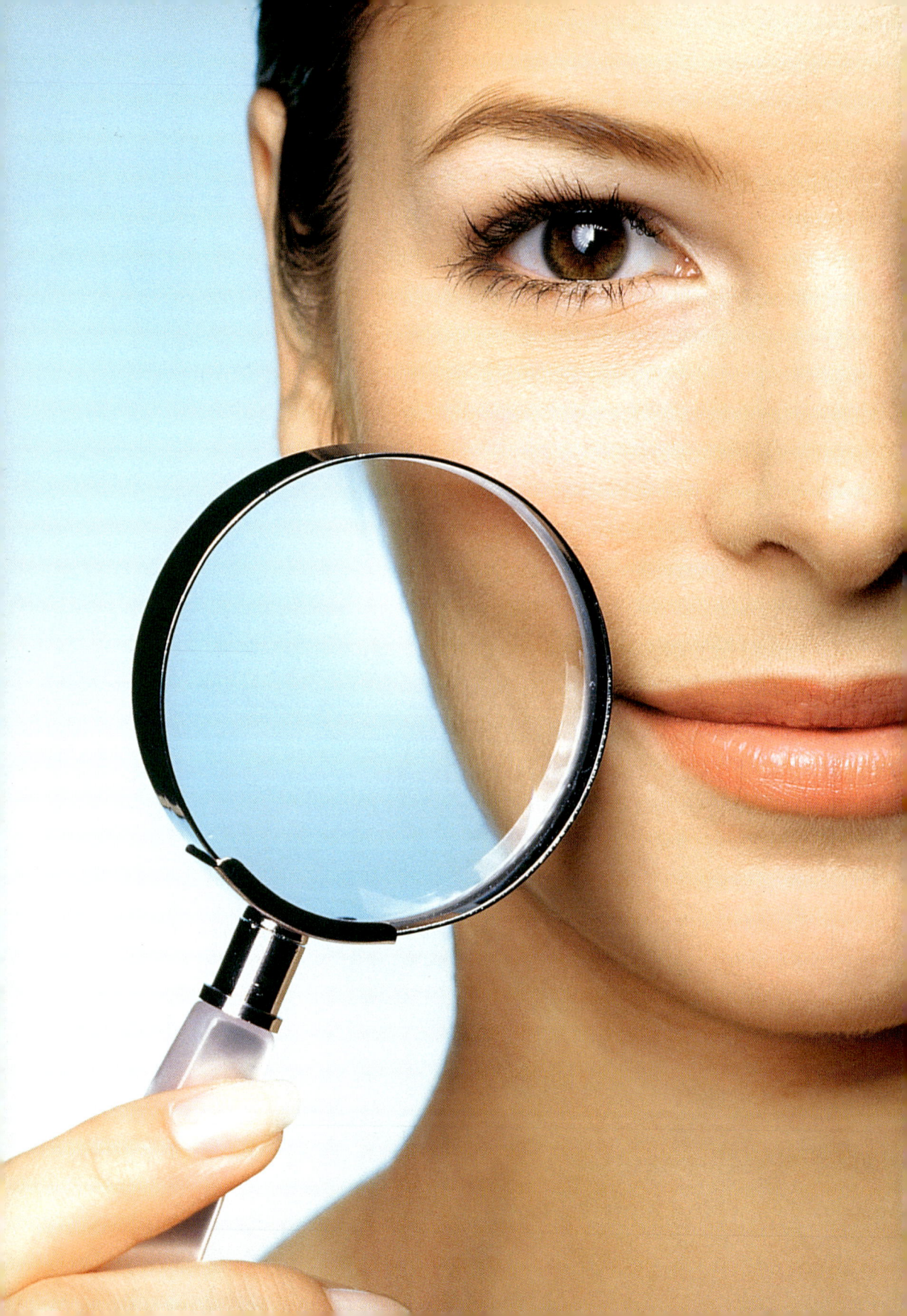

Ein *Wort* zuvor

Schauen Sie sich Ihre Mitmenschen einmal an! Wie unterschiedlich gleich alte Personen doch aussehen können! Während der eine nur noch ein Schatten seiner selbst ist, strotzt der andere nur so vor jugendlichem Schwung. Haben solche beneidenswerten Geschöpfe einen Jungbrunnen entdeckt, der Ihnen bisher verborgen geblieben ist? Altern Sie etwa anders?

Forscher wissen heute: Gute Gene ebnen den Weg in die Riege der jung gebliebenen Alten. Doch erst der Lebensstil entscheidet, ob Sie das Ziel erreichen oder nicht. Mit Hilfe der Anti-Aging-Medizin lässt sich die biologische Uhr überlisten. Doch die Uhren des Lebens hängen nicht an der Wand, noch sitzen sie am Handgelenk. Sie ticken in den Zellen, tief im Inneren unseres Körpers. Und hier müssen Sie ansetzen, um jung und fit zu bleiben.

Zu den wertvollsten Errungenschaften der letzten Jahre gehört die Erkenntnis, dass unsere Gene nur zu etwa einem Drittel für unsere Lebenserwartung bestimmend sind. Zwei Drittel der Gründe finden sich in unserem Umfeld und in unserer Lebensweise. Ein weites Feld, um eigene Strategien zur Gesundheitsoptimierung anzupacken.

Je früher Sie damit beginnen, Ihre Lebensweise optimal zu organisieren, desto mehr profitieren Sie im späteren Leben bis ins hohe Alter. Gesundheit im Alter ist das Ergebnis frühzeitiger Vermeidung von Schäden auf Ebene der Zellen, der Organe und des Umfeldes, in dem Sie sich bewegen, ernähren und atmen, in dem Sie arbeiten und leben. Krankheiten sind meistens nicht Schicksal, sondern Folge falscher Lebensführung. Sie sind ein eindringliches Signal des Körpers, ihm weniger zuzumuten als zuvor. Lassen Sie es nicht so weit kommen.

Dieses Buch verrät Ihnen, wie Sie Ihre Zellen jung halten können. Lernen Sie, wie Sie Ihre Ernährung, Ihre Freizeit oder Ihr Sportprogramm gestalten müssen, um dem Alter ein Schnippchen zu schlagen. Erfahren Sie, wann Ihnen eine Nahrungsergänzung oder ein Hormonpräparat helfen kann. Nutzen Sie die modernen Erkenntnisse der Altersforschung, um lange vital zu bleiben. Fangen Sie sofort an, kleine oder größere Veränderungen an Ihrem Lebensstil vorzunehmen! Schon sehr bald werden Sie feststellen, dass Sie sich besser fühlen und seltener krank sind. Genießen Sie die Komplimente, die Ihnen Ihre Mitmenschen für Ihr blendendes Aussehen machen werden.

Unser Buch ersetzt keine ärztliche Beratung, soll Sie aber auf dem spannenden Weg durch ein langes und gesundes Leben begleiten. Wir wünschen Ihnen hierzu alles Gute!

Prof. Dr. med. Armin E. Heufelder
Priv. Doz. Dr. med. Wilfried P. Bieger

Inhalt

*Dem Alter
auf der Spur* **8**

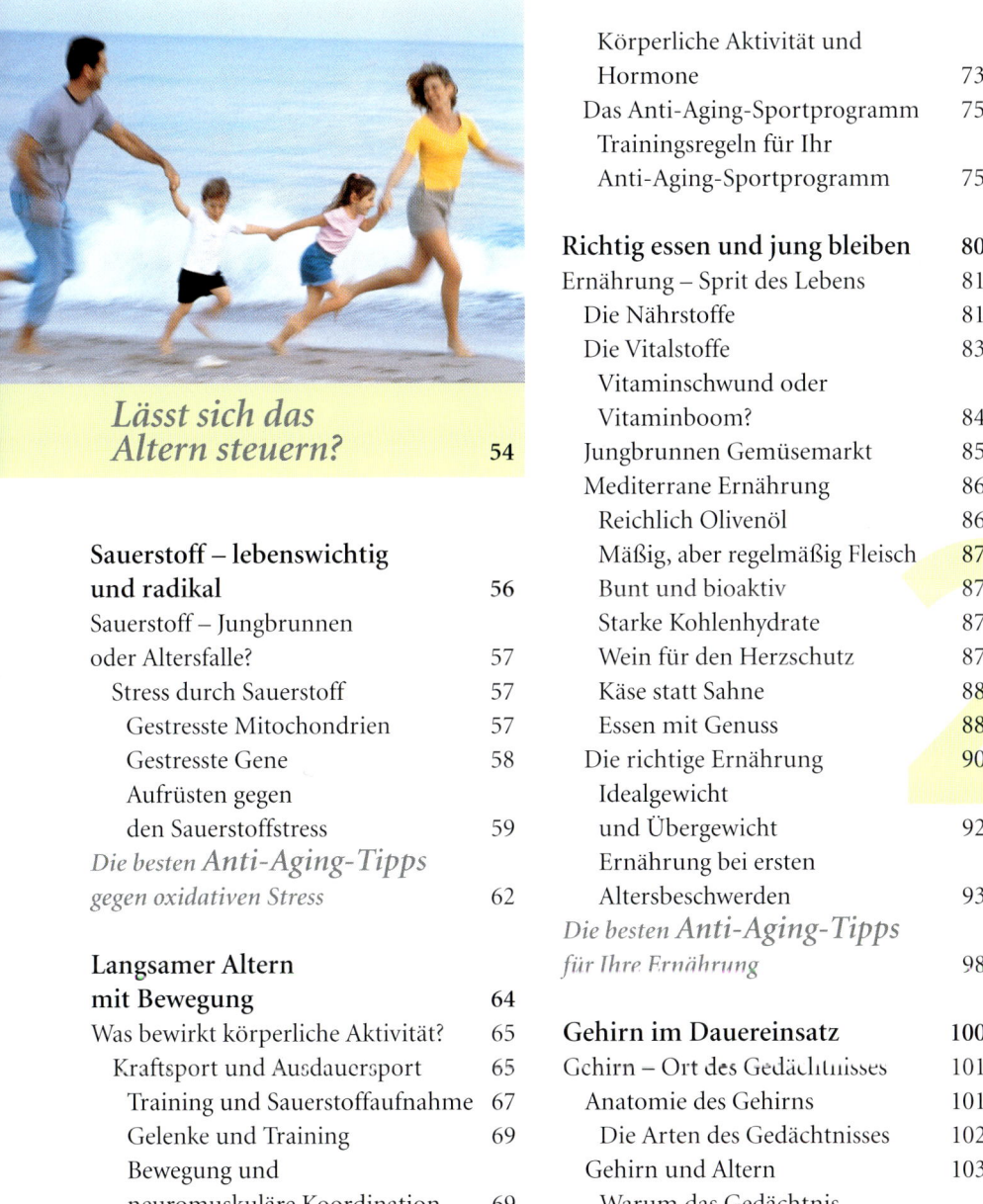

*Lässt sich das
Altern steuern?*

2

Inhalt

Immunsystem und Hormone 126

4

Typische
Alterskrankheiten   **192**

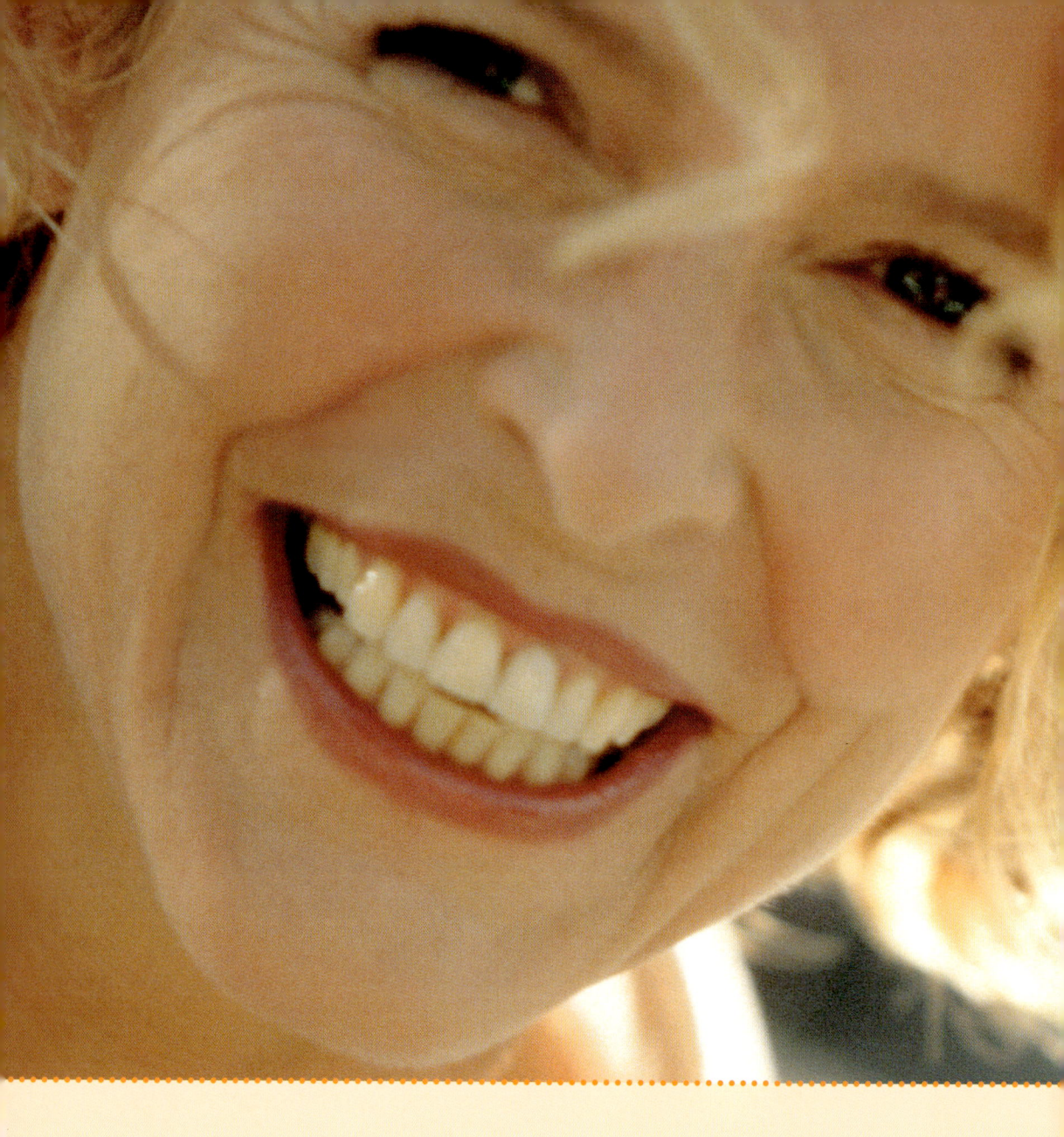

Dem *Alter*
auf der Spur

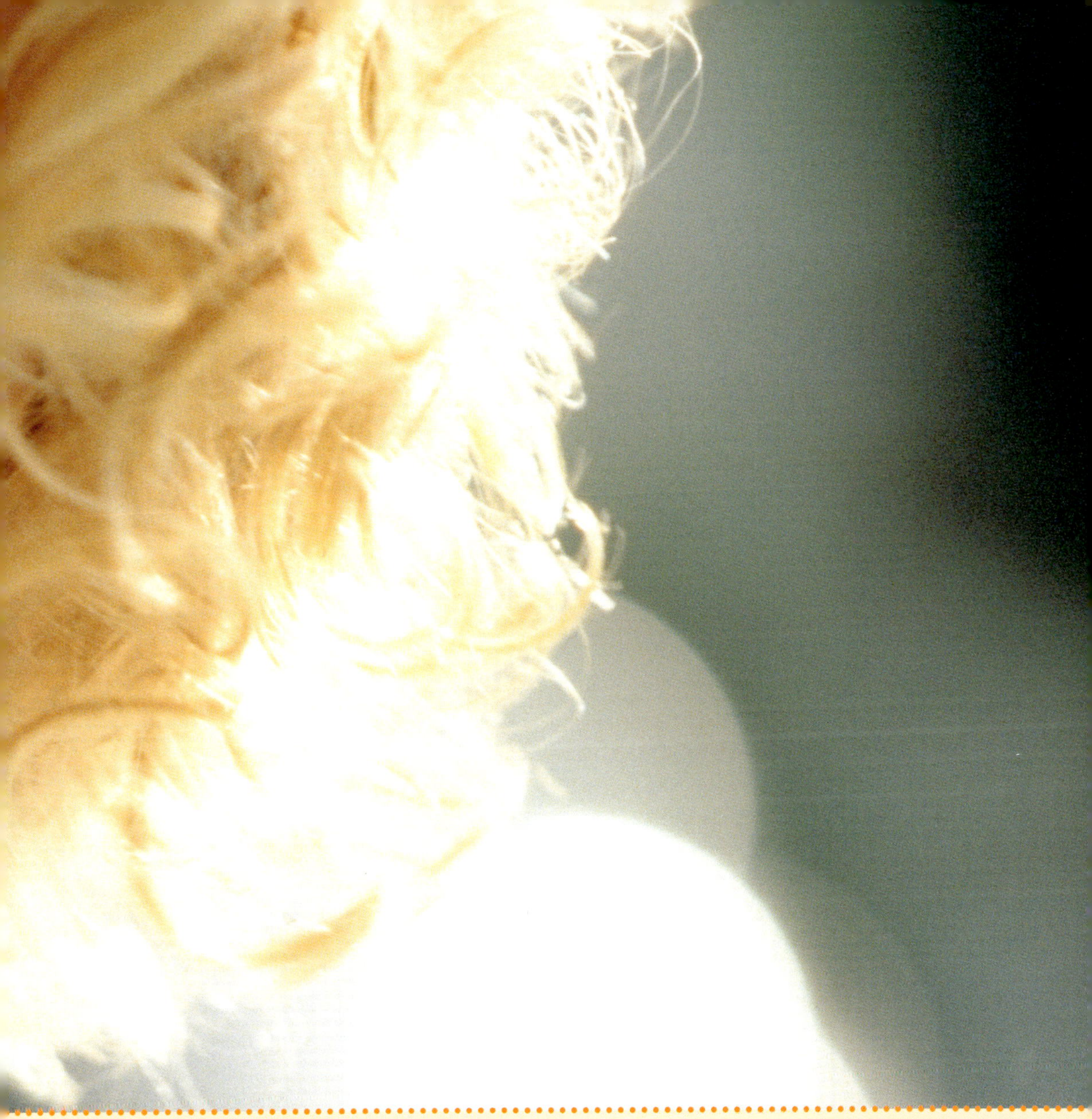

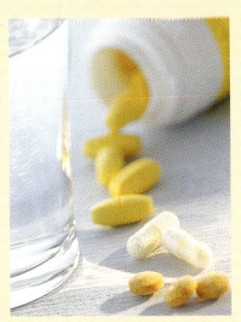

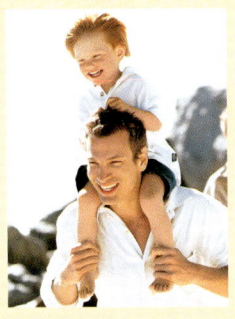

Angst vor Alterserscheinungen? Keine Sorge, die können Sie vergessen. Die Medizin steht vor einem Durchbruch: Der Alterungsprozess des Körpers ist weitgehend entschlüsselt. Alterserscheinungen und -beschwerden sind kein unentrinnbares Schicksal mehr, Sie können viel dagegen tun. Fangen Sie gleich heute damit an!

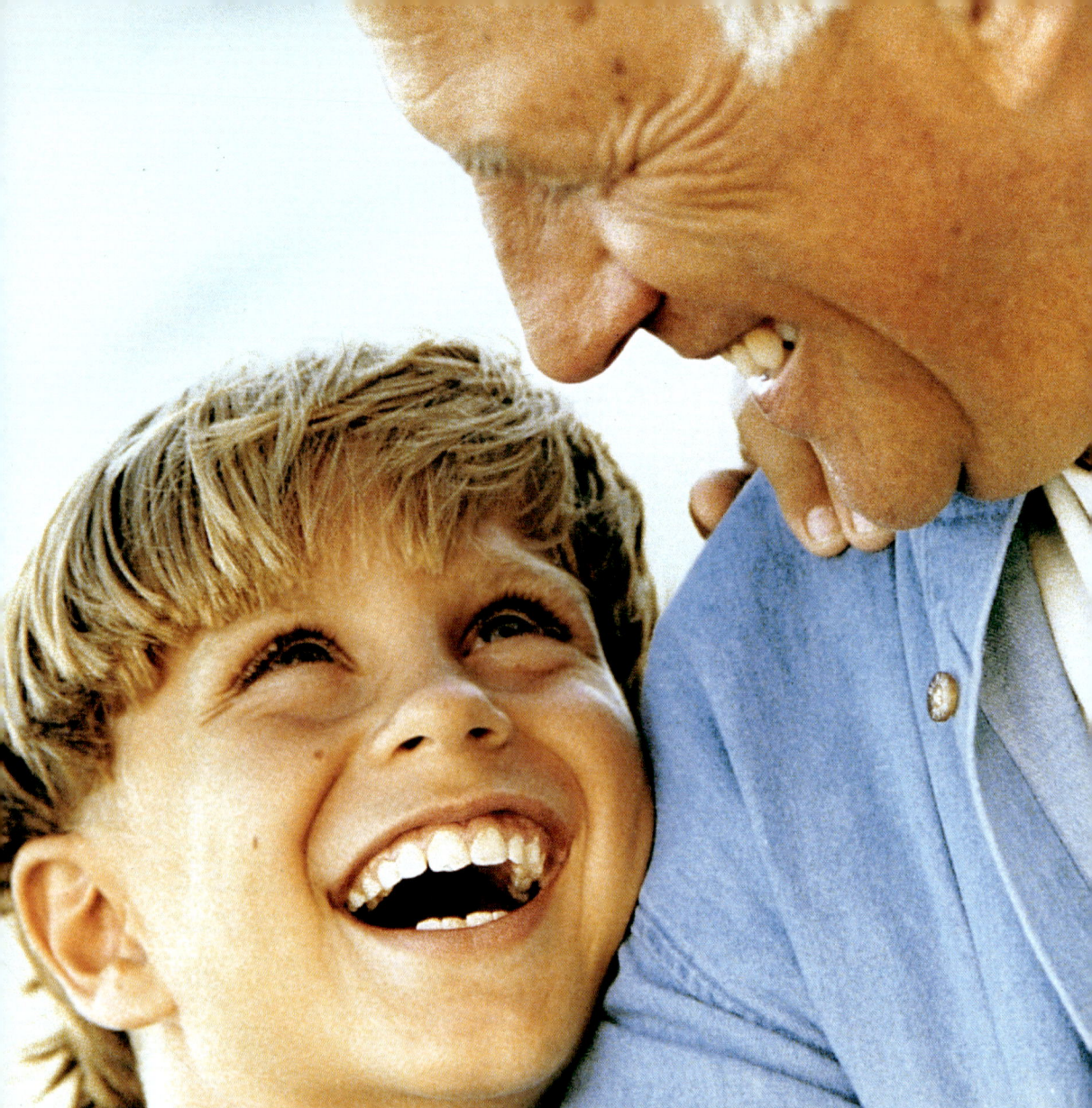

Was ist das eigentlich – Alter?

Altern ist ein ganzheitlicher Prozess, es betrifft nicht einzelne Teile des Körpers, sondern die Gesamtheit. Während auf dem Kalender die Jahre verstreichen, verändert sich unser Körper – zunächst unsichtbar und im Verborgenen, dann sichtbar und eindrucksvoll. Doch Ihr biologisches Alter, das heißt, wie alt Sie wirklich sind, bestimmt nicht der Kalender, sondern Ihre persönliche Lebensuhr. Lassen Sie sie nicht zu schnell ticken. Was Sie dagegen tun können, ist Gegenstand der modernen Anti-Aging-Forschung. Und die hat in den letzten Jahrzehnten dem Alterungsprozess viele Geheimnisse entlockt.

Alter ist nicht gleich Alter

Der Schriftsteller Ernst Jünger starb 1998 kurz vor seinem 103. Geburtstag, der Philosoph Hans-Georg Gadamer wurde im Februar 2000 100 Jahre alt, der Schauspieler Johannes Heesters steht mit 97 Jahren noch auf der Bühne, und der Münchner Eremit Väterchen Timofej feierte Anfang 2000 seinen 106. Geburtstag. Die Französin Jeanne Calment brach gar die Altersschallgrenze: Sie starb 1997 im Alter von 122 Jahren. Leben wir also immer länger?

»Functional Age«

Eine der ersten Wahrnehmungen in jungen Jahren ist die Tatsache, dass alles um einen herum, also Gegenstände, Autos, Menschen, Pflanzen oder Tiere, sich mit der Zeit verändert, abnutzt und eigentlich immer nur schlechter wird. Ein Alterungsprozess läuft ab, der allgegenwärtig ist und mit dem »Gebrauch« eines Gegenstandes oder Systems zu korrelieren scheint: Häufiger Gebrauch führt zu Verschleiß. Man spricht vom funktionellen Alter.

Geräte des Alltags oder auch das Auto werden zunächst repariert, dann aber immer häufiger recht rasch durch neue ersetzt – niemand macht sich Gedanken, dass die Gegenstände altern. Nicht so beim Menschen: Hier wird Altern oft mit einem schleichenden und unabänderlichen Verfall gleichgesetzt.

Doch was bedeuten Begriffe wie Altern und Alter eigentlich? Rein technisch ist das Alter ein Maß für das chronologische Bestehen eines Systems. Das kann ein biologisches System, ein technisches oder unbelebtes System sein. Normalerweise drücken wir das Alter eines solchen Systems in physikalischen Zeiteinheiten aus, also in Jahren, Monaten, Tagen oder Stunden. Altern ist demnach das Verstreichen von Zeit. Doch für einen Menschen ist Altern nicht nur das Ablaufen von Tagen und Stunden. Es spiegelt die »biologischen« Ereignisse wider, die ihm im Lauf seines Daseins widerfahren.

Biologisches Alter

Jeder Atemzug, jeder Verdauungsvorgang, jeder Herzschlag, aber auch jede Operation und jede Verletzung hinterlassen Spuren am und im Körper. Alt werden ist somit gleichbedeutend mit zunehmendem Verlust der normalen körperlichen und geistigen Funktionen eines Menschen. Es ist offensichtlich, dass dieser Prozess nicht bei jedem Menschen gleich schnell und intensiv abläuft: Doch genau dieser Prozess definiert das biologische Alter. Dieses kann nicht auf einer Uhr oder einem Kalender abgelesen werden.

Die Forscher haben bereits eine Anzahl biologischer Altersmarker ermittelt, die Auskunft über das persönliche biologische Alter geben: Hormone, Vitamin- und Mineralstoffstatus, Knochendichte, Atemkapazität, persönliche Fitness etc. In den folgenden Kapiteln werden Sie diese Marker kennen lernen und erfahren, wie Sie auf Ihr biologisches Alter einwirken können, indem Sie die Marker beeinflussen. Denn eines steht fest: Jung bleiben ist ein aktiver Prozess, jeder kann daran arbeiten.

Chronologisches Alter

Um 1900 herum wurden die Menschen im Schnitt 47 Jahre alt. Heute liegt die Lebenserwartung für Frauen bei 79, für Männer bei 73 Jahren. Auf den ersten Blick sieht es so aus, als würden die Menschen immer älter. Noch nie gab es überdies so viele alte Menschen wie heutzutage. Zurzeit leben in Deutschland 1,4 Millionen Einwohner, die 85 Jahre und älter sind. Auch die Zahl der Hundertjährigen steigt ständig. Gab es 1967 in Deutschland knapp 300 Menschen, die älter als 100 Jahre waren, so sind es heute bereits über 60.000. Zweifellos geht dies auf die Fortschritte in der Medizin und Hygiene

zurück. Leiden, die früher einem Todesurteil gleichkamen, wie eine Blinddarmentzündung, ein schwerer Knochenbruch oder die meisten Infektionskrankheiten, sind heute kein Problem mehr. Erstaunlich nur: Die Menschheit ist nicht gesünder geworden. Im Gegenteil, noch nie gab es so viele chronisch Kranke wie heutzutage. Während die akuten Leiden weitgehend besiegt zu sein scheinen, gehören Krankheiten wie Krebs, multiple Sklerose, Autoimmunleiden, Herz-Kreislauf-Erkrankungen, Vergiftungen mit Umweltchemikalien oder Allergien in jeder Form und seit neuestem auch Prionenkrankheiten (BSE) zu den Geißeln unserer Zeit. Auch die meisten betagten Menschen

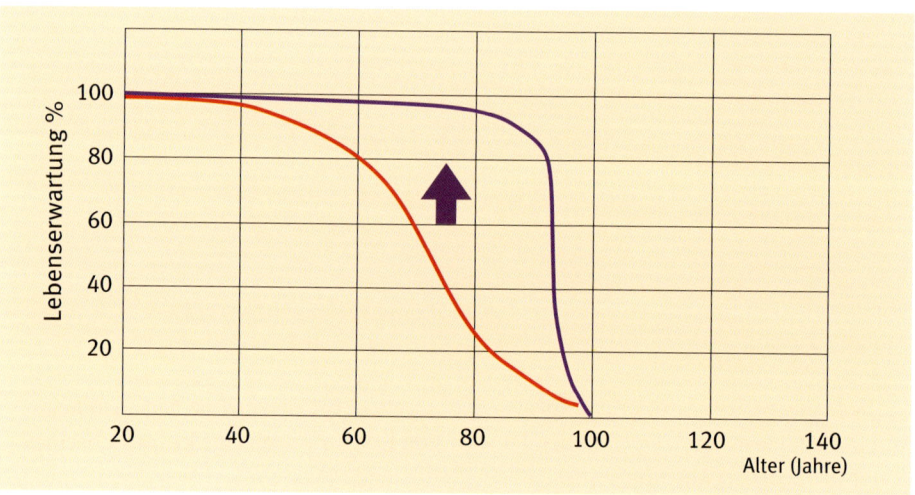

Durch eine Verbesserung der persönlichen Lebensbedingungen kann die persönliche Lebenserwartung – insbesondere die persönliche Gesundheitsspanne – weit hinausgeschoben werden. Durch gezielte Anti-Aging-Strategien soll nicht nur die persönliche Gesundheitsspanne, sondern auch die maximale Lebensspanne möglichst lange ausgelebt werden. Das maximal mögliche biologische Alter scheint jedoch eine genetisch vorgegebene Größe zu sein.
Rot: Durchschnittliche Lebensspanne der Bevölkerung unter aktuellen Lebensbedingungen.
Blau: Weitere Verbesserung der Lebensbedingungen, z. B. durch bessere Ernährung, Kalorienreduktion oder körperliche Aktivität.

können ihr Plus an Lebensjahren nicht immer genießen. Oft sind sie nur noch ein Schatten ihrer selbst und werden von allerlei unangenehmen Beschwerden geplagt. So ist zwar bis heute die Lebensspanne größer geworden, nicht aber die Gesundheitsspanne.

Durchschnittsalter und biologisches Höchstalter

Ganz offensichtlich hängt das maximale durchschnittliche Alter stark von den Lebensbedingungen des Wohnlandes, genauer vom Einkommen ab. Die höchste Lebenserwartung haben die Japaner. Sie liegt (im Mittel) für Männer und Frauen bei inzwischen 79,8 Lebensjahren. Japaner liegen auch in der Rangliste der Reichen, bezogen auf das durchschnittliche Pro-Kopf-Einkommen, mit 32.450 Dollar pro Jahr ganz vorn, weltweit auf Platz 3 (nach der Schweiz und Luxemburg). Die niedrigste durchschnittliche Lebenserwartung findet man in Guinea-Bissau mit 39 Lebensjahren. Dieses Land steht beim Pro-Kopf-Einkommen auch beinahe am Schluss der Liste (knapp 80 Dollar pro Jahr).

Man könnte nun aus derartigen Statistiken herauslesen, dass wir auf dem Weg zum ewigen Leben sind. Doch in der Tat ist nur die Lebenserwartung gestiegen, nicht das biologische Höchstalter.

Dies ist trotz modernster Forschung eine schwierig fassbare Größe. Je nach Autor liegt das biologisch mögliche Höchstalter in einer Spanne von 110 bis 125 Jahren. An diesem Wert hat sich seit Jahrtausenden wenig geändert. Er ist auch durch menschliche Aktivitäten kaum beeinfluss-

> **INFO** LEBENSALTER
>
> ➤ **Die mittlere Lebenserwartung** gibt an, wie lange die Mitglieder einer Bevölkerungsgruppe im Durchschnitt leben werden. Sie wird stark von äußeren Einflüssen wie Ernährung, medizinischer Versorgung und Hygiene beeinflusst. In den Entwicklungsländern, in denen mangelnde Hygiene, Unterernährung und ein ständiger Mangel an Notfallmedikamenten vorherrschen, werden die Menschen nicht so alt wie in den Industrienationen, in denen die medizinische Versorgung auf hohem Niveau und Nahrung im Überfluss vorhanden ist.
>
> ➤ **Das biologisch mögliche Höchstalter** ist dagegen unabhängig von äußeren Faktoren und gibt an, wie alt ein Lebewesen maximal werden kann.

bar. Es erscheint also wenig glaubwürdig, wenn Forscher Lebensspannen von 200 bis 300 Jahren versprechen. Das biologisch mögliche Höchstalter ist nach den heutigen Erkenntnissen eine kaum zu beeinflussende Größe.

Einfluss nehmen kann man dagegen auf die durchschnittliche Lebenserwartung, also die Lebensspanne, die wir unter normalen Lebensbedingungen im Mittel tatsächlich erreichen können. Diese hat sich im Lauf der Menschheitsgeschichte drastisch erhöht. Bessere Nahrungsversorgung und Hygiene, geringere Unfallzahlen,

13

Fortschritte in der Notfallmedizin etc. haben dazu geführt, dass mehr Menschen ein hohes Alter erreichen konnten. Genau genommen sind die Menschen nicht immer älter geworden, es haben nur immer mehr Menschen ein hohes Alter erreicht. Heute sind wir einen großen Schritt weiter: Es gibt einen Faktor, den wir entscheidend beeinflussen können, nämlich das Jungbleiben. Sie haben richtig gelesen, ja, es ist möglich, lange jung zu bleiben, so dass die zusätzlichen Lebensjahre von nun an ein echter Gewinn sind.

Die Medizin hat es damit geschafft, nicht nur dem Leben mehr Jahre zu geben, sondern auch den Jahren mehr Leben. Nutzen Sie also die modernen Erkenntnisse der Forschung, und fangen Sie gleich an, aktiv in Ihren Alterungsprozess einzugreifen und jung zu bleiben.

Wie alt sind Sie wirklich?

»Hat er sich nicht gut gehalten?«, »Ihr Alter sieht man ihr aber nicht an«, »Sieht aus wie 60, ist aber erst 52«, solche anerkennenden oder auch zynischen Bemerkungen kennen wir alle aus dem Alltag. Kein Zweifel: Zwischen dem Alter, das der Personalausweis dokumentiert, und dem biologischen Alter, das Aussehen, körperliche und geistige Fitness und den Eindruck auf die Umwelt zeigen, besteht oft ein großer Unterschied. Meist klopft das Alter ganz sanft, oft unmerklich an. Der Körper verzeiht nicht mehr so viel, nach durchgemachten Nächten sehen wir manchmal ganz schön alt aus, beim Sport geht uns schneller die Puste aus, alles Zeichen der Zeit. Alterungsprozessen – vor allem vorzeitigen – sollten Sie beizeiten vorbeugen,

INFO | WAHRES ALTER

Vergessen Sie Ihr Geburtsdatum! Dieser »Termin« sagt lediglich aus, wie lange Sie hier schon existieren. Mit Ihrem wahren, also biologischen Alter hat das wenig zu tun. Wie alt Sie wirklich sind, erkennen Sie vereinfacht daran, wie gut Ihr Körper sich gehalten hat. Komplimente über Ihr jugendliches Aussehen sind schon ein guter Indikator für ein junges biologisches Alter. Am besten machen Sie aber den Test auf Seite 48 oder gar den Age-Scan (siehe Seite 15), dann wissen Sie mehr!

nicht erst dann, wenn Sie andere darauf aufmerksam machen. Schließlich ist es mit dem Altern so wie mit der Entstehung von Krankheiten: Wehret den Anfängen. Verschleiß lässt sich am besten in seinen Anfängen aufhalten und umkehren.

Die Festlegung des biologischen Alters ist schwierig, weil dieses von zahlreichen Faktoren und Körperfunktionen bestimmt wird. Hier fließen z. B. Muskelkraft, Hautelastizität, körperliche Leistungsfähigkeit und Fitness, Hör- und Sehvermögen, Denkfähigkeit, Reaktionsbereitschaft, Belastbarkeit und psychische Verfassung ein. Das biologische Alter lässt sich nicht so einfach »ablesen« wie das kalendarische. Als Einschätzung hilft ein so genannter Aging-Test, eine Art Selbstcheck zur Früherkennung vorzeitig oder gar beschleunigt ablaufender Alterungsprozesse. Dieser rasch durchführbare Test liefert

Ihnen erste Anhaltspunkte dafür, ob Sie sich über Ihr Altern Gedanken machen sollten. Nehmen Sie sich also etwas Zeit, und beantworten Sie die Fragen des Tests am Ende dieses Kapitels (Seite 48) spontan und ehrlich. Danach wissen Sie, wie gut Ihre Chancen sind, ein hohes Lebensalter bei guter Gesundheit zu erreichen.

Biologisches Alter ist messbar: der Age-Scan

Weitaus genauer und auf wissenschaftlicher Grundlage kann das biologische Alter mit Hilfe eines so genannten »Age-Scans« bestimmt werden. Dies ist ein von Dr. Bieger und Dr. Gruber entwickelter Hochleistungsrechner, mit dem altersrelevante Parameter ermittelt werden. Mittels eines Touchscreens, vier »Miracle-Sticks« und eines Kopfhörers wird ein einstündiger Test vorgenommen und im Rechner ausgewertet, der eine sofortige Aussage über das biologische Alter erlaubt. Dieser Test kann Ihnen mit erstaunlicher Präzision sagen, wie es mit Ihrem »functional age« aussieht, was Ihr Körper in seinen vielfältigen Funktionen also zu leisten imstande ist. Der »Age-Scan« wird in speziellen Anti-Aging-Instituten durchgeführt. Dabei werden die folgenden Parameter gemessen:

➤ Auditive Reaktionszeit: Reaktion auf ein akustisches Signal

➤ Visuelle Reaktionszeit: Reaktion auf ein visuelles Signal

➤ Koordinationstest: Überprüfung der Muskelkoordination

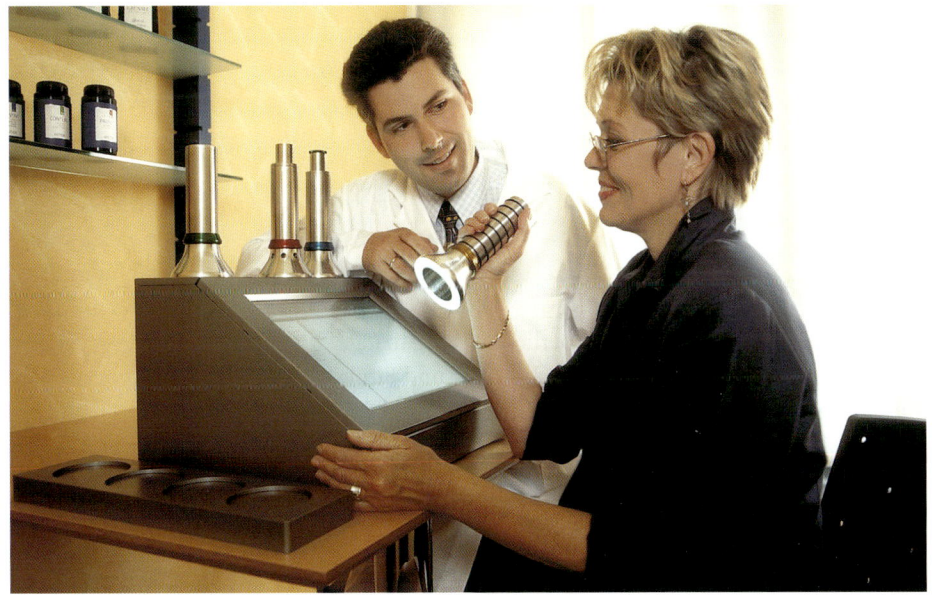

Wer möchte nicht gern sein biologisches Alter erfahren? Das ist ab sofort möglich. Mit dem Age-Scan erfahren Sie innerhalb einer Stunde, wie alt Sie wirklich sind. Ihr Plus: Beschleunigte Alterungsvorgänge werden entlarvt, wirkungsvolle Gegenstrategien entwickelt.

➤ Gedächtnistest: Wie gut ist Ihr Kurzzeitgedächtnis?

➤ Vibrationstest: Ermittlung der Qualität des Tastsinns

➤ Lungenfunktionstest: Überprüfung von Atemkapazität und Lungenelastizität

➤ Handkraftmessung: Test der Muskelkraft und -masse, da diese eng mit der Durchblutung und Sauerstoffversorgung des Körpers verbunden sind

➤ Akkommodationsfähigkeit der Augen: Wie gut können Sie ohne Brille lesen?

➤ Test auf die höchste hörbare Tonfrequenz: Diese Fähigkeit lässt unbemerkt mit dem Alter nach. Während Zehnjährige Töne bis zu 18 Kilohertz noch hören können, nehmen 70-Jährige nur noch Töne bis zu zehn Kilohertz wahr.

Die Ergebnisse des Tests werden mit altersentsprechend optimalen Referenzdaten verglichen. Als Fazit dieses Age-Scans erfahren Sie mit hoher Genauigkeit, ob Sie biologisch jünger und besser in Schuss sind, als Ihr Personalausweis zeigt, oder ob Sie bereits jetzt Ihrem Kalenderalter weit voraus sind.

Und was noch viel wichtiger ist: Sie erhalten fundierte Informationen darüber, in welchen Bereichen Ihre ganz persönlichen Schwachpunkte und Defizite liegen und wo die Anti-Aging-Strategien am besten ansetzen sollten.

Nur wenn Sie Ihre persönliche »Software« kennen, können Sie ganz gezielt Ihr individuelles Anti-Aging-Konzept entwickeln. Das Plus: Ein wiederholter Test mit dem Age-Scan, z. B. nach Aufnahme eines Anti-Aging-Programms, zeigt Ihnen, ob Ihre Bemühungen bereits gefruchtet haben, ob Sie bereits jünger geworden sind.

Jung bleiben ist möglich

Bitte bedenken Sie: Jeder Mensch ist verschieden, hat unterschiedliche Gene, eine ganz persönliche vererbte Hypothek, andere Schwächen und Laster, einen anderen Beruf, eine andere Familiensituation, andere Erkrankungen. Jung bleiben ist etwas sehr Individuelles.

Dieses Buch vermittelt Ihnen alles, was Sie zum Thema Anti-Aging wissen müssen. Sie erhalten hier eine Schritt-für-Schritt-Anleitung zum Jungbleiben, die Sie sofort umsetzen können. Fangen Sie am besten gleich damit an!

Noch günstiger ist es, wenn Sie sich zusätzlich den Rat und die Hilfe eines erfahrenen Arztes und Therapeuten leisten. Erkundigen Sie sich nach einem seriösen ärztlichen Berater mit diagnostischer Erfahrung, der nicht nur in Hormonfragen sattelfest ist, sondern sich auch intensiv mit allen neuen Entwicklungen des Anti-Aging auskennt.

Das sollten Sie beachten:

➤ Seien Sie skeptisch, wenn Ihnen in so genannten »Anti-Aging-Instituten« und »Vitalitätszentren« viel Blut und noch mehr Geld abgenommen werden und undurchschaubare Cocktails zur Verjüngung empfohlen und gleich verkauft werden.

➤ Vorsicht auch, wenn der Schwerpunkt ganz auf Äußerlichkeiten, auf Kosmetika oder auf den Einsatz von Hightech-Geräten gelegt wird.

➤ Ganz sicher an der falschen Stelle sind Sie gelandet, wenn man Sie nicht individuell und ausführlich berät und Ihnen keine konkreten Empfehlungen an die Hand geben kann.

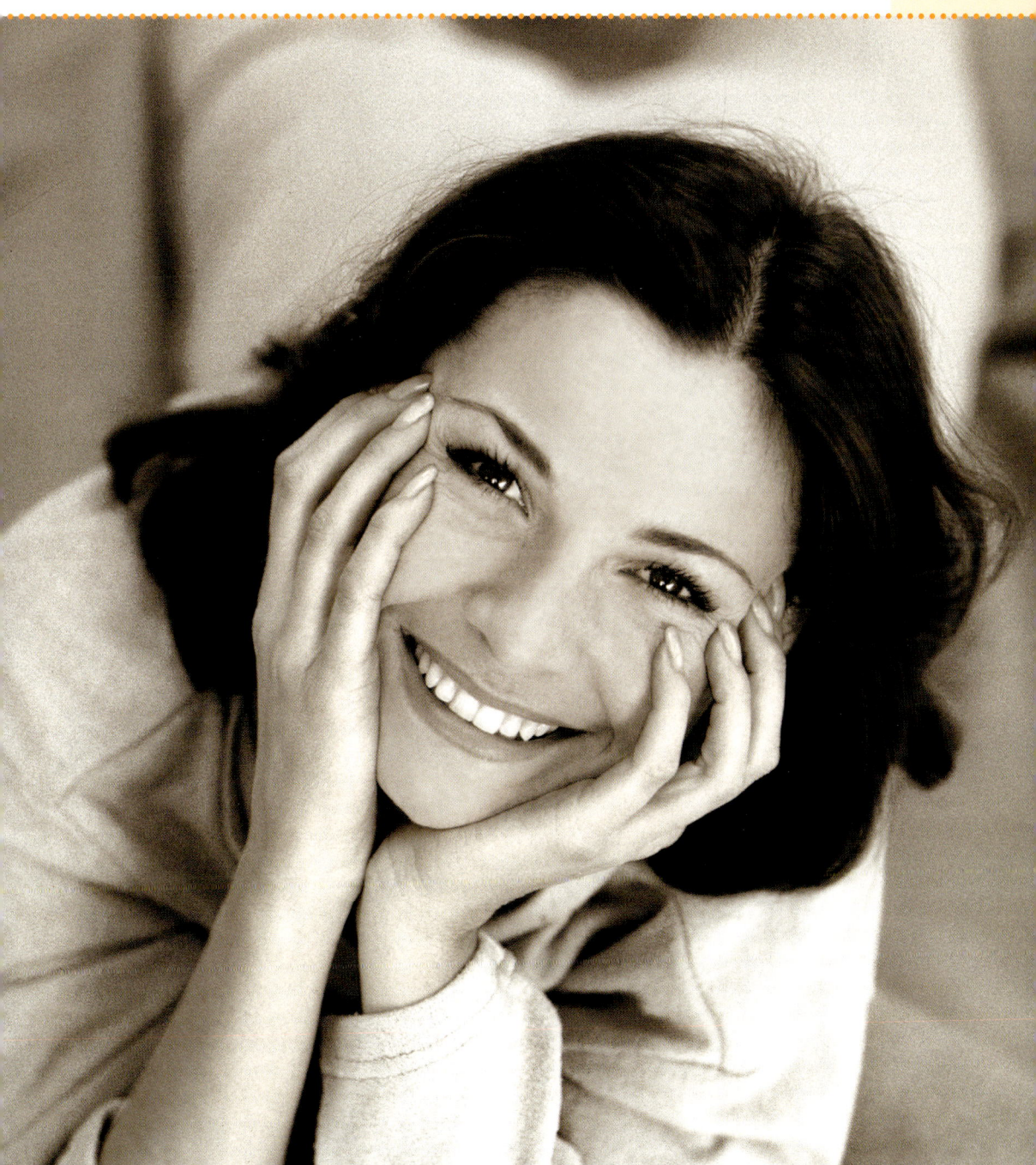

Gönnen Sie sich hin und wieder eine Auszeit, die nur Ihnen allein gehört. Tun Sie das, was Ihnen Spaß macht, und lassen Sie die Seele baumeln. Danach fühlen Sie sich wie neugeboren.

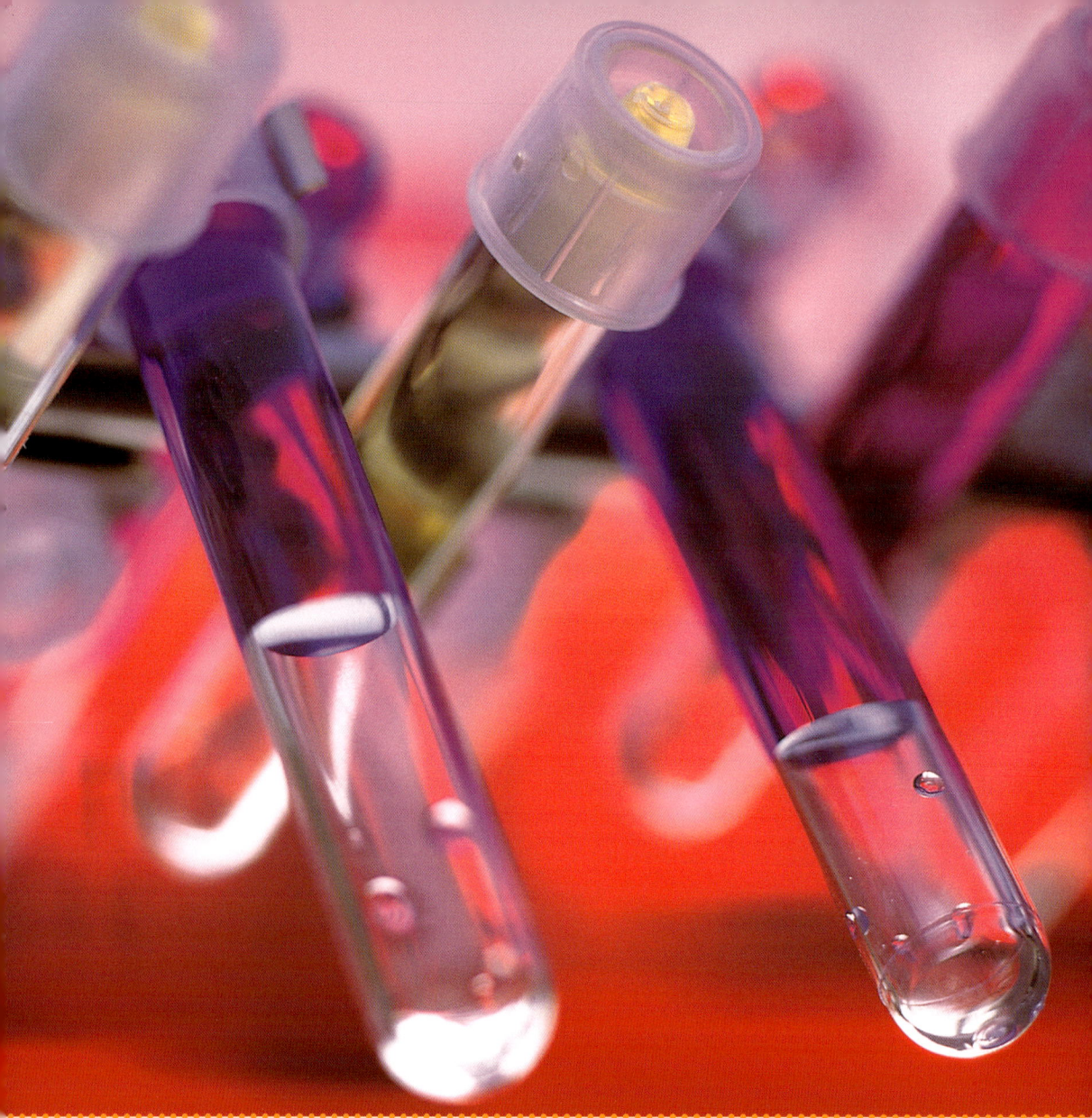

Die Erforschung des Alters

Kaum eine Disziplin ist so alt wie die Altersforschung. Kein Wunder, begleitet doch die Sehnsucht nach ewiger Jugend den Menschen, seit er sich über die Erde ausgebreitet hat. Das Ziel, jung und auch in höherem Alter gesund zu bleiben, war dabei immer gleich, nur die Methoden der Altersforschung haben sich im Lauf der Jahrhunderte geändert. Im Labor fahnden Forscher nach den Codes in den Zellen, die einen Organismus altern lassen. Mit dem Ergebnis: Noch nie konnte man so gut im Buch des Lebens lesen wie heute. Steigen Sie also ein in die spannende Lektüre über die Alterungsprozesse!

Entwicklung der Anti-Aging-Medizin

»Aurora, die Göttin der Dunkelheit, bat Zeus um Unsterblichkeit für ihren Gatten Tithonos. Sie vergaß jedoch, auch seine ewige Jugend zu erbitten. Er alterte darauf ewig und sehnte sich schließlich selbst nach dem Tod.«

Bei den alten Griechen waren die Götter unsterblich, die Menschen dagegen sterblich. Götter konnten für besondere Leistungen Unsterblichkeit verleihen. Unsterblichkeit wurde also als eine besondere »Eigenschaft« hingenommen, die nicht näher hinterfragt wurde. Doch schon bald stellte man die Frage des Lebens genauer.

Sehnsucht nach ewiger Jugend

Wie lange kann ein Mensch leben? Ist Unsterblichkeit möglich? Und: Wie bleibt man möglichst lange jung und vital? Diese Fragen bewegen die Menschen seit Urzeiten. Kam es früher in erster Linie auf einen hohen Geburtstag an, so steht heute zusätzlich der optische Aspekt weit im Vordergrund. Altern soll keine äußerlich sichtbaren Spuren hinterlassen. Die Bereitschaft, für den Traum von der ewigen Jugend kritiklos größere Mengen an Geld und zuweilen auch die eigene Gesundheit aufs Spiel zu setzen, war und ist groß. Die Bemühungen der Menschen, jung zu bleiben, zeigen im Verlauf der Geschichte teilweise groteske Züge.

In der Zeit des Alten Testaments etwa galt der allmähliche Wärmeverlust des Körpers als Ursache des Alterns. Alte Männer waren daher bestrebt, sich möglichst häufig mit jungen Frauen zu vereinen, um Körperwärme zurückzugewinnen – eine sicherlich nicht unangenehme Form der Lebensverlängerung. Später kamen Wein, Massagen und Sport als effektive Strategien gegen das Altern hinzu. Während der Renaissance wurden einige frühere Bräuche erneuert. Man trank unter anderem die Milch junger Mütter, um sich Langlebigkeit zu sichern.

Später wurden die Rezepte risikoreicher. So griff man im Mittelalter z. B. zu Stierhoden, Nashornmehl, Gold oder Mumienhaut als Verjüngungsingredienzen, ohne dass sich dafür wissenschaftliche Beweise gefunden hätten. Im Vordergrund standen hier optische Verbesserungen: Jung aussehen und sich jung fühlen reichte aus, richtig verstanden hatte man damals den Alterungsprozess nicht.

Die Anfänge der Altersforschung

Vom 18. bis weit ins 20. Jahrhundert war das menschliche Altern nur ein Randthema. 1825 postulierte Benjamin Gompertz, dass mit zunehmendem Lebensalter die Wahrscheinlichkeit zu sterben zunimmt, was sowohl für niedere Spezies wie Fliegen als auch für den Menschen zutrifft. Allerdings findet man heute bei genauerer Analyse, dass bei Menschen in sehr hohem Alter (älter als 90 Jahre) die Sterblichkeit relativ zurückgeht, d. h., je älter ein Mensch geworden ist, desto größer ist seine Chance, noch ein paar Jahre zu leben. Der britische Physiologe Charles Edouard Brown-Sequard verkündete 1889 nach der Selbstinjektion von Hodenextrakten aus Hunden oder Meerschweinchen (ein nach

19

heutigen Maßstäben wahrhaft heroischer Selbstversuch), dass er ein Mittel gegen das Altern gefunden habe, und begründete – zu Recht – damit die Rolle der Endokrinologie, der Lehre der Hormone, in der Aging-Medizin. 1891 veröffentlichte August Weismann erstmals einen umfangreichen Essay über die Ursachen langen Lebens, das er ausschließlich auf natürliche Selektion – d. h. auf genetische Merkmale – zurückführte.

Ilja Metschnikow, der 1908 den Nobelpreis für Immunologie erhielt, schrieb in seinem 1907 erschienen Buch »The Prolongation of Life«, dass Altern durch Joghurt oder die Entfernung des Dickdarms verlangsamt werden könne. 1921 war für Raymond Pearl (»Probleme des Alterns«) das Altern die Folge der Spezialisierung von Zellen. Damit griff er modernen Theorien des Alterns weit voraus. 1935 kam Alexis Carrel in seinem monumentalen Werk über den Menschen, das unbekannte Wesen (»Man, the Unknown«), zu dem Schluss, dass menschliche Zellen unbegrenzt lebensfähig sind.

Erste Fortschritte der Altersforschung

Mittlerweile sind die »Vorschläge« fundierter und vielfältiger, aber trotzdem keineswegs immer geeignet, Jugend und ein langes Leben zu schenken. Das Leben kann durch falsche Maßnahmen auch kürzer werden.

Die Entwicklung der Anti-Aging-Medizin ging einher mit Fortschritten in den modernen Naturwissenschaften. Als Mitte des

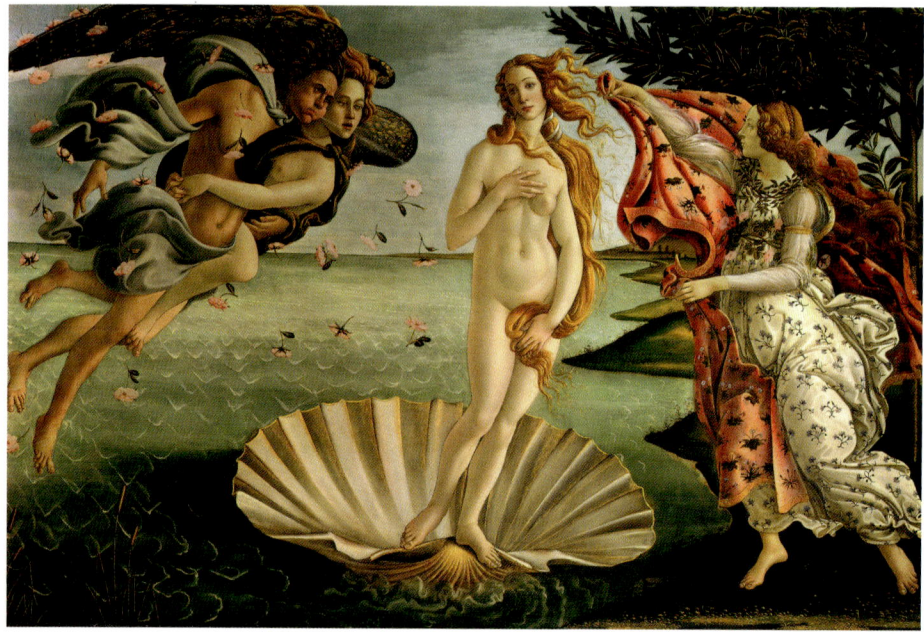

Der Traum von der ewigen Jugend ist so alt wie die Menschheit. Er fand auch Eingang in die schönen Künste (im Bild »Geburt der Venus« von Botticelli).

letzten Jahrhunderts die Technik, Zellen in Kultur zu halten, perfektioniert wurde, hatten die Forscher vorerst ein geeignetes Modell gefunden, an dem sich Alterungsvorgänge gut studieren ließen: Man hielt Körperzellen in einer Schale lebendig und konnte so die Einflüsse von Licht, Nährstoffen, Temperatur etc. untersuchen. Im Vordergrund stand dabei die Lebensdauer der Zellen. Das Ziel war die Langlebigkeit. Sehr bald erkannten die Wissenschaftler, dass sich Zellen nicht ewig teilen können, trotz bester Versorgung mit Nährstoffen. So nahm dann die Aging-Medizin Mitte des letzten Jahrhunderts einen enormen Aufschwung, der sich seit den 90er-Jahren noch beschleunigte.

1954 wurde von Denham Harman die bis heute führende Theorie des Alterns formuliert, die Free Radical Theory of Aging, nach der hoch reaktive Sauerstoffradikal-Verbindungen für die kumulativen Schäden des Alterns verantwortlich sind.

1961 begründete der Zellbiologe Leonard Hayflick die moderne Ära der Altersforschung mit der Entdeckung, dass menschliche Zellen sich nur 80- bis 90-mal teilen können und dann aufhören zu existieren. Das Hayflick-Theorem zählt heute zu den wichtigsten Theorien des Alterns.

Entwicklung in den USA

Vor allem in den USA ist in den vergangenen Jahrzehnten auf dem Gebiet der Aging-Medizin Enormes geleistet worden. Die dortige Entwicklung ist der in anderen Ländern weit vorausgeeilt. Nachfolgend einige Meilensteine:

➤ 1961 »First White House Conference on Aging«

➤ 1965 W. Bechill: First »Commissioner on Aging«

➤ 1974 Gründung des »National Institute on Aging« in Baltimore als eines der National Institutes of Health

➤ 1993 Gründung der »American Academy of Anti-Aging Medicine (A4M)«, die heute schon über 10.000 Mitglieder weltweit hat und alljährlich einen internationalen Fachkongress in Las Vegas veranstaltet – zuletzt mit über 4000 Teilnehmern in einem der dortigen Großhotels.

➤ 1999 International Year of Older Persons.

Entwicklung in Deutschland

In Deutschland kommt die Anti-Aging-Medizin vergleichsweise spät und nur zögerlich in Gang, dafür in den letzten drei Jahren umso machtvoller. Während in anderen europäischen Ländern seit Jahren Spezialinstitute und Forschungsschwerpunkte auf dem Gebiet der Aging-Medizin existieren – vor allem in Frankreich, Skandinavien oder Italien –, gibt es in Deutschland bis heute keine vergleichbare Einrichtung. Österreich hat seit 1992 ein nationales Institut für Aging-Medizin, das »Institute for Biomedical Aging Research of the Austrian Academy of Sciences« in Innsbruck. In Deutschland existiert nur eine international renommierte Forschungseinrichtung der Aging-Medizin, die »Aging and Tumorimmunology Group« an der Universität Tübingen. Hier wird auch ein europäisches Großprojekt zur Erforschung der Alterung des Immunsystems, der Immunoseneszenz (siehe Seite 136), koordiniert. Ende 2001 soll es dann zur Einrichtung eines universitären Instituts für Altersmedizin in Hamburg kommen – nicht von Staats wegen, sondern als private Stiftung!

Die Anti-Aging-Medizin auf Erfolgskurs

Mittlerweile wurden die Methoden der Molekularbiologie weltweit immer ausgefeilter: Mit der nobelpreisgekrönten Technik der monoklonalen Antikörper standen äußerst empfindliche Nachweistests für praktisch jeden Stoff im Körper zur Verfügung, die Entwicklung von Gensonden erlaubte tiefe Einblicke in den Bauplan eines Lebewesens. Es lassen sich so winzigste Mengen an Botenstoffen, wie z. B. Hormonen oder Spurenelementen, oder an Zellschäden, ja sogar Schäden am Erbgut messen.

So drang die moderne Biologie in den letzten 25 Jahren immer tiefer in die Geheimnisse des Organismus ein und hat schon viele Rätsel des Älterwerdens entschlüsselt. Man weiß heute, welche – unerwünschten – Veränderungen ein Organismus im Lauf seines Lebens erfährt, und kann diese blockieren oder gar ausbremsen; daher auch das im Grundsatz richtige Konzept, den Körper innerlich auf jung zu programmieren, um so die Lebensuhr anzuhalten oder gar zurückzudrehen. Daraus entstand das Dogma der Nahrungsergänzungen: Versorgt man den Körper ausreichend mit Vitaminen und Mineralien und kreisen die Hormone in »jugendlichen« Anteilen durch den Körper, so kann man das auch äußerlich an einer gesteigerten Vitalität sehen.

Anti-Aging-Mediziner der modernen Generation haben erkannt, dass ein langes Leben nur erstrebenswert ist, wenn man es auch genießen kann. Der Schwerpunkt liegt also im Verhüten bzw. Hinauszögern von Alterserkrankungen. Und hier können die Mediziner beachtliche Erfolge vorweisen. Dementsprechend beschränken sich die modernen Anti-Aging-Konzepte nicht nur auf das Schlucken von Pillen, sondern bieten ein umfassendes Lifestyle-Konzept. Jung und gesund bleiben ist somit zum Lebensmotto geworden.

Studien über das Altern

Zahlreiche große internationale Studien über die Alterungsvorgänge beim Menschen lassen bahnbrechende Erkenntnisse über die Geheimnisse des Alterns für die nächsten Jahre erwarten. Zu den ersten und am längsten laufenden Studien zählt die 1958 begonnene »Baltimore Longitudinal Study of Aging« des National Institute of Aging (NIA) in den USA. Wertvolle Aussagen werden von den »Centenarian Studies« (Untersuchungen an über 100-Jährigen) erwartet, in denen die Grundlagen hohen Alters erforscht werden. In Holland startete 1991 die LASA-Studie (»Longitudinal Aging Study Amsterdam«), in der vor allem Langzeitphänomene des Alterungsprozesses im Vordergrund stehen. Auch Deutschland beteiligt sich u. a. mit der BASE-Studie, der »Berliner Altersstudie«, die seit 1990 mit 516 Teilnehmern läuft, an solchen Projekten. Deutsche Wissenschaftler gehören auch zu den Mitbegründern der ISSAM, der »International Society for the Study of the Aging Male«, die im Jahr 2002 ihren dritten Weltkongress in Berlin durchführen wird. Zahlreiche weitere Vereinigungen sind in den letzten Jahren entstanden, so die »European Menopause and Andropause Society« oder die »Group on the Aging Male« der Deutschen Gesellschaft für Urologie.

Ein bemerkenswertes europäisches Programm wurde 1994 bis 1997 unter dem Begriff »Molgeron« in der molekularen Gerontologie durchgeführt. Zwölf europäische Laboratorien haben darin die Schwerpunkte ihrer molekulargenetischen und medizinischen Forschung auf dem Gebiet der Altersmedizin zusammengefasst. Daraus gingen die jährlich geplanten Konferenzen zum Thema »Biology of Aging« hervor, deren erste im Jahr 2000 stattfand. Zusätzlich veranstaltete die EMBO (European Molecular Biology Organization) 1999 einen ersten Workshop mit dem Schwerpunkt »Molecular and Cellular Gerontology«.

Seit den 90er-Jahren richtet sich das wissenschaftliche Interesse vor allem auf die Bedeutung der freien Sauerstoffradikale, einer aggressiven Form des Sauerstoffs, denen vielfach die Hauptrolle im Altersprozess zugeschrieben wird. Auch die Rolle genetischer Faktoren für ein langes Leben hat einen hohen Stellenwert.

Anti-Aging – den Alterungsprozess aktiv steuern

Mit diesen Untersuchungen setzt eine grundlegend neue Betrachtungsweise in der Medizin ein. Während derzeit die Erforschung der Grundlagen noch im Vordergrund steht, kommt seit einigen Jahren aus den USA eine wachsende Flut von Mitteilungen über Naturstoffe, Vitalstoffe, Hormone oder andere Gesundheitsstrate-

gien, die bereits die aktive Steuerung des Alterungsprozesses und die Planung eines möglichst langen, gesunden Lebens erkennen lassen. Diese Aging- oder Anti-Aging-Medizin ist jedoch nicht zu verwechseln mit der Gerontologie, der Lehre vom alten Menschen, die schon lange als wissenschaftliche Disziplin etabliert ist und in der medizinischen Fachrichtung der Geriatrie klinisch angewendet wird.

Die Geschichte der Anti-Aging-Medizin zeigt sich auch in der praktischen Umsetzung der Konzepte. Die immer noch vorwiegend aus den USA stammenden Empfehlungen – meist für Präparate zum Ein-

INFO ALTERSFORSCHUNG

➤ **Die Anti-Aging-Medizin** befasst sich mit den Grundlagen des Alterungsprozesses, um daraus Schlüsse für effektive Gesundheitsstrategien und gesundes Leben zu ziehen. Sie ist ein Präventivkonzept und vermittelt Anstöße für die Vermeidung von Krankheiten – auch der Alterskomplikationen.

➤ **Die Gerontologie** grenzt mit der wissenschaftlichen Untersuchung des Alterungsprozesses an die Aging-Medizin an, setzt jedoch später ein: Sie befasst sich v. a. mit den sozialen und demographischen Aspekten des Alters.

➤ **Im Mittelpunkt der Geriatrie** steht die Behandlung von Altersdefekten und Alterskrankheiten wie Morbus Alzheimer.

nehmen – wechseln in rasantem Tempo und spiegeln letztlich den Forschungsfortschritt, häufig aber auch bloß Marketingstrategien wider: Lange standen Vitamine und Mineralien aller Art auf Platz eins der Hitliste der gängigen Jungmacher. In Deutschland ist das häufig noch immer so. Nun treten in den USA bereits die »Jungbrunnen der zweiten Generation« den Siegeszug an, nämlich Substanzen, die sehr viel tiefer in die Bau- und Betriebsvorgänge des Körpers eingreifen: Hormone, wie Melatonin, Wachstumshormon oder Dehydroepiandrosteron (DHEA), die jenseits des großen Teichs quasi wie das tägliche Brot in jedem Supermarkt gekauft werden können. In den deutschen Markt finden solche Präparate dagegen nur zögerlich Eingang: Im Gegensatz zu den niedrig

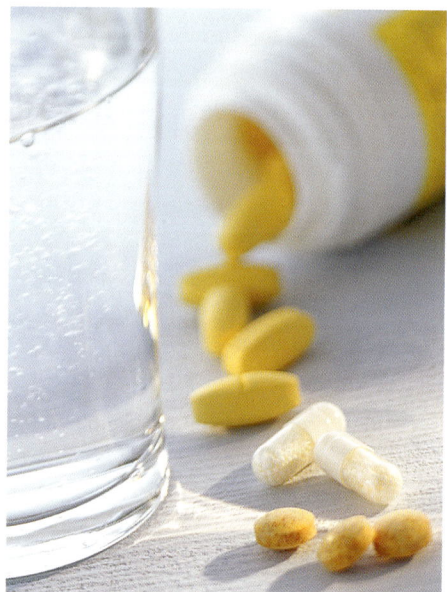

Vitalstoffe halten jung – raubt der Lebensstil hiervon zu viel, muss das Defizit durch Pillen und Pulver ergänzt werden.

dosierten und deshalb frei verkäuflichen Vitaminen und Mineralien sind Hormone in den meisten europäischen Ländern rezeptpflichtig und daher nur in Apotheken erhältlich.

In Deutschland hat sich eine Art »Anti-Aging-Kultur« entwickelt: Wellness-Institute, Fitnessstudios und Gesundheitsberater bieten die unterschiedlichsten Konzepte an: Das Spektrum reicht von Aerobics, Callanetics, Yoga und Meditation bis hin zu Massagen, Packungen, Bädern und pflanzlichen Tinkturen. Wirft man einen Blick in die Regale der Kosmetikabteilungen, so hat man den Eindruck, der Kampf gegen das Altern lasse sich mit Salben, Cremes und Lotionen gewinnen. Zweifelsohne kann man durch Sport, Entspannung und gute Pflege Körper und Geist fit und jung erhalten. Das Problem dabei: Längst ist es dem Verbraucher kaum noch möglich, sich auf diesem schnell wachsenden Markt der Jungmacher zurechtzufinden und zwischen seriösen Angeboten und billigen oder gar gefährlichen Werbeversprechen zu unterscheiden.

Viele Theorien – (k)ein gemeinsames Rezept

Mit der ersten Teilung einer befruchteten Eizelle im Mutterleib beginnt eine Art innere Uhr zu ticken, die offenbar auf ein maximal mögliches Lebensalter programmiert ist. Gnadenlos verrinnt Stunde um Stunde – begleitet von einem unerbittlichen Verfallsprozess des Körpers. Nach welchen Gesetzmäßigkeiten dieser Prozess abläuft, dazu gibt es reichlich Theorien und Experimente.

ALTER & ALTERN!

Jeder kennt den Unterschied zwischen Alter und Altern. Bei den Theorien wird es schon schwieriger: Betrachtet man den Vorgang des Alterns als solchen, so spricht man von Alternstheorien. Betrachtet man dagegen die Frage, warum ein Lebewesen ein bestimmtes Höchstalter erreicht, so spricht man von einer Alterstheorie.

Hayflick-Theorem

Der Amerikaner Leonard Hayflick, der als Pionier der modernen Alternsforschung gilt, hat vor mehr als 30 Jahren am Wistar Institute in Philadelphia eine wichtige Entdeckung gemacht. Er beobachtete, dass Fibroblasten, also Bindegewebszellen des Menschen, im Reagenzglas offenbar eine fixe Lebensdauer haben und sich nur begrenzt häufig teilen können. Diese Beobachtung legte den Grundstein für die Annahme, dass alle Lebensvorgänge von begrenzter Dauer seien.

Abnutzungs und Verschleißtheorie

Nach dieser sehr populären und anschaulichen Theorie nach Raymond Pearl (1924) führt der Gebrauch von Organen und jeder Lebensvorgang zu einer Abnutzung und einem Verschleiß der Strukturen im Körper, was in letzter Konsequenz zum Tod führt. Je intensiver gelebt wird, desto schneller nagt der Zahn der Zeit. Zwar gibt es Reparatursysteme, doch lässt deren Kapazität im Lauf der Jahre nach. Ab einem gewissen Lebensalter werden die Abnutzungserscheinungen als Falten, Altersflecken, Ablagerungen in den Gefäßen oder graue Haare sichtbar.

Theorie der freien Radikale

Nach der Theorie von Denham Harman (1954) altern Zellen, weil sie atmen. Bei diesem lebenswichtigen Vorgang entstehen vorübergehend freie Radikale, also aggressive Sauerstoffverbindungen, die Zellstrukturen, Eiweißmoleküle oder gar das Erbgut angreifen können und so schädigen und funktionslos machen.

Das Fatale an dieser Reaktion: Einmal gezündet, läuft sie wie eine Kettenreaktion ab und kann verheerend wirken. Ein Übermaß an freien Radikalen begünstigt das Entstehen von Krankheiten wie Arteriosklerose, Herzinfarkt, Autoimmunprozessen, Krebs etc., aber auch vorzeitiges Altern, da die körpereigenen Strukturen rascher »korrodieren« und verwittern. Zu einer erhöhten Radikalerzeugung kommt es durch erhöhte Kalorienzufuhr – vor allem durch fettreiche Nahrung – und generell durch jede Beschleunigung des Stoffwechsels, beispielsweise durch schwere Krankheiten, Operationen, hektische Arbeit, exzessiven Sport, Stress, Schlafmangel, Vergiftungen etc.

Allerdings: Freie Radikale sind keine »Erfindung« der Evolution, um den Körper zu zerstören. Sie sind in jeder Zelle für den normalen Stoffwechselablauf notwendig. So produzieren manche Zellen des Immunsystems gezielt frei Redikale, um Bakterien und von Viren befallene Zellen zu zerstören. Sie sind also ein wichtiges Element der körpereigenen Abwehr.

25

Katastrophentheorie

Diese Theorie von Orgel (1963) geht davon aus, dass sich im Lauf des Lebens immer mehr Fehler im Erbgut anhäufen, in deren Folge falsche Botenstoffe gebildet werden. Zwar gibt es Reparaturtrupps – Enzyme –, die diese Schäden wieder ausbessern, doch deren Präzision lässt mit fortschreitendem Alter nach, so dass nicht ausgebesserte Schäden überhand nehmen, immer mehr Fehler im Erbgut entstehen und schließlich die Kontrolle der Zellteilung aus den Fugen gerät.

Stoffwechseltheorie

Nach dieser Theorie kommt jedes Lebewesen mit einer definierten Menge an Energie auf die Welt. Ist dieser Vorrat verbraucht, ist auch das Leben zu Ende. Wer nun seine Batterie schneller entleert, sei es durch hektische Lebensweise oder durch eine Energie raubende Krankheit, stirbt früher als ein Mensch oder Tier, der/das

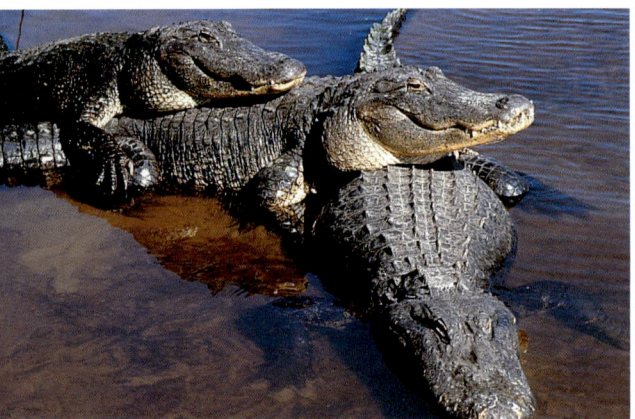

Ein langes Leben durch Faulheit? Energie sparen heißt das mögliche Erfolgsrezept, das Krokodilen ein langes Leben schenkt – so die Meinung einiger Stoffwechselphysiologen.

seine Zeit beschaulicher und stressarm verbringt. Möglicherweise erklärt sich so das lange Leben von faulen Krokodilen und Schildkröten und das kurze Leben eines hektischen Kolibris oder einer schnell atmenden Maus.

Telomere – Lebensfäden in den Zellen

Eine faszinierende Vorstellung zum Altern wurde 1973 an der Universität Hamilton in Ontario/Kanada entwickelt. Unsere Erbsubstanz ist auf so genannten Chromosomen gespeichert, kleinen meist x-förmigen Teilchen im Zellkern. Wenn sich die Zellen teilen – und das passiert recht häufig im Körper –, werden diese Chromosomen an feinen Fäden, den Telomeren, auseinander gezogen. Diese Telomere werden bei jedem Teilungsvorgang etwas kürzer. Entsprechen damit die Telomere dem sprichwörtlichen Lebensfaden? Dieser scheint abgespult, sobald die letzte Telomereinheit verbraucht ist.

1984 entdeckten US-Forscher ein interessantes Enzym, die Telomerase. Es füllt die abgenutzten Telomerenden wieder auf und spinnt quasi den Lebensfaden nach. Krebszellen sowie Ei- und Samenzellen sind in der Lage, das Enzym Telomerase zu produzieren und dadurch ihre Chromosomenenden immer wieder aufzufüllen. Dadurch bleiben diese Zellen ewig jugendlich. Wenn es gelänge, die Telomeraseproduktion in gesunden Körperzellen anzuregen, wären diese Zellen potenziell unsterblich. Im Reagenzglas funktionierte dieses Modell bereits. Damit ist die Telomerase zu einem der heißesten Kandidaten für einen Jungbrunnen geworden.

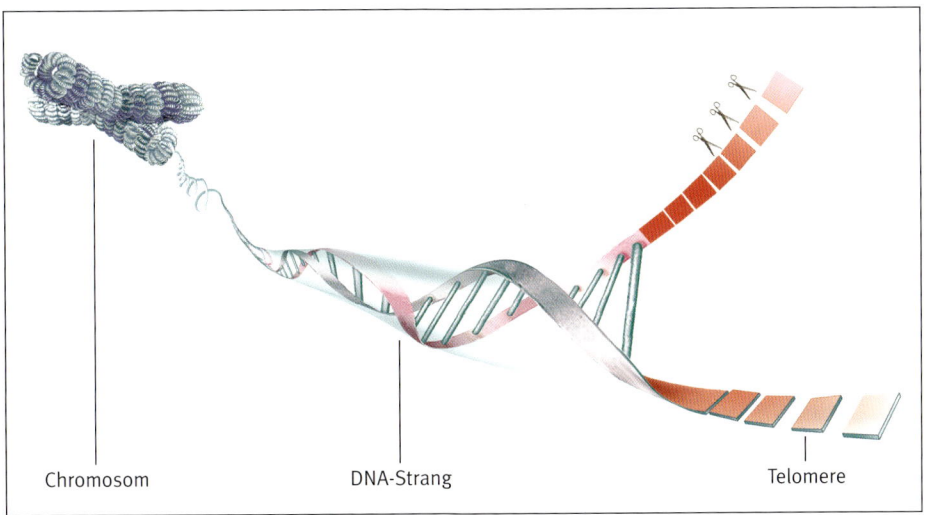

Chromosom   DNA-Strang   Telomere

Bei jeder Zellteilung werden die Chromosomen an feinen Fäden, den so genannten Telomeren, auseinander gezogen. Die Telomere werden dadurch immer ein Stückchen kürzer. Ist die letzte Telomereinheit aufgebraucht, kann sich die Zelle nicht mehr teilen, sie stirbt ab.

Allerdings nutzen auch Tumorzellen diese Chance der Unsterblichkeit, indem sie die Telomeraseaktivität hoch halten. Die Telomerase ist also ein janusköpfiges Enzym: ein Jungbrunnen für gut- und bösartige Gewebe! Eine Krankheit, die Jugendliche im Zeitraffer altern lässt – Progerie –, soll mit dem Mangel an dem Enzym Telomerase zusammenhängen (siehe Seite 31).

Altern – Schicksal oder biologisch notwendig?

Worin liegt der Sinn biologischer Alterungsvorgänge? Wäre es nicht schöner, wenn alle Lebewesen immer jung blieben und ewig leben würden? Die Antwort beschreibt ein Grundprinzip der Evolution. In jeden Organismus ist ein mögliches biologisches Höchstalter hineinprogrammiert. Durch den Tod wird »Platz« für neue, an die veränderten Umweltbedingungen besser angepasste Lebewesen gemacht. Unsterblichkeit würde dieses System langfristig stören, ja die gesamte Evolution stören. Der Tod ist mithin eine Grundvoraussetzung für den reibungslosen und schnellen Ablauf der immer besseren Anpassung der Lebewesen an die herrschenden Umweltbedingungen, den evolutionären Fortschritt also.

Die Natur verfährt hier ähnlich wie der Manager in der Autoindustrie: Sie investiert lieber in ein neues Modell, als dass sie das alte erhält. Doch für unser hoffentlich langes Leben gilt das Gleiche wie für ein Autoleben: Gute Pflege, regelmäßige Wartung und perfekter Service halten funktionsfähig und jung! Schauen Sie sich doch mal einen gut gepflegten Oldtimer an: Glänzt er nicht wie neu und lässt er sich nicht bequem und stolz fahren?

27

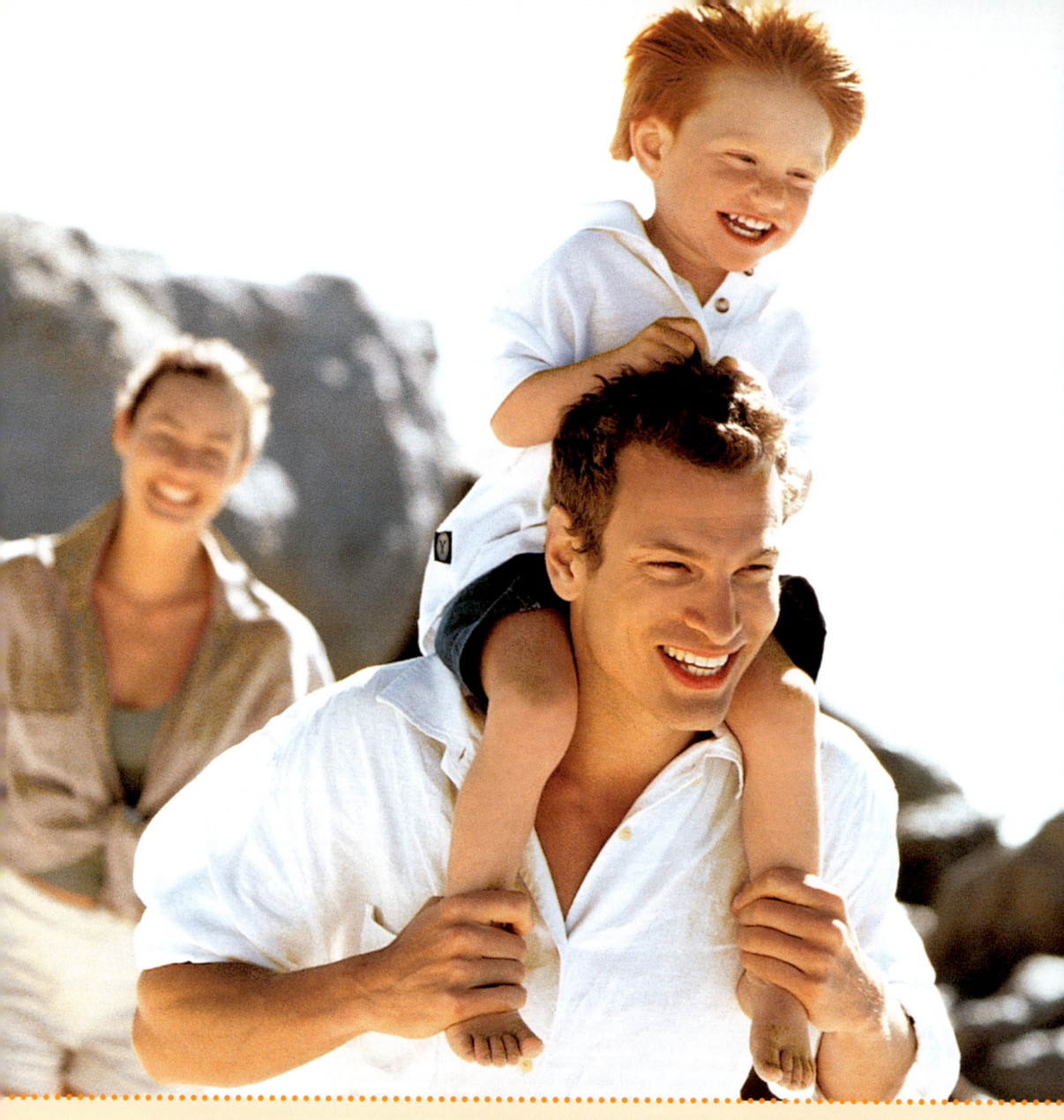

Ist frühes Altern genetisch bedingt?

Die Großeltern starben jenseits der Achtziger. Und auch die Eltern erfreuen sich noch bester Gesundheit, obwohl sie nicht mehr die Jüngsten sind. Die Altersforschung hat erkannt: Wer langlebige Vorfahren hat, kann sich freuen, denn die Wahrscheinlichkeit, dass auch in ihm »Langlebigkeitsgene« schlummern, ist hoch. Allerdings hat die Forschung auch gezeigt: Selbst wenn Alterungsprozesse genetisch bestimmt sind, entscheidet Ihre persönliche Lebensweise darüber, welchen Einfluss Ihre Gene tatsächlich auf Ihr Leben haben. Und da können Sie ansetzen. Nutzen Sie also das Potenzial Ihrer Gene!

Die Botschaft der Gene

Gene sind die Erbsubstanz und somit der Bauplan des Lebens: Jedes Merkmal unseres Körpers, ob Haarfarbe, Größe, Geschlecht oder Muskelmasse, wird durch die Information bestimmt, die in unserem Erbgut gespeichert ist. Gene sind »kettenartig aufgereihte Botschaften« unterschiedlicher Länge, die im Kern jeder Zelle verpackt sind, quasi die Software im Netzwerk Mensch. Manche Gene sind nur in frühen Lebensphasen aktiv, z. B. diejenigen für das Längenwachstum oder die Entwicklung des Gebisses, andere ein Leben lang, z. B. die für die Erneuerung der Haut- und Haarzellen. Gene werden vererbt, also von den Eltern auf die Kinder übertragen. Spontane oder auch künstlich erzeugte Veränderungen von Botschaften auf den Genen nennt man Mutationen. Ein Mensch besitzt ca. 40.000 Gene. Diese Gene bilden nun den – zweifelsohne großen – Käfig, in dem sich unser Leben und damit unsere Alterungsprozesse abspielen. Gene legen zum einen fest, wie gut unser Körper mit Belastungen von innen und außen fertig werden kann, also ob wir es uns beispielsweise »leisten« können, zu rauchen, exzessiv Sport zu treiben oder regelmäßig Fast Food zu konsumieren, zum anderen, wie rasch unsere biologischen Strukturen verschleißen: Wer etwa Gene für ein schwaches Bindegewebe »erwischt« hat, wird schneller Falten bekommen als ein Mensch, dessen Gewebe dichter gepackt ist.

Ob gute oder schlechte Gene, ein Grundprinzip gilt für alle Menschen: Schützen Sie Ihre Gene vor Schäden. Die besten Gene werden wertlos, wenn sie defekt sind. Zahlreiche Umwelteinflüsse können Gene kaputt und teilweise funktionslos machen, vergleichbar den Defekten an einem Computerprogramm. Es ist leicht vorstellbar, dass eine fehlerhafte Software sehr bald ein ganzes System aus dem Lot bringen kann. Die folgenden Kapitel zeigen Ihnen, wo Sie aufpassen müssen.

Familiäre Disposition

Wenn Ihr Arzt bereits bei Ihnen oder einem engen Familienangehörigen altersrelevante Gesundheitsrisiken oder gar Krankheiten festgestellt hat, sollten Sie hellwach werden und das Thema Anti-Aging für sich selbst besonders ernst nehmen. Denn Altern ist auch genetisch bedingt. Sehen Sie sich also Ihre Vorfahren an. Sind sie alle sehr alt geworden und dabei topfit geblieben, so schlummern wahrscheinlich auch in Ihnen goldene Altersgene. Freuen Sie sich, aber bedenken Sie: Auch die Lebensweise zählt! Oder ist gar ein großelterlicher oder elterlicher Angehöriger oder eines Ihrer Geschwister viel zu früh, also vor dem 40. oder 50. Lebensjahr, an einer Krankheit verstorben? Dann sollten Sie das Thema Altern besonders ernst nehmen, auch wenn es Ihnen keine Sorgen bereiten muss.

Wenn Übergewicht und Zuckerkrankheit bei Ihnen oder Ihren Vorfahren vorliegen, ist es an der Zeit, den Gründen nachzugehen und die Ernährung, die körperliche Aktivität und die Versorgung mit Hormonen, Vitaminen, Spurenelementen und

29

Antioxidantien zu verbessern. Dies gilt in gleichem Maße auch bei Herz-Kreislauf-Erkrankungen, bei Verschleißerscheinungen von Muskulatur, Gelenken und Knochen, bei Nachlassen von Gehirnfunktionen und allgemein schwindender Leistungsfähigkeit und Belastbarkeit.

Nur wer aktiv und mit Optimismus seine persönlichen Schwächen kompensiert, wird Erfolg haben.

Regelmäßig zum Check!

Selbst wenn Sie sich gesund und fit fühlen: Lassen Sie sich um das 40. Lebensjahr einmal und ab dem 45. Lebensjahr regelmäßig einmal pro Jahr gründlich ärztlich untersuchen. Dieser Gesundheitscheck sollte neben der körperlichen Untersuchung und Blutuntersuchungen auch folgende Punkte umfassen:

➤ Die wichtigen Vorsorgeuntersuchungen für den Mann: Prostata, Stuhltest auf Blut.

➤ Die wichtigen Vorsorgeuntersuchungen für die Frau: Brust, Gebärmutterhals, Stuhltest auf Blut.

➤ Ab dem 45. Lebensjahr ist bei Frauen jährlich ein Check beim Frauenarzt und mindestens alle zwei Jahre eine hoch auflösende Mammographie in strahlungsarmer Technik sinnvoll.

➤ Bei Frauen und Männern: Darmspiegelung ab dem 50. Lebensjahr alle fünf Jahre.

➤ Langjährige Raucher: alle zwei Jahre ein Röntgenbild der Lunge.

➤ EKG.

Zur Beurteilung der individuellen Hormonsituation um die Lebensmitte und zur optimalen Hormonergänzung ist es nützlich, einen Vergleich mit den Hormonspiegeln in jugendlicheren Jahren (30. bis 40. Lebensjahr) durchführen zu können. Der Gesundheitscheck um das 40. Lebensjahr bietet die Chance, diese Informationen für später zu gewinnen.

ANTI-AGING-UNTERSUCHUNG

Die folgenden Parameter sollten Sie regelmäßig testen lassen:

Stoffwechsel	Blutzucker, Harnsäure, Lp (a), Cholesterin, HDL-/ LDL-Cholesterin, Triglyceride, Kreatinin, Homocystein
Hormone*	Cortisol, DHEAS, Testosteron, Östradiol, SHBG, IGF-1 (Wachstumshormon), FSH/LH, TSH
Mineralien	Kalzium, Magnesium, Zink
Oxidativer Stress	Vitamin E, Selen, Glutathion
Tumormarker	PSA (Mann), p53-Antikörper
Knochenstoffwechsel	Pyridinolin-Crosslinks (Knochenabbau), BAP/alkalische Knochenphosphatase (Knochenaufbau)
Immunsystem*	Immunglobuline, Interleukin 6, T-Gedächtniszellen, Blutbild

* Näheres zum Immunsystem, siehe Seite 128, zu Hormonen, siehe Seite 162.

Progerie – Altern im Zeitraffer

Während es bezeichnenderweise keine (Erb-)Krankheit gibt, die zu ewigem Leben und immerwährender Jugend führt, gibt es sehr wohl genetische Defekte, die mit einem beschleunigten Alterungsprozess einhergehen. Es handelt sich hierbei um sehr seltene Defekte im Erbgut, die Kinder geradezu im Zeitraffer zu Greisen werden lassen. Jeder Tag eines solchen Lebens muss etwa fünf- bis sechsfach gezählt werden, die Lebensuhr tickt also mit rasender Geschwindigkeit.

Bei diesem als frühzeitige Vergreisung oder Progerie bezeichneten Leiden kommen die Kinder zunächst völlig normal aussehend zur Welt. Bereits im Alter von etwa einem Jahr treten dunkle Schatten um Mund und Schläfen auf, die rasch tiefer werden. Das Wachstum stoppt bald. Kaum einer der Patienten ist mehr als einen Meter groß. Die Haut wird rasch runzelig, die Haare fallen aus. Im Alter von zwölf bis 14 Jahren ist das Kind körperlich schon ein Greis, ein Wrack, geworden. Geistig gesehen entwickeln sie sich jedoch normal. Die kleinen Patienten leiden an Hüftleiden, Versteifung der Gelenke, Arteriosklerose und Knochengewebsschwund. Offensichtlich hat es der Körper schon frühzeitig aufgegeben, dafür zu sorgen, dass die eigenen Strukturen lange funktionsfähig bleiben. Die meisten Kinder sterben im Alter von 14 bis 20 Jahren an einem Herzinfarkt oder einer Lungenentzündung, an Krankheiten also, an denen normalerweise kein junger Mensch stirbt. Dieses Erbleiden ist für Wissenschaftler ein deutlicher Hinweis, dass es im Organismus ein genetisches Programm gibt, das Alterungsvorgänge im Körper überwacht. Bei den Betroffenen versagt dieses Programm offensichtlich viel zu früh. Als mögliche Ursache für Progerie werden ein Mangel an dem Enzym Telomerase (siehe Seite 26) und eine dadurch erzeugte begrenzte Teilungsfähigkeit der Zellen oder hormonelle Ungleichgewichte diskutiert.

Aktives Immunsystem

Eine der Aufgaben des Immunsystems ist es, alte und funktionslos gewordene Zellen aufzuspüren und zu entsorgen. Je leistungsfähiger diese »Müllabfuhr«, desto besser ist der Körper vor Verschleißerscheinungen geschützt. Außerdem ist bei den typischen Altersleiden immer eine Beteiligung des Immunsystems festzustellen. Üblicherweise lässt die Funktion des Immunsystems mit fortschreitendem Alter nach: Eindringende Feinde werden nicht mehr so schnell bekämpft, Genesungsprozesse dauern länger, Fehler schleichen sich in das koordinierte Miteinander der Immunzellen ein. So besitzen ältere Menschen weniger abwehrbereite Zellen und entwickeln so genannte Autoantikörper; das sind körpereigene Abwehrstoffe, die sich jedoch gegen körpereigene Strukturen richten und Krankheiten wie Autoimmunleiden, Rheuma, Arteriosklerose, Diabetes oder ähnliche Erkrankungen auslösen bzw. begünstigen können.

Nicht so bei den Centenarians (siehe Seite 32): Ihr Blut ist praktisch frei von Angreifern auf eigene Strukturen; auch besitzen sie noch eine recht schlagkräftige Armee innerer Kämpfer, die den Organismus wirkungsvoll gegen alle Bedrohungen ver-

In einigen Gebieten der Erde leben auffällig viele Hochbetagte (Centenarians), z. B. in der Mittelmeerregion, v. a. auf Kreta, im Himalaja oder im Kaukasus. Zahlreiche Forscher fahnden im Körper solcher Oldies nach Faktoren, die ein langes, gesundes Leben garantieren. Für sie sind diese Menschen das beste Beispiel für erfolgreiches Altern, da sie den gängigen Altersleiden wie Krebs, Diabetes, Herz-Kreislauf-Erkrankungen und Arteriosklerose entkommen und an die Grenzen des menschlichen Lebens vorgestoßen sind.
Ein vorläufiges Ergebnis: Diese Personengruppe verfügt über ein erstaunlich leistungsfähiges und aktives Immunsystem. Und genau dieses bewahrt die körpereigenen Strukturen vor Verschleißerscheinungen (und schützt natürlich vor Krankheitserregern).

teidigen kann. Die Voraussetzungen für ein solches, bis ins hohe Alter funktionsfähiges Immunsystem scheint eine optimale Kombination aus Lebensstil und genetischer Mitgift zu sein.

Das Genschutzprogramm

Unsere Lebensspanne und die Chancen, mehr oder weniger gesund zu altern, sind wesentlich in unserer Erbsubstanz verankert. Ob wir gute oder schlechte Gene von unseren Eltern vererbt bekommen haben, hat großen Einfluss darauf, ab wann und wie wir alt werden.

Unsere Gene enthalten eine unglaubliche Fülle von Informationen. Ob diese »abgerufen« werden oder nicht, hängt von verschiedenen Faktoren ab und ist nicht immer exakt vorhersehbar. Wenn Gene zum Leben erwachen, wird die Geninformation genau abgelesen, daraus dann ein Eiweißmolekül, z. B. ein Enzym oder ein Botenstoff, hergestellt und ins Blut geschickt. Diese Substanz bewirkt eine Stoffwechselreaktion, baut z. B. Fett oder Kohlenhydrate ab, reguliert eine Hormondrüse oder repariert die Erbsubstanz. In welchem Ausmaß diese Substanzen produziert werden, entscheidet mit darüber, ob ein Mensch eher dick wird oder reichlich essen kann und dennoch schlank bleibt, oder ob er anfällig ist für Fettstoffwechselstörungen, vorzeitige Atherosklerose, Krebs, Autoimmunerkrankungen oder Demenz. Dabei gilt die Faustregel: Bei günstiger Genausstattung kann auch eine unsolide Lebensführung relativ wenig Schaden anrichten, während bei ungünstiger genetischer Mitgift auch moderate »Entgleisungen« nicht ohne langfristigen Schaden kompensiert werden können. Mit anderen Worten: Genetischer Schutz und Lebensführung können sich im günstigen wie ungünstigen Fall aufsummieren oder sogar potenzieren.

Allgemein sind Alterungsforscher heute der Meinung, dass Lebensstil, Ernährung und Fitness sowie Umweltfaktoren die Geschwindigkeit, mit der wir altern, mindestens ebenso stark beeinflussen wie unsere genetische Mitgift.

Was Gene verraten

So viel ist nach der erst kürzlich gelungenen vollständigen Entschlüsselung des menschlichen Genoms klar: Gene sind das Wertvollste, was wir haben, in ihnen steckt unser ganzer Lebensradius.

Speziallabors sind schon heute in der Lage, aus einer einfachen Blutprobe gewisse Informationen über genetische Risikokonstellationen herauszufinden. Durch einfache Gentests, etwa mit Hilfe so genannter DNA-Chips oder DNA-MicroArrays (Genkarten mit Dutzenden bis Tausenden von relevanten Genmarkern), wird sich schon bald die Wahrscheinlichkeit bestimmen lassen, mit der familiäre und nichtfamiliäre Erkrankungen und Risiken (z. B. Herzinfarkt, Schlaganfall, Morbus Alzheimer, bestimmte Tumoren wie Dickdarm-, Schilddrüsen-, Prostata- oder Brustkrebs) auftreten. Zahlreiche Biotech-Firmen arbeiten mit Hochdruck an solchen Genkarten. Auch Unverträglichkeiten von Umweltstoffen und Arzneimitteln wird man so in Zukunft erkennen können, bevor sie im Einzelfall zu schwerwiegenden Problemen führen. Selbst die Entgiftungskapazitäten des Körpers und seine Reparaturfreudigkeit nach DNA-Schäden wird man so präziser bestimmen können.

Je exakter die individuellen Schwachpunkte identifiziert werden können, desto genauer kann man Krankheiten und Alterungserscheinungen vorbeugen. Noch stehen die DNA-Tests erst am Anfang ihres Einsatzes. Viel Erfahrung liegt damit noch nicht vor. Ein solcher Test gehört daher immer in die Hände eines erfahrenen Arztes: Nur so kann die Botschaft der eigenen Erbsubstanz verstanden werden.

INFO GENTESTS

Gene sind für Gesundheit und den Alterungsprozess von größter Bedeutung. Experten sind heute der Ansicht, dass bestimmte in unserer Erbsubstanz verankerte Varianten und Spielarten der Gene (Polymorphismen) die Geschwindigkeit und das Ausmaß des Alterungsprozesses entscheidend beeinflussen. In Kürze wird es so weit sein, dass man aus einer Blut- oder Speichelprobe ein ganzes Bündel an alterungsrelevanten Genen austesten und daraus verlässliche Rückschlüsse auf spätere Krankheits- und Alterungsprozesse ziehen kann.

Problematisch: Sie erfahren aus Ihrem Gentest die Neigung, eine Krankheit zu entwickeln, gegen die es noch kein wirkliches Heilmittel gibt, z. B. frühzeitigen Morbus Alzheimer. Wer möchte das schon so genau wissen? Die Wissenschaft muss also schon sehr gut im Buch des Lebens lesen, um Prognosen geben zu können, die das Leben wirklich bereichern.

Test auf Gene

Leider ist es bis heute noch kaum möglich, durch einen einfachen Test die generelle Veranlagung für gute oder schlechte Gene zu bestimmen. Vielleicht ist dies auch ganz gut so, denn allzu groß wäre die Versuchung, durch einen simplen Gencheck fortan den Lebenswandel auf »solide« oder »unbekümmert« einzurichten.

33

Gleichwohl arbeitet die molekulargenetische Forschung mit Nachdruck daran, genetische Risikokonstellationen mit einfachen Testverfahren rasch offenkundig zu machen. Der Zeitpunkt, an dem sich mehrere Dutzend oder sogar Hunderte von genetischen Risikomarkern aus einer normalen Blutprobe klar identifizieren lassen, ist nur noch wenige Jahre entfernt. Bestimmte Spielarten im genetischen Programm entscheiden darüber, ob beispielsweise bestimmte Enzyme, Hormondrüsen oder antioxidative Schutzmechanismen in unserem Körper auf vollen Touren oder nur tröpfchenweise funktionieren. Solche Unterschiede können auf unsere Lebenserwartung, unser Leistungsvermögen oder auf bestimmte Erkrankungen und Gebrechen einen gewaltigen Einfluss haben. Diese genetischen »Spielarten« könnten mit speziellen Tests ermittelt werden. Der Sinn hinter solchen Gentests ist selbstverständlich nicht, sich bei positivem Ergebnis in Sicherheit wiegen zu können, sondern besondere individuelle Risikokonstellationen frühzeitig, d. h. schon in jungen Jahren zu erkennen und möglichen späteren Leiden durch eine entsprechende Lebensführung vorzubeugen.

Wodurch Gene geschädigt werden

Genetischen Risiken lässt sich durch ein gezieltes Genschutzprogramm begegnen, so dass letztlich die Lebensführung entscheidet, ob Ihre Gene geschädigt werden oder nicht.

Defekte in der Erbsubstanz können auf vielfältigste Weise entstehen, z. B. durch Umweltschadstoffe, UV-Strahlung, Röntgenstrahlung etc. Sich einschleichende Webfehler in der Erbsubstanz sind mögliche Ausgangspunkte für Krankheiten, Immundefekte und Tumoren. Unser Körper besitzt zwar ein reichhaltiges Repertoire an Gen-Reparaturmechanismen, doch sind diese nicht unerschöpflich.

So funktioniert die Gen-Reparatur

Die Natur verfügt über verschiedene Enzyme, die zahlreiche Schäden an den Bausteinen des Lebens wieder ausbessern.

➤ So genannte DNA-Glykosylasen können die »fremden« Buchstaben (entstanden etwa durch Umweltchemikalien oder UV-Bestrahlung) erkennen und herausschneiden.

➤ So genannte AP-Endonukleasen und Polymerasen können die entstandene Lücke nach der Vorlage des zweiten Stranges wieder auffüllen.

➤ Starke UV-Bestrahlung verursacht oft eine teilweise Vernetzung der DNA-Stränge untereinander. Hier gibt es Enzyme, die diese vernetzte Stelle erkennen, entfernen und die Lücke wieder ausbessern. Bei Menschen mit Xeroderma pigmentosum fehlt ein Teil dieses Reparaturweges, ihre Haut ist daher extrem lichtempfindlich.

➤ Daneben ist noch ein SOS-Reparatursystem bekannt. Sind große Teile des Erbguts beschädigt, können so genannte SOS-Gene einen kompletten Vermehrungsstopp dieses Abschnitts des Erbguts auslösen und so verhindern, dass die Mutationen weitergegeben werden.

Die Wissenschaft ist sich heute sicher, dass die Lebensspanne und ein gesundes Altern entscheidend davon abhängen, wie effizient unsere Gen-Reparaturwerkstätten funktionieren. Anders formuliert: Wenn der Gen-TÜV versagt, bleiben katastrophale Defekte in der Erbsubstanz unerkannt und werden nicht repariert. Die Folgen lassen nicht lange auf sich warten: Ein Programmfehler gesellt sich zum anderen, Mutationen reihen sich aneinander, bis der gesamte Genbestand einer Zelle instabil wird, die Zelle sich unkontrolliert vermehrt und ungehemmt vor sich hin wuchert oder vorschnell abstirbt. Das Ergebnis lautet dann entweder Krebs, Herzkranzgefäßverschluss oder rapider Untergang von Gehirnzellen, je nachdem, welches Mutationsmuster welchem Zelltyp den Stempel aufdrückt. Wenn im günstigsten Fall dieses Katastrophenszenario nicht eintritt, so werden dennoch häufig so genannte Gerontogene (»Alterungsgene«) aktiviert. Dies bedeutet, dass durch den eingetretenen Genschaden in den Zellen Mechanismen in Kraft treten, die einen beschleunigten Zelltod (Apoptose) oder eine rasche Zellalterung mit nachfolgender Ausmusterung in Gang setzen. Geschieht dieser verhängnisvolle Prozess in den Gehirnzellen, sind Vergesslichkeit, Gangstörungen, Kontrollverlust und intellektuelle Funktionseinbußen die Folge. Sind »nur« die Haut- und Bindegewebszellen sowie die Haarwurzeln betroffen, wird der Schaden durch Falten, Stirnfurchen, Tränensäcke, hängende Mundwinkel und schlaffe Oberarme, allgemeine Bindegewebsschwäche sowie glanzloses, sprödes und sich lichtendes Kopfhaar augenfällig. Wenngleich manche dieser Veränderungen in unserem genetischen Programm zufällig und unvorhersehbar eintreten, so ist dies keinesfalls die Regel. Meist treten

bestimmte Genveränderungen und genetisch fassbare Risikokonstellationen in Familien gehäuft auf und lassen sich bereits durch die Familienvorgeschichte erahnen. Außerdem gibt es zahlreiche Faktoren, die bekanntermaßen unsere Erbsubstanz schützen oder schädigen. Sie haben es also in der Hand, Ihre Erbsubstanz vor Schäden zu bewahren und die Gen-Reparaturmechanismen in einen optimalen Zustand zu versetzen.

So schützen Sie Ihre Gene

Auch wenn wir erst in den Anfängen sind, richtig in unseren Genen zu lesen, eines können Sie bereits heute tun: Ihre Gene schützen. Die Voraussetzungen dafür sind längst vorhanden. Die Zauberformel: Unterstützen Sie die körpereigenen Schutzkräfte maximal dabei, schädigende Einflüsse von innen oder außen abzuwehren und unwirksam zu machen. Die folgenden Tipps helfen Ihnen dabei:

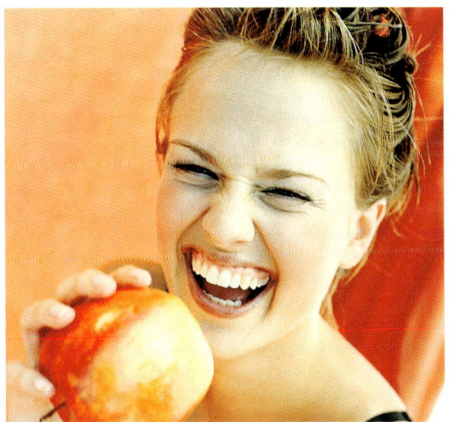

Eine ausgewogene Ernährung beugt Mangelzuständen an bestimmten Hormonen und Spurenelementen vor – mögliche Ursachen für Fehler bei der Zellvermehrung.

➤ Verlassen Sie sich nicht auf Ihre Gene. Bei einer »schlampigen« Lebensweise nützt Ihnen die beste Genausstattung wenig. Umgekehrt können Sie durch eine bewusste Lebensweise so manche Schwächen in Ihren Anlagen ausgleichen. Denn: Ihre Gene und Ihre Lebensweise gehen in Sachen Anti-Aging Hand in Hand. Der bewusste Gang durchs Leben entscheidet, wie Sie sich jetzt und später fühlen.

Eine erfolgreiche Anti-Aging-Strategie ist ein Aktivpaket mit vielen Facetten. Ohne eine bewusste Veränderung des eigenen Lebensstils funktioniert es nicht. Keine Pille, kein Pulver, kein Gesundheitstrunk, keine Creme kann Eigenleistung und den persönlichen Beitrag ersetzen. Anti-Aging heißt, dem Verschleiß bewusst zu trotzen, auch widrige Lebensumstände bestmöglich zu gestalten und so biologisch jung, gesund, vital und leistungsfähig zu bleiben. Anti-Aging ist also aktive Prävention im wahrsten Sinn des Wortes und sicherlich die Zukunftsinvestition mit der größten Rendite. An dieser Börse sollten Sie zeichnen und langfristig investiert bleiben.

➤ Wissen ist besser als Ahnungslosigkeit, Handeln besser als passives Verharren und Aussitzen. Lassen Sie sich von einem erfahrenen Anti-Aging-Spezialisten untersuchen und beraten. So erhalten Sie die besten Informationen über Ihr biologisches Alter, Ihre erkennbaren genetischen Risiken, die aktuell verfügbaren Möglichkeiten der Gendiagnostik sowie praktische präventive Empfehlungen. Nutzen Sie die sich ständig verbessernden Chancen der Gendiagnostik bei seriösen Anbietern, die Sie über die Möglichkeiten und Grenzen solcher Analysen objektiv informieren.

➤ Vermeiden Sie möglichst konsequent Umwelteinflüsse, die bekanntermaßen schädigend auf die Erbsubstanz einwirken. Hierzu zählen Genussgifte wie Nikotin, Alkohol und Drogen, aber auch übermäßige Sonneneinstrahlung, Smog, Elektrosmog, radioaktive Strahlung und elektromagnetische Einflüsse (Handy!).

➤ Beugen Sie Entwicklungen vor, die Ihre Zellen zu einem beschleunigten Wachstum anregen. Rasch wuchernde Zellen und Gewebe sind rein statistisch anfälliger für Fehler bei der Zellvermehrung und damit stärker mutationsgefährdet. Mangelzustände an bestimmten Spurenelementen oder Hormonen können solche Prozesse begünstigen. Da diese Prozesse äußerst komplex sind, ist die beste Prophylaxe eine ausgewogene Ernährung, in der alle Vitalstoffe ausreichend vertreten sind.

➤ Bringen Sie Ihre Gen-Reparaturmechanismen in Schwung! Oxidative Schäden in der Erbsubstanz lassen sich verhindern, wenn Ihre körpereigenen antioxidativen Zellschutzsysteme voll funktionsfähig sind. Halten Sie deshalb den antioxidativen Status Ihres Körpers im optimalen Bereich. Sie erreichen dies durch eine abwechslungsreiche, schadstoffarme Ernährung, vernünftige körperliche Aktivität und den Ausgleich von Mangelzuständen bei Hormonen, Vitaminen, Spurenelementen, Mineralstoffen und Mikronährstoffen (siehe oxidativer Stress, Seite 56).

➤ Erhöhen Sie Ihre körperliche Fitness durch eine Kombination von Ausdauersport und Krafttraining. Sie werden dadurch resistenter gegen Umweltschadstoffe, erhalten Ihre Gefäße jung und stärken Ihr Immunsystem.

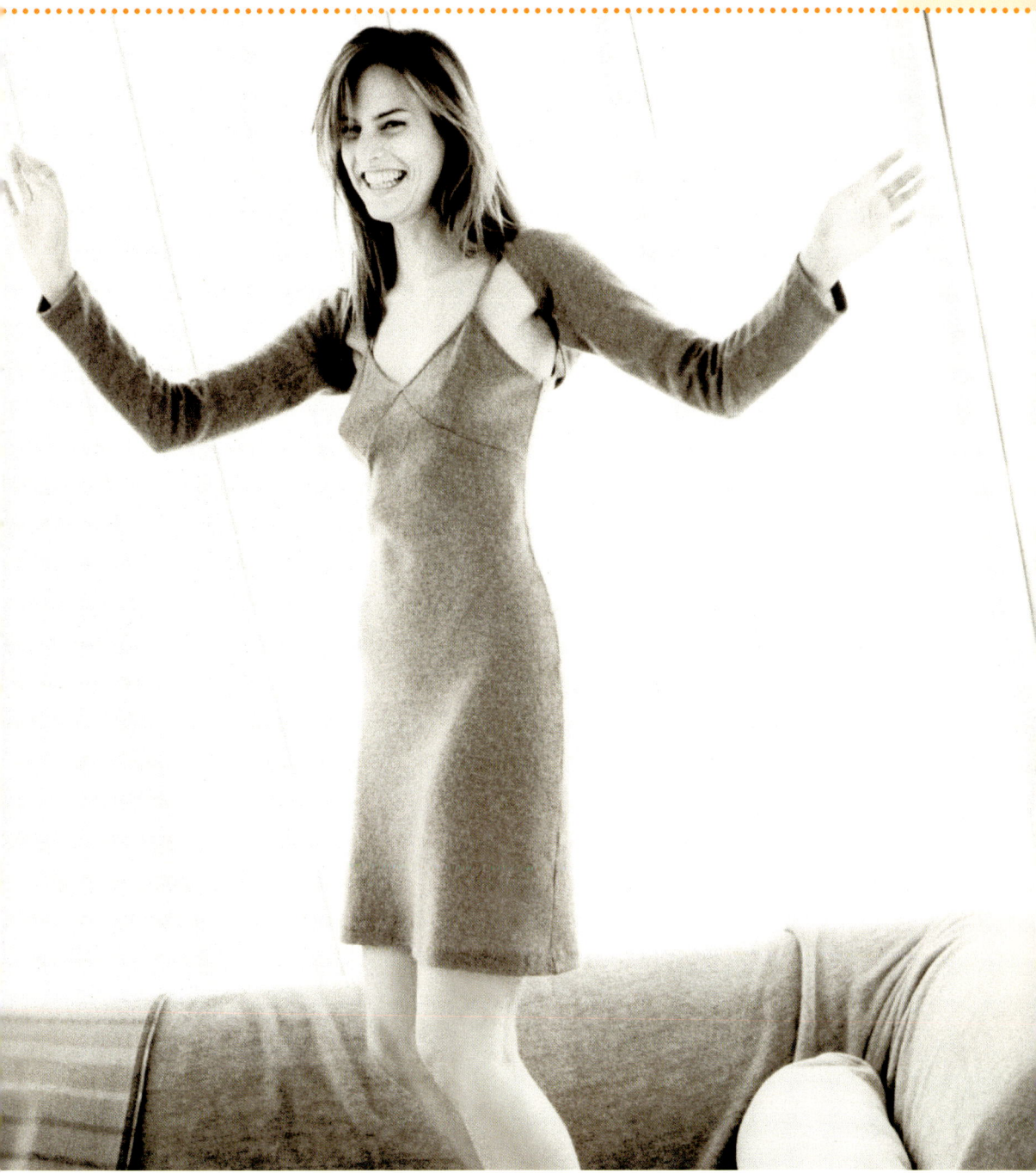

Schlechte Genausstattung? Schlagen Sie Ihren Genen ein Schnippchen. Halten Sie sich körperlich fit, und nutzen Sie jede Gelegenheit, Ihren Kreislauf in Schwung zu bringen.

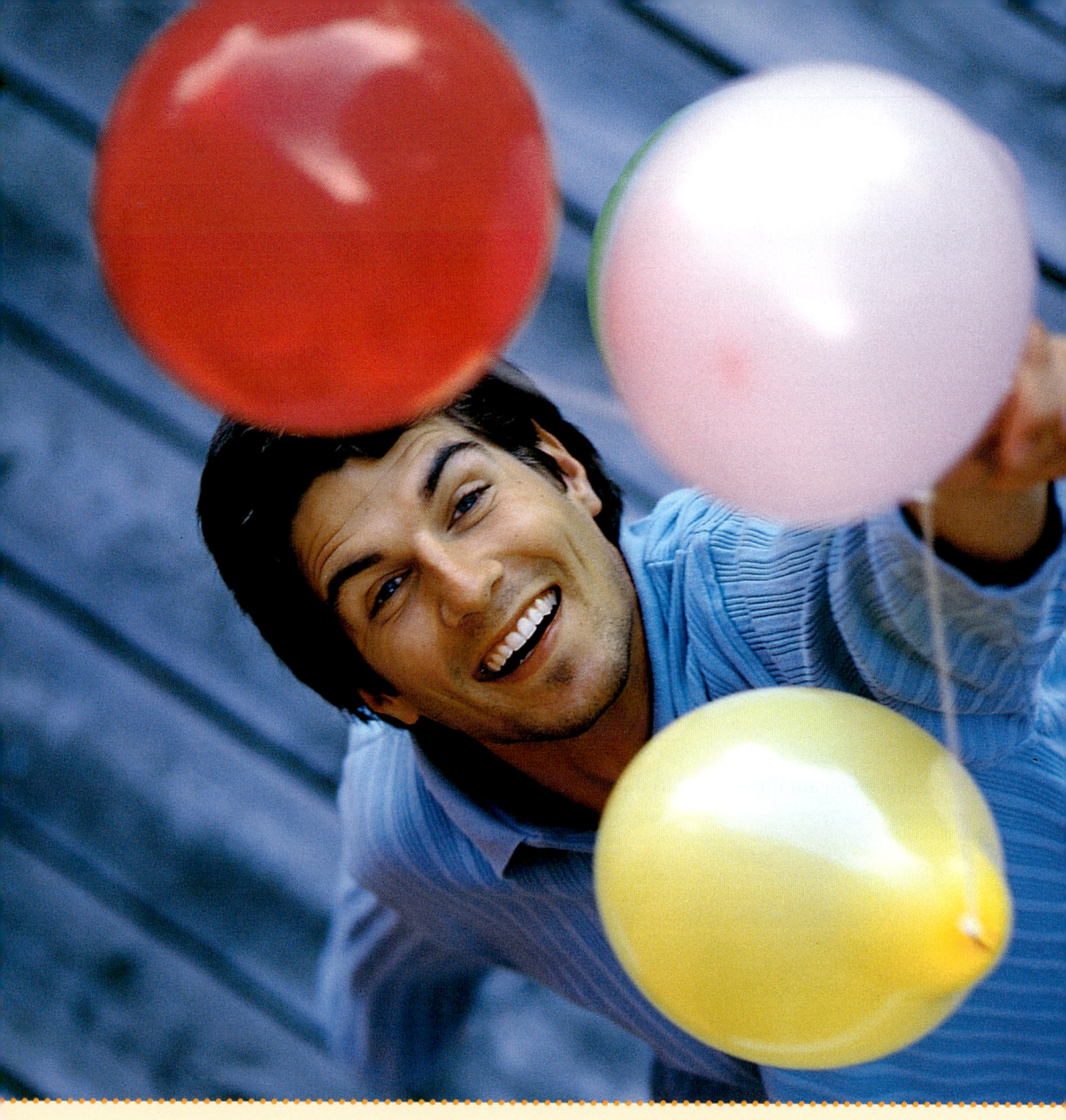

Einflüsse auf den Alterungsprozess

Altern ist ein individueller Prozess, für dessen Verzögerung es kein Pauschalrezept gibt – eine Erkenntnis der Wissenschaft, die leider zu wenig Beachtung findet. Auch wenn die moderne Forschung bis heute kein Patentrezept gegen das Altern als solches bieten kann, ist es doch denkbar, das Altwerden möglichst lang hinauszuzögern und die reiferen Lebensjahre zu einem angenehmen, erfüllenden Erlebnis werden zu lassen. Die folgenden Seiten sollen Ihnen helfen, den Überblick zu behalten und für sich persönlich die Faktoren kennen zu lernen, mit denen Sie den Alterungsprozess steuern können.

Lebensweise – Turbo oder Bremse fürs Altern?

Allgemein gilt heute, dass die Lebensweise den Alterungsprozess zu zwei Drittel und die Gene nur zu einem Drittel beeinflussen. Auch wenn Sie nicht alle Parameter in Ihrem Leben optimieren können: Bereits geringe Veränderungen können sich beachtlich auf Ihr Wohlbefinden und Ihre Lebensqualität auswirken.

Soziales Umfeld

Verheiratete leben länger und bleiben gesünder – bei Männern beträgt die Lebensverlängerung laut Statistik rund zehn Jahre, bei Frauen 4,5. Der vermutete Grund: Eine Ehe oder Lebensgemeinschaft wirkt sich stabilisierend auf die Psyche aus und fördert eine positive Lebenseinstellung. Auch achten Verheiratete oft besser auf ihre Ernährung und Gesundheitspflege und verzichten häufiger auf krankheitserregende Stoffe, so genannte Noxen, wie Alkohol, Nikotin oder Drogen.
Weitere wichtige Faktoren sind die finanzielle Situation, der soziale Status und die gesellschaftliche Schichtzugehörigkeit. Hoher Lebensstandard ermöglicht mehr Selbstpflege, bessere Gesundheitsvorsorge, bessere Ernährung etc.

Der Charakter

Auch in der Psyche eines Menschen existieren offenbar feste Größen für ein langes Leben. Amerikanische Studien bestätigen, dass es unveränderliche Wesenszüge gibt, die einem Menschen ein langes Leben schenken können.

➤ So ist nach einer statistischen Langzeitstudie der Universität von Kalifornien die Gewissenhaftigkeit ein Langlebigkeitsfaktor. Personen mit hohem Verantwortungsgefühl und großem Pflichtbewusstsein haben ein vermindertes Suchtverhalten. Sie betreiben gute gesundheitliche Vorsorge und gehen zielgerichtet ihren Weg, ohne sich dabei Risiken auszusetzen.
➤ Ein Persönlichkeitsmerkmal, das ebenfalls den Weg in den Club der Hundertjährigen ebnet, ist eine optimistische Lebenseinstellung, gepaart mit Humor.
➤ Kommt dazu noch ein gewisser Eigensinn, so scheinen gute Voraussetzungen für ein langes Leben gegeben zu sein. Menschen, die eine Freude daran haben, sich von der Masse abzusetzen und nicht zu allem Ja und Amen zu sagen, sondern die ihren eigenen Standpunkt vertreten und den Dingen ihren eigenen Sinn geben, leben länger als perfekt angepasste Menschen.

Sport und Bewegung

Wer rastet, der rostet. Diese Volksweisheit gilt insbesondere für Menschen fortgeschrittenen Alters. Sportliche Betätigung kann entscheidend dazu beitragen, die Vitalität der jungen Jahre zu erhalten und Beschwerden hinauszuzögern.
Bewegung beugt dem Verfall der körperlichen Strukturen vor und beeinflusst zahlreiche Parameter des Stoffwechsels günstig: Sie sehen dann einfach jünger aus. Außerdem wird die Resistenz gegenüber Belastungen von außen, z. B. Umweltfak-

toren und Stress, gesteigert. Regelmäßig ausgeübter Sport ist ein guter Verbündeter im Kampf gegen die Spuren der Zeit. Lesen Sie dazu mehr ab Seite 64.

Gesunde Ernährung

Der Mensch ist, was er isst – auch diese alte Volksweisheit wird durch moderne Forschung bestätigt. Mit der Ernährung ist es wie mit dem Sprit bei einem Auto: Je hochwertiger, desto besser läuft der Motor. Eine hochwertige Ernährung sorgt dafür, dass Ihr Körper das bekommt, was ihn jung und gesund erhält. Wichtig dabei: Ihre Kost muss so vollwertig und schadstoffarm wie möglich sein. Auch der Genuss darf nicht zu kurz kommen. Eine solche Ernährung gibt es – die Menschen der Mittelmeerländer leben es uns vor!
Die tägliche Nahrung entscheidet auch darüber, wie fit und gesund wir sind, wie

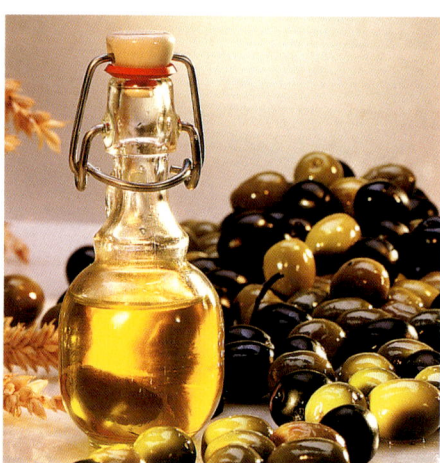

Im mediterranen Raum wird Olivenöl wegen seiner Wirkung auf das Gefäßsystem seit alters geschätzt und genutzt. Die moderne Forschung hat dessen gesundheitlichen Wert bestätigt.

stark die Abwehr ist und wie rasch wir altern. Es zahlt sich also aus, der Ernährung besondere Aufmerksamkeit zu schenken. Lesen Sie dazu mehr ab Seite 80.

Schlaf, der beste Jungbrunnen

Lehnen Sie sich einmal zurück und denken Sie nach. Wann haben Sie das letzte Mal so richtig gut geschlafen? Erinnern Sie sich noch an das Gefühl, das Sie danach hatten. Sie fühlten sich frisch, munter, voller Energie und Tatendrang, Ihr Herz schlug ruhig, Ihr Körper war geradezu neu belebt. Ihre Haut fühlte sich glatt und rosig an und strahlte jugendliche Frische aus. Sie ahnen es schon, Schlafen ist der körpereigene Jungbrunnen schlechthin. Dabei wird der ganze Organismus wieder mit Kraft und Energie versorgt und Verschleißprozessen vorgebeugt.
Während wir schlafen,
➤ werden unsere Gewebe repariert.
➤ laufen Heilungsprozesse ab.
➤ werden Organe und Zellen wieder mit neuem Brennstoff versorgt.
➤ werden alte Zellen durch neue ersetzt.
Die Haut glättende Wirkung ist im Übrigen darauf zurückzuführen, dass nur während des Schlafs die Feuchtigkeitsdepots unter der Haut wieder aufgefüllt werden. Während eines gesunden Schlafs wechseln Phasen des Tiefschlafs mit Phasen des REM-Schlafs ab. In den REM-Phasen träumen wir. Sie sind durch eine rasche Augenbewegung (Rapid Eye Movement, REM) gekennzeichnet und für die gesund erhaltende Funktion der Nachtruhe unentbehrlich. Gegen Morgen wird der Schlaf immer flacher. Am tiefsten schläft

INFO | SCHLAFPHASEN

➤ Ein gesunder Schlaf besteht aus fünf Phasen: Die ersten vier Schlafphasen dauern jeweils rund 100 Minuten, die fünfte nur 50 Minuten.

➤ Jede Phase besteht aus zwei Anteilen, einem gewöhnlichen traumlosen Schlaf, der ca. 80 Prozent des Gesamtschlafs ausmacht, und dem Traumschlaf, der die restlichen 20 Prozent ausfüllt.

man etwa eineinhalb bis zwei Stunden nach dem Einschlafen.

Was beim Schlafen passiert

Was von außen so ruhig und friedlich aussieht, ist biologisch gesehen ein überaus komplexer Vorgang. Während des Schlafs arbeiten einige innere Drüsen auf Hochtouren. Zahlreiche Hormone kreisen im Blut und steuern die Nachtruhe.

Mit Einsetzen der Dunkelheit schüttet die Zirbeldrüse das Hormon Melatonin ins Blut aus, was den Körper auf Schlafbereitschaft trimmt. Ist man nun eingeschlummert, schüttet die Hirnanhangdrüse (Hypophyse) in der ersten Nachthälfte das Wachstumshormon aus, das unter anderem für den Tiefschlaf sorgt. Gegen Morgen gibt die Nebennierenrinde größere Mengen an Cortisol ab, das die Träume bunt und farbig werden lässt. Daneben sind an der Schlafregulation weitere Hormone beteiligt. Noch ist die komplexe Biochemie des Schlafens nicht in allen Einzelheiten verstanden.

Schlafen Sie gut?

Was in jungen Jahren häufig ohne Probleme möglich ist, bereitet vielen Erwachsenen und vor allem älteren Menschen Schwierigkeiten: Sie können nicht einschlafen, nicht durchschlafen, wachen morgens zu früh auf oder schlafen zu lange und sind trotzdem hundemüde. Frauen leiden doppelt so häufig wie Männer unter einer gestörten Nachtruhe. Die Wissenschaft ist sich heute einig: Ausreichendes Schlafen garantiert nicht nur körper-

TIPP | SCHLAFTABLETTEN

In der Bundesrepublik Deutschland nehmen rund 800.000 Menschen täglich ein chemisches Schlafmittel ein. Die meisten Mittel führen über kurz oder lang zur Abhängigkeit. Heute werden hauptsächlich Mittel vom Typ der Benzodiazepine verordnet. Sie gelten derzeit als die angeblich am besten erprobten, wirksamsten und sichersten Schlafmittel. Ein verantwortungsvoller Mediziner wird ein derartiges Mittel jedoch nur äußerst zurückhaltend und kurzfristig verordnen. Bei Dauergebrauch treten nämlich Sucht und Persönlichkeitsveränderungen, daneben aber auch Störungen der Abwehrfunktion auf. Immer mehr Ärzte gehen daher dazu über, Schlafstörungen zunächst mit dem körpereigenen Schlafhormon, dem Melatonin, zu bekämpfen.

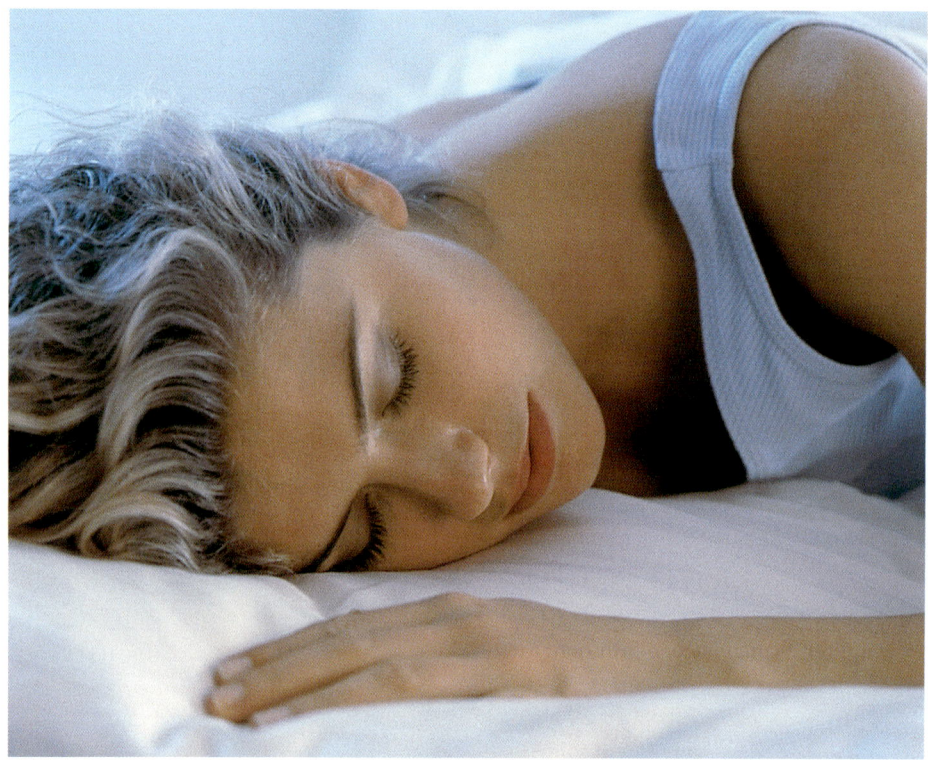

Schlafen ist der natürliche Jungbrunnen, da tanken Sie wieder auf. Wer ausreichend schläft, kann damit manche »Sünde« im Alltag kompensieren – und lebt länger.

liche und geistige Fitness, es beugt auch vorzeitigem Verschleiß und Alterserscheinungen vor. Wer nachts gut schläft, hat einen hervorragenden Schutz gegen vorzeitige Alters- und Verschleißbeschwerden. Sehen Sie sich Ihre Mitmenschen einmal an. Diejenigen von ihnen, die gut und tief schlafen, sehen immer jugendlicher und frischer aus als Zeitgenossen, die nachts kein Auge zutun können.

Nehmen Sie daher jede Art von Schlafbeschwerden ernst. Schlafstörungen sind zunächst keine Krankheit für sich, sondern erst einmal ein Anzeichen dafür, dass in der inneren oder äußeren Umwelt Stör-

faktoren aufgetreten sind, die den gesunden Schlaf verhindern.

Im einfachsten Fall sind es schlaffeindliche Lebensumstände. Diese können Sie selbst herausfinden.

➤ Ist Ihr Schlafzimmer zu laut, zu warm, zu hell oder zu kalt?

➤ Ist Ihre Matratze zu hart oder zu weich?

➤ Haben Sie die Angewohnheit, abends schwer und spät zu essen und danach im Bett noch fernzusehen?

➤ Schnarcht Ihr Partner?

All diese Faktoren können dazu beitragen, dass Sie nachts nicht zur Ruhe kommen. Schlafen ist ein sehr individueller Prozess, es gibt keine Richtlinien für optimale Schlafumstände. Finden Sie also selbst heraus, wie Sie am besten schlafen, und verwirklichen Sie diesen Zustand. Auch seelischer Stress und seelische Probleme, zu große körperliche Erschöpfung oder Wohn- und Umweltgifte, ja auch zu viel Alkohol können die Schlafqualität mindern. Manchmal können sich aber hinter Schlafstörungen, vor allem wenn sie länger anhalten, ernsthafte Erkrankungen von Herz, Kreislauf, Atmungs- und Verdauungsorganen oder der Schilddrüse verbergen. Suchen Sie einen Arzt auf, und lassen Sie sich helfen.

Generell ist die Schlafdauer von Mensch zu Mensch unterschiedlich. Dem einen reichen fünf Stunden zum Wohlfühlen, ein anderer braucht sieben Stunden. Kurzschläfer gönnen sich oft einen kleinen Mittagsschlaf. Dies ist übrigens eine hervorragende Möglichkeit, im Lauf des Tages wieder Energie aufzutanken. Leider können es sich Berufstätige oft nicht leisten. Als Faustregel gilt jedoch: 20 Minuten Schlaf nach dem Essen spart eine Stunde Nachtruhe ein.

Der Anti-Jungbrunnen: Stress

Keine Zeit – dieser Spruch gehört zum Standardrepertoire des modernen, oft auf Monate ausgebuchten Menschen unserer Zeit. Die meisten Menschen sind permanent auf Hochtouren. Sie fühlen sich durch ihren Tag gehetzt und haben kaum noch Zeit für Ruhe und Muße. Ja, oft ist sogar die Freizeit restlos verplant. Wir alle fühlen uns in irgendeiner Form gestresst. Doch was ist Stress eigentlich?

INFO STRESSBREMSE

Mit der folgenden Übung aus dem Zen-Buddhismus verbannen Sie den Stress aus Ihrem Alltag und können abends besser schlafen. Setzen Sie sich aufrecht auf einen bequemen Stuhl, halten Sie die Augen halb geöffnet, und tun Sie einfach nichts – 20 Minuten lang (Wecker stellen)! Nehmen Sie Ihre Umwelt und Ihre eigenen Gedanken wahr, lassen Sie sie – wie einen Vogel – vorbeiziehen, und bewerten Sie sie nicht.

Bei den ersten Versuchen wird Sie diese Übung sicher in Unruhe versetzen, und die 20 Minuten werden zu einer sehr langen Spanne werden. Doch wenn Sie täglich (!) üben, werden Sie bald feststellen, dass Sie Ihr Alltag nicht mehr so viel Kraft kostet und Sie in vielen Situationen gelassener reagieren als bisher.

Experten definieren Stress als eine Reaktion des Körpers auf außergewöhnlich starke seelische, körperliche oder geistige Anforderungen wie Infektionen oder besondere Gefahrensituationen. In solchen Situationen muss der Organismus alle verfügbaren Kräfte und Reserven mobilisieren, um mit der Situation fertig zu werden. Dieser Mechanismus ist seit Jahrtausenden in das Erbgut einprogrammiert und sichert in Notfällen das Überleben, indem blitzschnell ein Höchstmaß an Kraft und Energie bereitgestellt wird.

INFO STRESSFORMEN

Jeder Mensch macht andere Erfahrungen mit Stress. Deshalb kann man keine allgemeingültige Definition für Stress geben.

➤ **Eustress** (von griechisch eu = gut, schön): Spannung, die den Menschen am Leben erhält.

➤ **Disstress** (von griechisch dis = schlecht): Spannung, die – über einen längeren Zeitraum anhaltend – den Organismus überlastet und krank macht sowie das Wohlbefinden stört.

Geht ein solches Alarmsignal beim Körper ein, werden sofort die Kampfhormone Adrenalin und Noradrenalin produziert und Steroidhormone (Cortisol) ins Blut ausgeschüttet. Immunsystem und Fortpflanzung werden dadurch kurzfristig lahm gelegt, denn jetzt gibt es wichtigere Aufgaben zu erledigen. Die Gefäße werden verengt, der Herzschlag beschleunigt, die Blutgerinnung erhöht. Blutfette und Zucker für mehr Muskelenergie schießen ins Blut, ebenso macht die Niere dicht und scheidet kaum noch Wasser in die Harnwege aus. Der ganze Körper ist jetzt auf zwei Dinge bestens vorbereitet: auf Flucht oder auf Kampf.

Für die Urzeitmenschen war dies ein sinnvoller Zustand, ging es doch darum, für seine Familie oder Sippe zu kämpfen oder vor einem gefährlichen Gegner oder Tier davonzulaufen. Dabei wurden die abgerufenen Energien rasch verbraucht, der Organismus kam wieder ins Gleichgewicht.

Stress beschleunigt den Alterungsprozess

Anders dagegen heute. Anstatt davonzulaufen oder seinem Gegenüber an die Gurgel zu springen, runzelt der zivilisierte Mensch bestenfalls die Stirn, stampft mit dem Fuß oder trommelt mit den Fingerspitzen auf den Schreibtisch. Und genau dies setzt einen für das Wohlbefinden und die Gesundheit fatalen Prozess in Gang. Die Muskeln bleiben angespannt, Pulsfrequenz und Blutdruck bleiben erhöht, und der Organismus wird weiterhin mit nicht benötigten Energieträgern (Fett und Zucker) überschwemmt – mit der Folge, dass diese Reaktion unangenehm ermüdend und in manchen Fällen sogar lebensbedrohend ist. Solche chronischen Spannungszustände beschleunigen geradezu das Altern.

Dem Stress ein Ende setzen

Ein Stressauslöser kann praktisch alles sein: Lärm, Schlafentzug, überfüllte Terminkalender, Unzufriedenheit, Genussgifte, Gefühl der Ziel- oder Sinnlosigkeit, Unsicherheit, Liebeskummer, berufliche Überforderung, Mobbing, Verlusterlebnisse, Angst oder Aufregung. Ob eine Situation nun zum richtigen Stress wird oder nicht, ist in vielen Fällen eine Frage der persönlichen Bewertung und Verarbeitung. Ob mich eine Situation aufregt oder nicht, hängt stark von meiner Einstellung und meinem Aggressionspotenzial ab. Ziehen sich Stresszustände oder als stressig empfundene Zustände über Wochen oder Monate hin, ohne dass sich der Organismus abreagieren kann, schaukelt sich dieser Prozess noch weiter hoch und wird immer schädlicher für die Gesundheit. Der Körper gerät in eine Art Hyperaktivitätszustand und funktioniert wie eine überempfindliche Alarmanlage. Bereits das Klingeln des Telefons oder die Stimme des Chefs können dann einen Schweißausbruch auslösen.

Man weiß, dass Menschen, die ständig unter Hochspannung stehen und ihre eigenen Strukturen bis auf das Äußerste beanspruchen, schneller altern, öfter krank sind und nicht selten an massiven Herz- und Kreislaufbeschwerden leiden. Wer mit Stress richtig umzugehen lernt, macht sich ein Geschenk von unschätzbarem Wert. Lebensjahre nämlich! Und dieses Geschenk können nur Sie selbst sich geben. Es gibt keine Patentlösung, wie man zu einem Leben ohne Stress gelangt. Jeder Mensch, der aber ein bisschen auf seinen Körper hört, erfährt, wie er sich am besten vor diesem Kraft- und Leistungsräuber schützen kann. Es gibt gute Bücher über Antistressprogramme, Volkshochschulen und zahlreiche Fitnessstudios bieten regelmäßig Kurse zum Stressabbau oder zur Entspannung an.

Was auch immer Sie sich aussuchen, wichtig sind Konsequenz und Ausdauer. Auf der nächsten Seite stellen wir Ihnen einige Techniken vor, die beim Stressabbau behilflich sein können. Weiterführende Literatur siehe Seite 234.

Darüber hinaus ist regelmäßig und mit Freude betriebener Sport eine gute Möglichkeit, den Alltagsstress abzulegen. Positive Nebenwirkung: bessere Gesundheit. Forscher sind sich nämlich einig, dass rund 70 Prozent aller Krankheiten stressbedingt sind.

TIPP | BEWUSST ATMEN

Eine sehr einfache und wirkungsvolle Übung, die sich im Lauf des Tages immer wieder praktizieren lässt, ist die Konzentration auf den eigenen Atem. Jeder Atemzug versorgt uns mit lebenswichtigem Sauerstoff und damit mit Energie. Bei Ärger oder akutem Stress wird die Atmung hektisch, unregelmäßig und auch flach.

Achten Sie einmal auf Ihren Körper, wenn Sie viel um die Ohren haben. Oft endet die Atmung in der Körpermitte, statt, wie es von Natur aus richtig wäre, tief in den Bauchraum hineinzugehen. Konzentrieren Sie sich also täglich, sooft Sie können, auf Ihren Atem.

➤ Atmen Sie ruhig und langsam und bis tief in den Bauchraum hinein. Anfangs wird Ihnen dies schwer fallen. Sie werden spüren, wie verkrampft und angespannt Ihre Bauchdecke ist.

➤ Atmen Sie bewusst und so langsam wie möglich aus. Dabei wird zuerst die Bauch- und dann erst die Brustmuskulatur zusammengezogen.

Je öfter Sie diese bewusste Atmung machen, desto deutlicher werden Sie spüren, wie Stress und Anspannung von Ihnen abfallen und Sie gelassener durchs Leben gehen. Mit der Zeit werden Sie sich diesen Atemstil zur Gewohnheit machen.

Die besten Tipps gegen Stress

Stress kann gesundheitliche Schäden nach sich ziehen und den Alterungsprozess beschleunigen. Mit verschiedenen Techniken können Sie dem wirkungsvoll vorbeugen.

Autogenes Training

Dieses Verfahren zur Selbstentspannung durch Konzentration geht auf den Nervenarzt J. H. Schultz zurück. Er entwickelte verschiedene Übungen, die sechs Regionen im Körper ansprechen: Muskulatur, Blutgefäße, Herz, Atmung, Bauchorgane und Kopf. Mit Hilfe von festgelegten Formeln, wie »Ich bin ganz ruhig« oder »Ich bin ganz entspannt« kann man sich durch Konzentration in einen Zustand tiefer Entspannung versetzen. Mit regelmäßi-

gem Training erlangt man sein seelisches Gleichgewicht zurück und kann Alltagsstress gelassener begegnen.

Sie nehmen dazu eine bequeme Haltung ein – sowohl Sitzen als auch Liegen ist möglich – und konzentrieren sich mit geschlossenen Augen auf die Formeln. Diese wirken sich im ganzen Körper aus und verursachen eine Entspannung der Muskulatur und des Gefäßsystems. Die Muskelentspannung erleben Sie als Schweregefühl, die Entspannung der Gefäße als Wärme, weil sich die Gefäße erweitern und die Hautdurchblutung gesteigert wird. Beendet wird jede Übung durch die so genannte Rücknahme, d. h., Körper und Bewusstsein werden wieder aus dem Entspannungszustand herausgeholt.

Muskelentspannung nach Jacobson

Diese Entspannungstechnik entwickelte der Amerikaner Edmund Jacobson aufbauend auf dem Autogenen Training. Sie wird auch Progressive Muskelrelaxation oder Tiefenmuskelentspannung genannt. Grundlage dieser Technik ist, Spannung und Entspannung bewusst wahrzunehmen und dadurch eine tiefmuskuläre Entspannung zu erreichen. Dies ist gerade im stressigen Alltag wichtig, denn Spannung bedeutet häufig die Dauerkontraktion von bestimmten Muskeln durch z. B. Überforderung oder seelische Probleme. Mit Hilfe der Progressiven Muskelrelaxation führen Sie die Entspannung dieser Muskeln bewusst herbei. Sie lernen einzelne Muskeln über einen bestimmten Zeitraum anzuspannen, um durch bewusstes abruptes Lockerlassen die Spannung zu lösen.

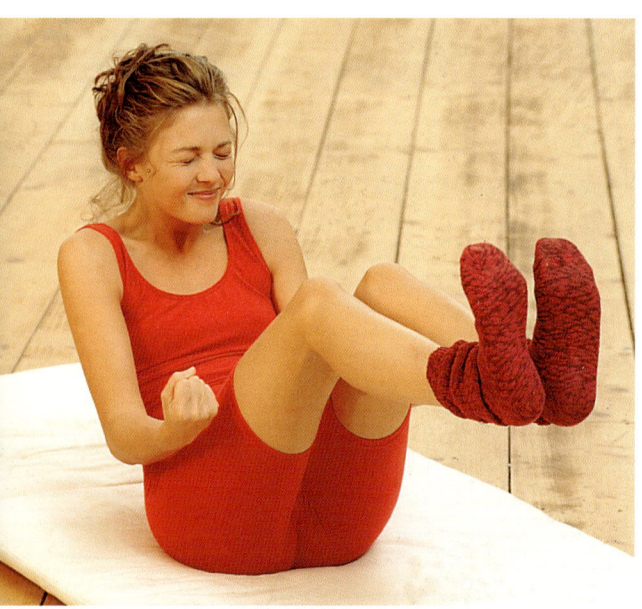

Um den ganzen Körper nach Jacobson zu entspannen, müssen Sie vorher immer alle Muskeln des Körpers anspannen.

Die Übungen sind einfach und lassen sich problemlos in den Alltag einbauen, ob im Büro oder zu Hause. Wichtig ist, dass Sie regelmäßig üben und die Zeitabstände zwischen den einzelnen Trainingseinheiten nicht zu lang werden, weil der Muskel sonst »vergisst«, was er in den vorausgegangenen Übungen gelernt hat.

Yoga

Diese Jahrtausende alte indische Philosophie soll Körper, Geist und Seele harmonisieren und neue Kraft spenden. Yoga eignet sich bei Stress besonders, denn es stabilisiert den Menschen, nachfolgende Stressphasen belasten nicht mehr so stark und werden leichter gemeistert. Verspannungen jeder Art werden gelöst und Körper und Geist wieder fit gemacht.

Es gibt verschiedene Formen von Yoga; die im Westen gebräuchlichste Form ist der Hatha-Yoga. Er setzt sich aus verschiedenen Reinigungs-, Dehn- und Atemübungen zusammen. Damit sollen die im Körper wirkenden gegensätzlichen Kräfte ausgeglichen werden. Für Yoga ist man nie zu alt. Sie können zu jeder Zeit einsteigen. Wichtig ist nur, dass Sie regelmäßig täglich üben. Zum Einstieg eignen sich Atemübungen, denn erst wenn Sie Ihre Atmung beherrschen, sollten Sie zu Körperübungen übergehen.

Eine für Anfänger geeignete Übung ist der Sonnengruß, ein Zyklus aus zwölf Einzelübungen. Damit trainieren Sie nicht nur Ausdauer und Beweglichkeit. Die Übungen aktivieren den ganzen Organismus, regen Kreislauf, Atmung und Verdauung an. Nach einer Stressphase kommen Sie zu innerer Ruhe und Entspannung.

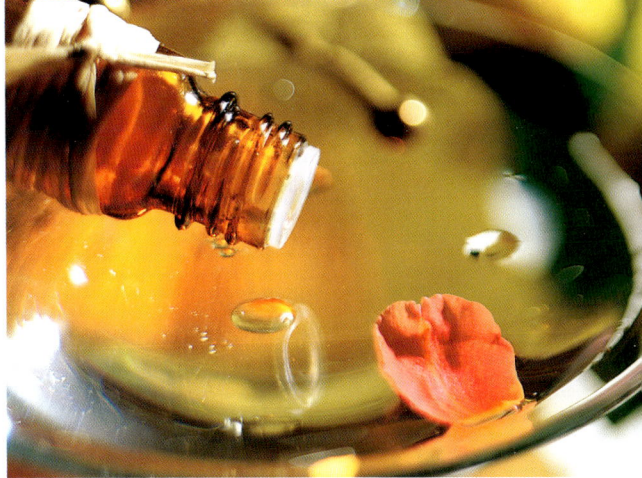

Es gibt eine ganze Reihe von ätherischen Ölen, die beruhigend und entspannend wirken, wie die Öle von Rose, Muskatellersalbei oder Neroli.

Aromatherapie

Es ist erwiesen, dass durch die Aufnahme von Geruchsstoffen die Gefühlslage eines Menschen beeinflusst werden kann. Grund: Die Duftstoffe gelangen von der Nasenschleimhaut über Riechnerven in das Riechhirn, einen Teil des limbischen Systems, in dem Emotionen entstehen. Gezielt eingesetzte Düfte beeinflussen den gestressten Körper, verbessern das Wohlbefinden, beruhigen und fördern dadurch die Entspannung.

Geeignete Öle bei Stress sind z. B. Neroli-, Bergamotte-, Lavendel-, Muskatellersalbei-, Rosen- oder Zedernholzöl. Nutzen Sie diese Öle entweder einzeln oder in einer Kombination aus zwei oder drei ätherischen Ölen in der Duftlampe. Sie können die Öle aber auch einem entspannenden Vollbad zusetzen oder sich durch eine Massage verwöhnen lassen, bei der dem Massageöl ein paar Tropfen der entsprechenden ätherischen Öle zugesetzt sind.   **47**

Der große Age-Check

Wollen Sie morgen noch genauso gesund und fit sein wie heute ? Dann sollten Sie rechtzeitig die Weichen dafür stellen. Mit dem folgenden Test können Sie überprüfen, ob Ihre derzeitige Lebensweise in den Club der jung gebliebenen Oldies führt oder nicht. Die moderne Anti-Aging-Forschung kennt den Einfluss verschiedener Faktoren auf das Altern und kann Ihnen sagen, ob ein Faktor Sie rascher oder langsamer altern lässt. Wie sich ein spezieller Faktor bei Ihnen persönlich auswirken wird (z. B. starkes Rauchen), hängt letztlich von Ihren Genen ab.

Nehmen Sie sich etwas Zeit, und gehen Sie anhand des folgenden Tests Ihre Lebensweise einmal durch. Überprüfen Sie kritisch Ihre Gewohnheiten, Ernährung oder Ihren Körper. Finden Sie Ihre individuellen »Alternsschwachstellen« heraus, und überlegen Sie, was Sie ändern können. Sicher ist es nicht möglich, alle Parameter zu optimieren. Doch bedenken Sie: Jede noch so kleine Verbesserung beeinflusst Ihr Wohlbefinden in den weiteren Jahren. Und: Es ist nie zu spät, Ihr persönliches Anti-Aging-Programm zu beginnen. Worauf warten Sie also?

Die meisten der folgenden Punkte können Sie sofort klären. Bei manchen Fragen sind jedoch die Werte einer Blutuntersuchung notwendig. Wenn Sie sich nicht ohnehin regelmäßig untersuchen lassen, ist es empfehlenswert, diesen Test zum Anlass für eine Blutuntersuchung zu nehmen. Für die Beantwortung der Fragen reicht ein so genanntes großes Blutbild. Bitten Sie Ihren Hausarzt darum.

Erläuterungen zum Test

Der Einfluss eines Parameters oder einer Verhaltensweise auf das Altern ist qualitativ in einer Skala von + (minimal) bis +++++ (maximal) angegeben.
Die Tipps weisen Sie auf eine Lebensveränderung hin.
Komplexe Kohlenhydrate: Kohlenhydrate aus naturbelassenen Nahrungsmitteln mit wertvollen Begleitstoffen, wie Vitaminen, Mineralien, Ballaststoffen sowie Schutz- und anderen Wirkstoffen.

Abkürzungen:

Die Größe einer Portion Obst oder Gemüse beträgt 150 bis 200 Gramm.
BMI = Body Mass Index. Er errechnet sich nach der Formel: Gewicht in kg dividiert durch Körpergröße in m im Quadrat.
OPC: Oligomere Proanthocyanidine (aus Traubenkernen gewonnene Schutzstoffe gegen Sauerstoffstress)
EPA: Eicosapentaensäure (Omega-3-Fettsäure)
DHA: Docosahexaensäure (Omega-3-Fettsäure)
> = »mehr als« oder »besser als«
< = »weniger als«
µg = Mikrogramm, ein Millionstel (10^{-6}) Gramm
µmol = Mikromol, ein Millionstel Mol (Einheit für eine bestimmte Stoffmenge)
pg = Picogramm, 10^{-12} Gramm
ng = Nanogramm, ein Milliardstel (10^{-9}) Gramm
IE = Internationale Einheit für Vitamine (Menge hängt vom jeweiligen Vitamin ab)

SELBSTANALYSE

			Lebensqualität im Alter	
			Gewinn	Risiko
Welchen Sport/Bewegung betreiben Sie?				
Bewegungssport/	Walking: forciertes Gehen	4-mal 20–30 Min./Wo.	++	
Ausdauersport	Jogging	3- bis 4-mal 20–30 Min./Wo.	+++	
	Schwimmen, Radfahren	3-mal 20–30 Min./Wo.	++++	
	Skilanglauf	3-mal 20–30 Min./Wo.	++++	
	Hometrainer/Studio	3- bis 4-mal 20–30 Min./Wo.	+++	
	Laufband/Studio	3- bis 4-mal 20–30 Min./Wo.	+++	

Tipp: Puls sollte nicht über 140/Min. ansteigen. Training morgens oder abends – besser ist oft morgens!

Krafttraining	Fitnessstudio	bis 3-mal/Wo. je 30 Min.	++	
	Gewichte zu Hause	bis 3-mal/Wo. je 30 Min.	++	

Tipp: Auch Krafttraining ist wichtig – zusätzlich zum Ausdauersport oder alternierend im Wechsel. Krafttraining dient dem Muskelaufbau und der Knochengesundheit. Ausdauertraining stärkt Herz, Kreislauf und Immunsystem.

Hochleistungssport	Triathlon, Marathon etc.	tägliches Training		++
	Gewichtheben	tägliches Training		+++
	Bodybuilding	tägliches Training		++++

Tipp: Maximalsport führt zu vorzeitigem Verschleiß der Gelenke und des Stützapparates, vor allem extremer Kraftsport. Maximaler Ausdauersport kann Herz und Kreislauf überlasten und schwächt das Immunsystem!

Wie ist Ihre Ernährung?				
Mäßiges Essen	ca. 30 % Kalorienreduktion	bei BMI > 30	+++++	
	ca. 20 %	bei BMI > 27	++++	
	ca. 10 %	bei BMI > 25	+++	
Kost	Obst, Gemüse	4- bis 5-mal täglich	++++	
	hochwertige Nahrungsmittel			
	aus natürlichem Anbau		++	
	Olivenöl > Pflanzenöl			
	»Mittelmeerdiät«		++++	
	wenig Fleisch, weiß > rot		++	
	Fisch > Fleisch		++	
	pflanzliches > tierisches Eiweiß		++	
	wenig Zucker, Salz		++	
	komplexe Kohlenhydrate		++	
	Rotwein, grüner Tee		++	
	Sojaprodukte (Öl, Drink, Tofu)		++	
Falsche Ernährung	viel Fett, Zucker, Süßigkeiten			+++
	Kaffee, Genussmittel			++
	viel tierisches Eiweiß			
	und rotes Fleisch			+++
	wenig Obst, Gemüse			++

49

SELBSTANALYSE

			Lebensqualität im Alter	
			Gewinn	Risiko
	Schlechte Nahrungsaufteilung:			
	abends spät			++
	abends viel			++

Tipp: Ernährung, richtig und maßvoll, ist die wichtigste aller Anti-Aging-Strategien! Die Kalorienreduktion bezieht sich auf einen durchschnittlichen Tageskaloriengehalt von ca. 2500 kcal. Kalorienreduktion gilt nicht für Kinder.

			Gewinn	Risiko
Übergewicht	ohne Diät, Bewegung	BMI > 30		+++++
		BMI > 27		++++
		BMI > 25		+++
		BMI > 22		++

Tipp: Übergewicht muss im Zusammenhang mit anderen Risiken gewertet werden: Rauchen, Diabetes, hohe Blutfette, hohes Lipoprotein (a), hohes Homocystein, familiäre Belastung, fehlende Bewegung, etc.

Wie sind Ihre Blutwerte?

			Gewinn	Risiko
Homocystein	erhöht	> 18 µmol/l		+++
		13–18 µmol/l		++
		10–13 µmol/l		+
	optimal	< 10 µmol/l	+	
Hohe Blutfette	LDL-Cholesterin	> 200 mg/dl		+++
		> 170 mg/dl		+++
		> 135 mg/dl		++

Beachte: HDL-Cholesterin sollte über 45 mg/dl, am besten über 60 mg/dl, liegen!

			Gewinn	Risiko
	Cholesterin	> 280 mg/dl		+++
	(Blutwert)	240–280 mg/dl		++
		200–240 mg/dl		+
	Triglyzeride	> 300 mg/dl		++
	(Blutwert)	220–300 mg/dl		+
	Lipoprotein (a)	> 100 mg/dl		+++
	(Blutwert)	50–100 mg/dl		++(+)
		30–50 mg/d!		++
		20–30 mg/dl		+
Erhöhter Blutzucker/	Blutzucker	> 200 mg/dl		++++
Diabetes	(Blutwert, nüchtern)	130–200 mg/dl		+++
		115–130 mg/dl		++
		100–115 mg/dl		+
Harnsäureerhöhung	Harnsäure	> 9 mg/dl		++
	(Blutwert)	7–9 mg/dl		+

SELBSTANALYSE

			Lebensqualität im Alter	
			Gewinn	Risiko
CRP erhöht	z. B. Atherosklerose	> 8 mg/l		++
	(Blutwert)	5–8 mg/l		+

Beachte: CRP ist ein Entzündungsmarker, der im Labor sehr häufig verwendet wird. Er wird meist in der Maßeinheit mg/dl angegeben: 8 mg/l entsprechen dann 0,8 mg/dl!

DHEAS-Mangel	DHEAS	< 180 µg/dl		++
	(Blutwert)	180–250 µg/dl		+

Beachte: DHEAS (Dehydroepiandrosteronsulfat, entsprechend dem freien Hormon Dehydroepiandrosteron) gilt als das wichtigste Altershormon – zusammen mit Melatonin!

Östrogenmangel	Östradiol/Frauen	< 90 pg/ml		++
	(Blutwert)	< 50 pg/ml		+
	Östradiol/Männer	< 30 pg/ml		++
	(Blutwert)	< 50 pg/ml		+

Beachte: Östradiol ist nicht nur für Frauen, sondern auch für Männer äußerst wichtig!

Testosteronmangel	fr. Testosteron/Männer	< 10 pg/ml		++
	(Blutwert)	10–15 pg/ml		+
Melatonin	Morgenurinwert	< 65 pg/ml		++
Nüchterninsulin	Insulin, nüchtern	> 30 ng/ml		++
	(Blutwert)	20–30 ng/ml		+
Selen	Selen	150–200 µg/ml	++	
	(Blutwert)	110–150 µg/ml	+	

Tipp: Selenmangel ist in Deutschland überall verbreitet, vom Norden zum Süden zunehmend. Selen muss daher praktisch immer ergänzt werden!

Wie ist Ihre Lebensweise?

Rauchen	>20 Zigaretten/Tag			+++++
	10–20 Zigaretten/Tag			++++
	5–10 Zigaretten/Tag			+++
	Zigarren/Pfeife			++
	Passivrauchen			+

Tipp: Rauchen zählt zusammen mit falscher Ernährung und Übergewicht zu den größten Altersrisiken!

Sonne/Solarium	häufiger Sonnenbrand			++(+)
	gelegentliche Rötung/helle Haut			++

Tipp: Vor allem bei heller Haut/blonden Haaren sollte jeder Sonnenbrand vermieden werden. Etwas Sonne ist andererseits für Vitamin D/Knochenbau und die Hautgesundheit wichtig!

51

SELBSTANALYSE

			Lebensqualität im Alter	
			Gewinn	Risiko
Sauna/Sanarium	Mitteltemperatursauna/ Sanarium 40–60° C		++	

Tipp: Sauna oder Sanarium nicht über 60° C, da Schwitzen für Entschlackung, Kreislauf und Abhärtung sehr wertvoll ist. Höhere Temperaturen sind ungünstig. Häufigkeit 1- bis 3-mal/Woche!

			Gewinn	Risiko
Schlaf	täglich mindestens 6 Stunden		++	
	1- bis 2-mal/Wo. ausschlafen		+	
	evtl. Mittags-Kurzschlaf		+	
Soziales Umfeld	Familie, Kinder		++	
	Freunde		+	
	Vereinstätigkeit		+	
	Einsamkeit			++
	Depressionen			++
Beruf	selbstständige Tätigkeit		+	
	abhängige Arbeit			+
	geistige Beanspruchung		++	
	Arbeitsmonotonie			+
	Verantwortung		+	
	fehlende Anerkennung			+
	Erfolg im Beruf		+	
	Mobbing			+
Stress	Eustress, Kontakte		++	
	Disstress			+
	hoher Zeitdruck/Termine			+
	häufige Flüge/Zeitzonenwechsel			+
	häufiges Autofahren			+
	regelmäßig Urlaub		+	
Vitalstoffe	Antioxidantien	Vit. C: > 1000 mg/Tag	+++	
		Vit. E: 200–400 IE/Tag	++	

Tipp: Bei Vitamin E ist es unabdingbar, dass die natürliche Zusammensetzung genommen wird, da alle Vitamin-E-Formen wichtige zusätzliche Wirkungen haben. Vitamin C sollte täglich in Mengen von 1–3 g (1000–3000 mg gepufferte Ascorbinsäure) eingenommen werden – verteilt auf 3 Portionen!

			Gewinn	Risiko
		Q10: 10–20 mg/Tag	++	
		OPC: 50–100 mg/Tag	+++	
		α-Liponsäure: 50 mg/Tag	+++	
		Cystein/Acetylcystein	++	
		Beta-Karotin/Lykopen	+	
		Isoflavone	+	
	Vitamine	Vit. B$_6$: 4–6 mg/Tag	++	
		Folsäure: 200–400 µg/Tag	++	
		Vitamin B$_{12}$: 5–10 µg/Tag	+	
		Vit. B$_5$/Niacin: 25–50 mg/Tag	+	

SELBSTANALYSE

		Lebensqualität im Alter	
		Gewinn	Risiko
Omega-3-Fettsäuren	EPA/DHA: 1000 mg/Tag	+++	
Mineralstoffe	Zink: 10–20 mg/Tag	++	
	Selen: 10–50 µg/Tag	++	
	Chrom: 1–2 mg/Tag	+	
Knochengesundheit	Kalzium: 1000 mg/Tag	++	
	Magnesium: 500 mg/Tag	++	
	Vitamin D: 200–400 IE/Tag	++	
Gedächtnisleistung	Lecithin: 100–200 mg/Tag	++	
	Ginkgo biloba:		
	50–200 mg/Tag	++	

Hinweis: Die genannten Stoffe sind als Nahrungsergänzung gedacht.
Lassen Sie sich hierbei aber von einem kompetenten Arzt beraten,
nur ein individuelles Programm hilft, jung zu bleiben.

Familiäre Risiken			
	Tumorerkrankungen		+++++
	Herzinfarkt/Atherosklerose		++++
	Diabetes mellitus		+++
	Fettsucht (Adipositas)		++++
	Alzheimer		++
	Osteoporose		++
	Allergien		+
	Berufskrankheiten	Allergien (z. B. Bäckerasthma)	+
		Tumoren bei beruflicher Belastung,	
		z. B. Chemikalien (Benzol-Blasentumor)	+

Anmerkung: Die meisten genetisch bedingten Krankheiten sind daran erkennbar,
dass sie in der Familie gehäuft vorkommen – väterlicherseits oder mütterlicherseits,
auch über mehrere Generationen! Bis auf Ausnahmen handelt es sich um so genannte
polygenetische Erkrankungen, d. h., nicht ein einzelnes Gen führt zur Krankheit, son-
dern mehrere genetische Risiken müssen zusammenkommen. Die meisten krankheits-
verursachenden Gene sind heute im Labor feststellbar.

Ergebnis:

Je mehr sich Ihre Lebensweise in der Gewinnzone befindet, desto besser sind Ihre Chancen, ein hohes Lebensalter in guter Gesundheit zu erreichen. Versuchen Sie also, Ihre Lebensweise zu optimieren! Wie stark nun
Risikofaktoren in Ihrer persönlichen Lebensbilanz zu Buche schlagen, hängt letztlich von der Summe Ihrer
persönlichen »alterungsfördernden« Lebensgewohnheiten sowie von Ihren Genen ab. Eines ist jedoch sicher:
Verhaltensweisen mit einem hohen Plusfaktor sind immer ein Gewinn für Ihr Leben!

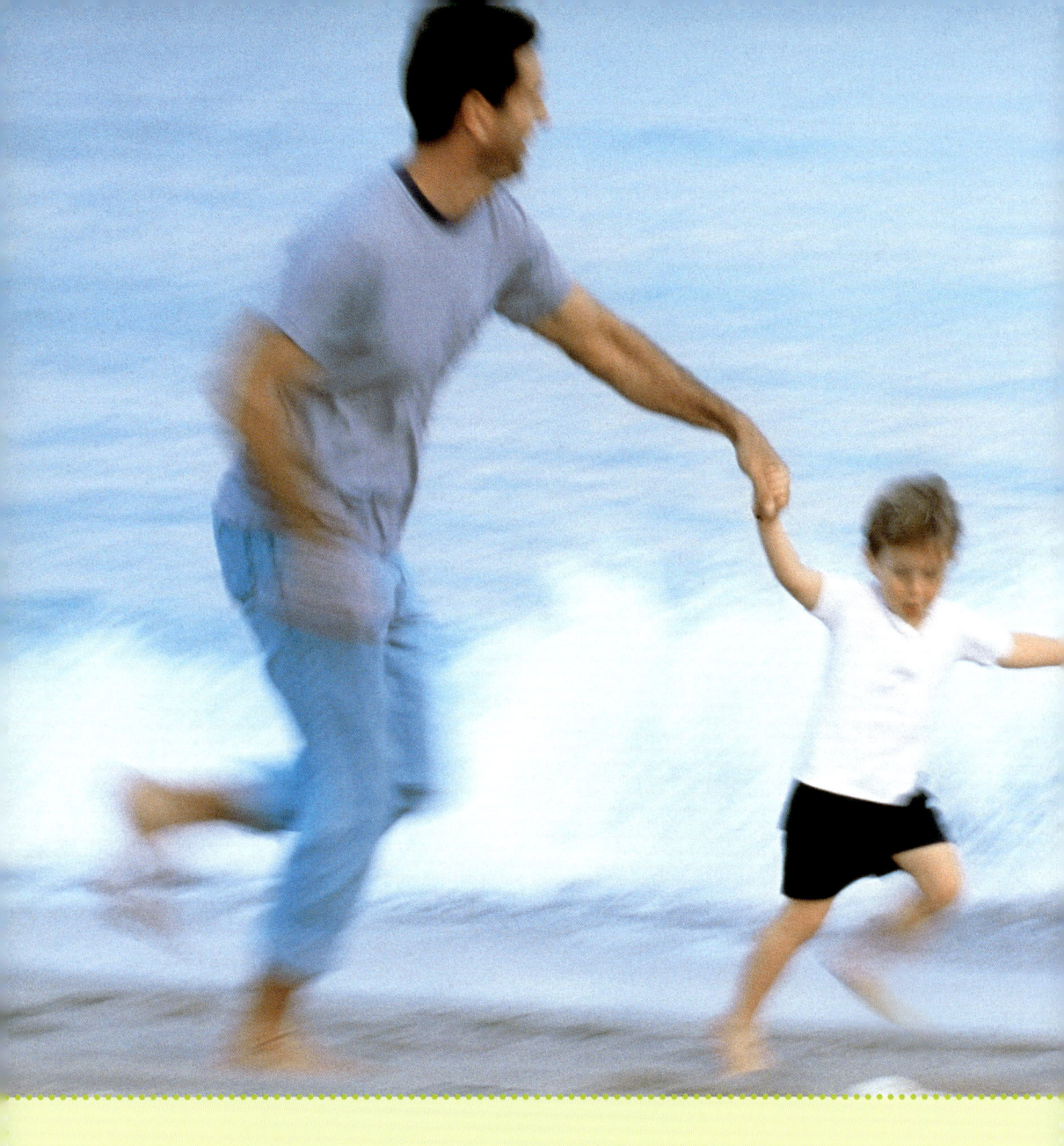

Lässt sich das
Altern steuern?

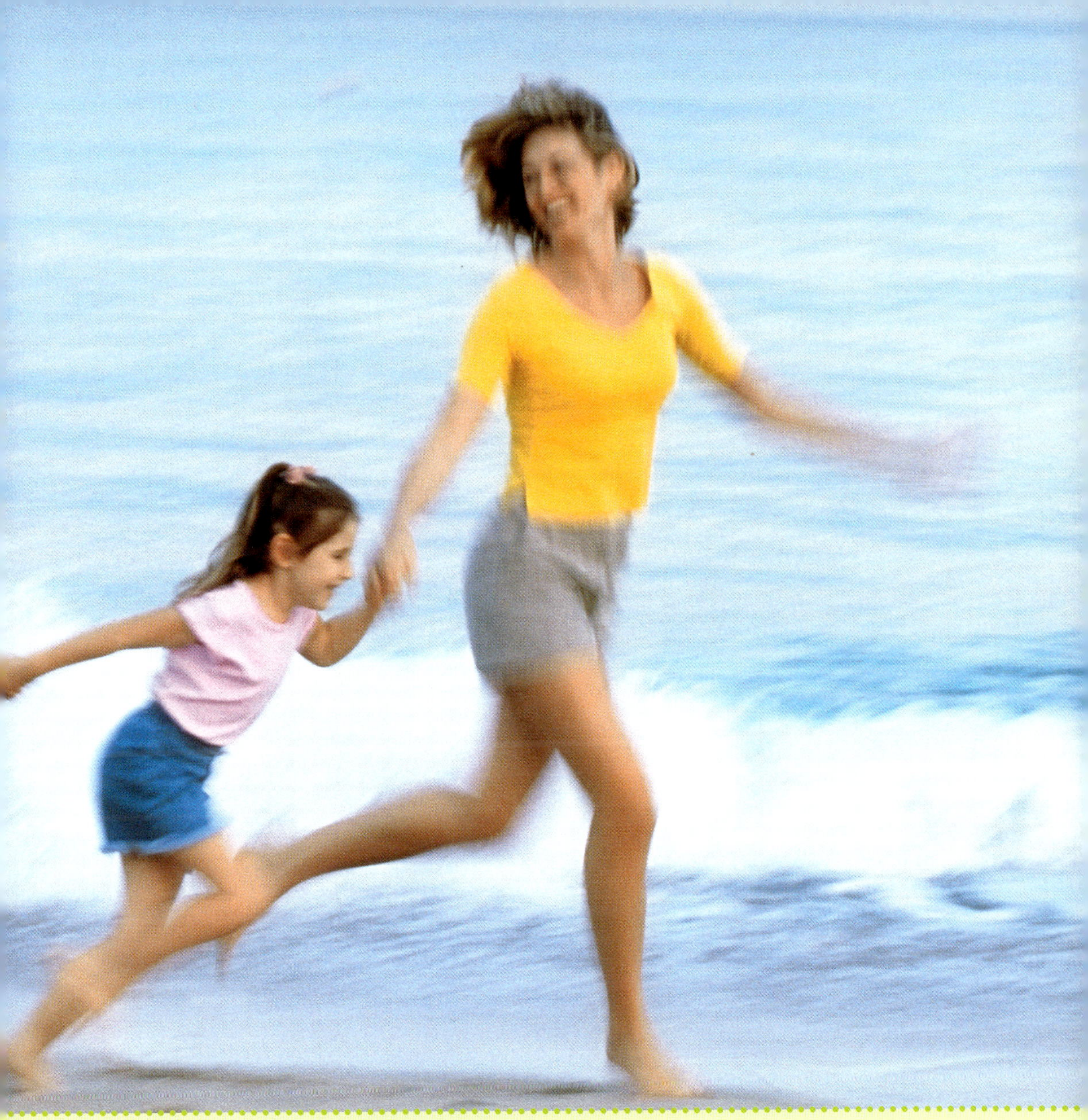

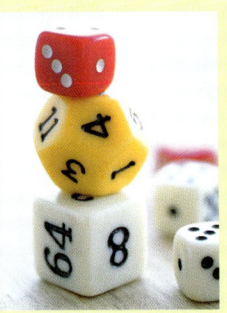

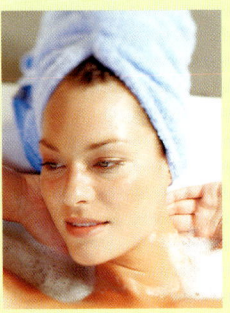

Auch wenn man es in jüngeren Jahren oft nicht wahrhaben will, die persönliche Lebensweise entscheidet darüber, wie Sie morgen aussehen und sich fühlen. Was Sie heute in Ihren Lebenswandel investieren, können Sie in den nächsten Jahren ernten. Fangen Sie gleich damit an, etwas für das jugendliche Aussehen Ihres Körpers zu tun.

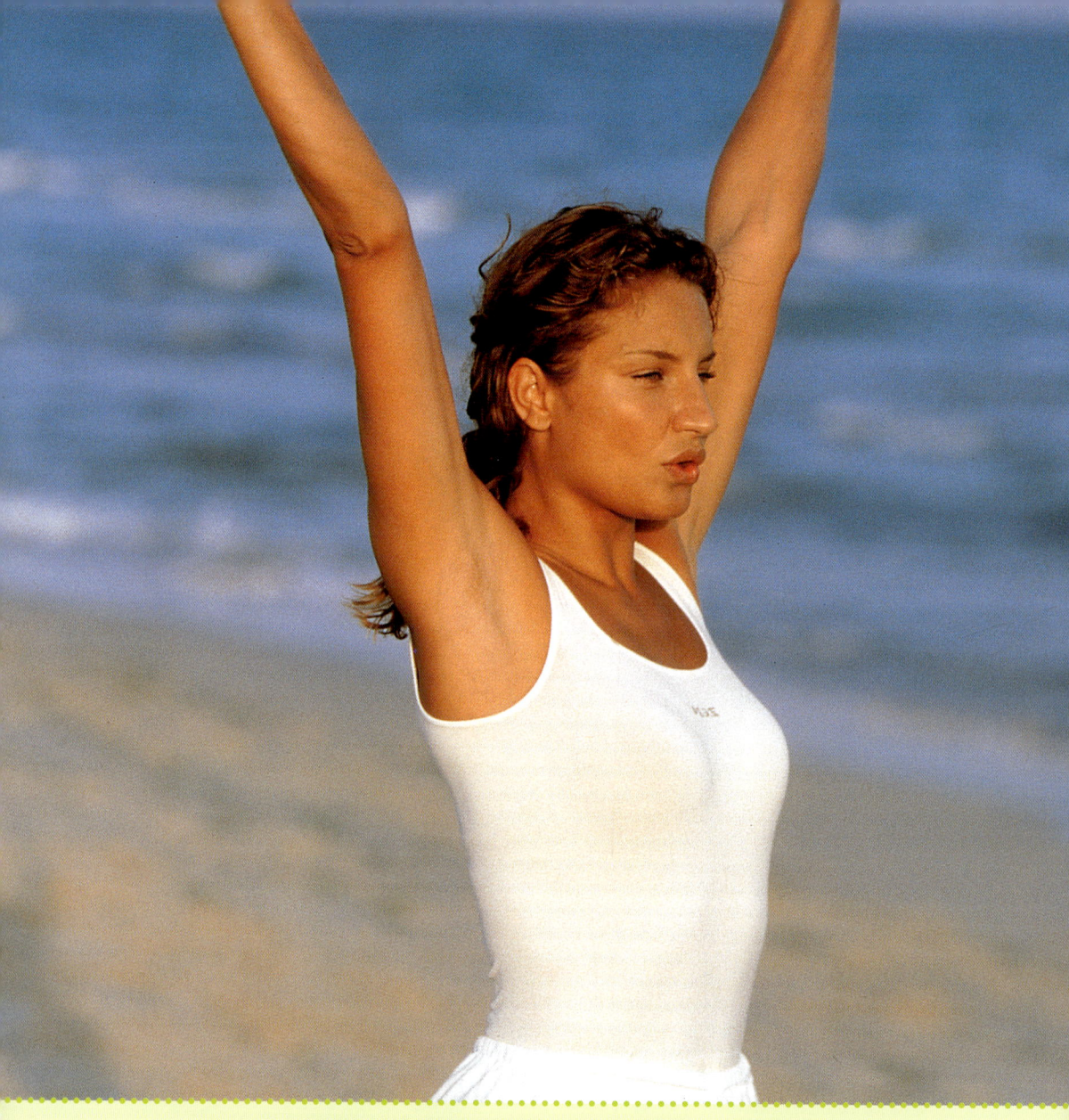

Sauerstoff – lebenswichtig und radikal

Er wird oft als Champagner des Lebens bezeichnet – der Sauerstoff. Mit jedem Atemzug betanken wir unseren Körper mit etwa einem halben Liter Luft und dadurch mit Sauerstoff. In den Lungenbläschen wird der Sauerstoff in das Blut aufgenommen und auf alle Zellen des Körpers verteilt. Ohne ihn würden die Zellen in wenigen Minuten sterben, denn er ist wichtiger Bestandteil aller biochemischen Vorgänge im Körper, die uns aufrechterhalten. Doch der Sauerstoff ist auch aggressiv und kann zerstören – und das Altern beschleunigen. Wie Sie sich dagegen schützen können, erfahren Sie auf den nächsten Seiten.

Sauerstoff – Jungbrunnen oder Altersfalle?

Viele Forscher halten den Sauerstoff für den Übeltäter der Verschleißvorgänge. Er ist einerseits lebensnotwendig: Unser Leben hängt vom Sauerstoff ab, ohne Sauerstoff würden wir in wenigen Minuten sterben. Andererseits ist dieses Lebenselixier aber ein recht aggressives Gas. Denn Sauerstoff erzeugt im Körper chemisch reaktive Verbindungen, so genannte freie Radikale, die sämtliche Bestandteile einer Zelle schädigen können. Diese Teilchen können chemisch unterschiedlich gebaut sein, eines haben sie aber alle gemeinsam: Sie richten im Körper eine Schneise der Zerstörung an.

Getroffen werden kann praktisch alles im Körper: Eiweißstoffe, Fette, Zelloberflächen, Blutgefäße, ja sogar die Erbsubstanz. Jeder Treffer erzeugt dabei wieder hochgiftige oder selbst aggressive Teilchen.

➤ Trifft es die Lipide, so behindert dies die normale Kommunikation zwischen den Zellen, schwächt Teile des Immunsystems und fördert die Atherosklerose.

➤ Wenn Proteine geschädigt werden, kommt es zu defekten Enzymen und defekten Botenstoffen. Auch hier sind Funktionsausfälle die Folge, die zunächst jedoch unbemerkt bleiben. Später kann es dann zu dramatischen Folgen kommen. Die unerwünschten Veränderungen an den Bausteinen des Körpers können z. B. zu Allergien und Autoimmunreaktionen führen. Ferner häufen sich mit fortschreitendem Alter solche kaputten Stoffe als »Müll« in den verschiedenen Organen an und behindern deren Leistungsfähigkeit: grauer Star, Untergang von Nervenzellen.

Stress durch Sauerstoff

Die verhängnisvolle Kettenreaktion läuft so lange ab, bis sie durch ein Gegenmittel, ein so genanntes Antioxidans, gestoppt wird. Je Körperzelle werden zirka 150.000 attackierte Verbindungen pro Tag angenommen. Durch solche Radikale ausgelöste Langzeitschäden verursachen auch Alterungsprozesse. Man spricht vom Sauerstoffstress oder oxidativen Stress.

Es ist offensichtlich: Der reaktive Sauerstoff erfüllt im Körper teilweise lebenswichtige Funktionen, ohne die wir nicht überleben könnten. Schädlich ist nur die unkontrollierte Entstehung solcher Teilchen oder gar ein Zuviel davon.

Gestresste Mitochondrien

Mit jedem Atemzug nehmen wir Sauerstoff in unsere Lungen auf. Dieser Sauerstoff wandert in die Mitochondrien, kleine Kraftwerke, die in den Muskelzellen sitzen und vor allem der Energieproduktion dienen. Dort wird aus ca. 95 Prozent des zugeführten Sauerstoffs Energie gewonnen, z. B. für Bewegung oder für den Aufbau neuer Zellen. Aus dem Rest bilden sich hoch reaktive Zwischenprodukte, so genannte ROS (Reactive Oxygen Species). Diese Teilchen sind außerordentlich aggressiv und können unter bestimmten Umständen sogar ein regelrechtes Zerstörungswerk anrichten.

Die Mitochondrien sind besonders empfindlich gegenüber einer Schädigung durch Sauerstoffradikale, da sie ihre eigene Erbsubstanz haben. Diese sorgt zwar **57**

ROS-QUELLEN

➤ **Atmung in den Mitochondrien:** Eine Zelle erzeugt ca. 10^{12} ROS pro Tag.

➤ **Aktivität des Immunsystems:** Hier sind sie die Waffe gegen eingedrungene Bakterien, Pilze oder Parasiten und erfüllen so eine lebenswichtige Schutzfunktion. Im Übermaß fallen solche aggressiven Teilchen im Immunsystem aber bei chronischen Entzündungen, Autoimmunerkrankungen oder im Umfeld von Tumoren an.

➤ **Verschiedene Entgiftungssysteme** in der Zelle, vor allem in der Leber: Aggressive Teilchen fallen an, wenn in den Körper gelangte Chemikalien, Umweltgifte, Medikamente etc. abzubauen sind.

➤ **Beim Eiweißstoffwechsel** fallen ebenfalls aggressive Teilchen an.

➤ **Zu viel Eisen** beschleunigt die Bildung von aggressiven Teilchen.

für die Vernichtung der Radikale, kann aber selbst leicht von Radikalen angegriffen werden.

Wenn aus Zucker oder Fett – mit Hilfe von Sauerstoff – verwertbare Energie für die Muskeln gewonnen wird, fallen jedesmal auch Sauerstoffradikale an, die aber meist sofort entgiftet werden. Forscher haben nun nachgewiesen, dass bei älteren Menschen wachsende Teile der Erbsubstanz in den Mitochondrien geschädigt sind. Dadurch klappt es mit der Abwehr von aggressivem Sauerstoff nicht mehr so

richtig. Bei jüngeren Testpersonen war dies nicht der Fall.

Unterstützt wird diese Idee durch weitere Forschungsarbeiten zahlreicher US-Forscher. In den Mitochondrien von Mäusen zerstörten sie ein Gen für ein wichtiges Schutzsystem gegen Radikale. Die Tiere starben schon nach wenigen Tagen an Sauerstoffvergiftung.

Gestresste Gene

Besonders tückisch ist ein Angriff des aggressiven Sauerstoffs auf die Erbsubstanz (DNA). Eine solche Attacke bringt das Stoffwechselgeschehen durcheinander und kann sogar lebenslängliche Folgen haben. Bei einem gesunden und vor allem bei einem jungen Organismus werden jedoch DNA-Schäden effizient durch entsprechende Reparaturenzyme beseitigt, und die defekten Produkte werden durch die Nieren über den Harn ausgeschieden.

RADIKAL-FOLGEN

Diese Krankheiten werden durch Sauerstoffstress begünstigt:

➤ Atherosklerose
➤ koronare Herzkrankheiten
➤ chronische Entzündungen
➤ neurodegenerative Erkrankungen wie Parkinson, Morbus Alzheimer, multiple Sklerose
➤ degenerative Erkrankungen, z. B. grauer Star (Katarakt)
➤ Krebserkrankungen
➤ beschleunigte Alterungsprozesse
➤ Autoimmunerkrankungen
➤ Zahnfleischentzündungen

Manchmal bleiben jedoch Schäden zurück – und diese reichern sich mit fortschreitendem Alter an.

Doch der Sauerstoffstress richtet noch mehr Schaden an. So kann er beispielsweise Gene anschalten, die direkt für Alterungsprozesse verantwortlich sind. Dazu gehören beispielsweise Gene, die Entzündungsbotenstoffe bilden. Schaukeln sich solche Entzündungsprozesse hoch, kann es zu deutlichen Schäden an körpereigenen Strukturen kommen, mit Komplikationen wie beispielsweise der rheumatoiden Arthritis.

Die altersbedingte Anhäufung oxidierter Proteine, geschädigter DNA oder oxidierter Lipide (siehe Seite 151) werden für eine Reihe typischer Leiden der späteren Lebensjahre unmittelbar verantwortlich gemacht: Tumore, grauer Star, neurodegenerative Erkrankungen (Morbus Alzheimer, Parkinson, Down-Syndrom) mit Schäden an den Nerven, Atherosklerose, rheumatoide Arthritis, Diabetes mellitus. Ferner beschleunigt aggressiver Sauerstoff generell Altersprozesse in allen Geweben.

Aufrüsten gegen den Sauerstoffstress

Doch der Körper hat vorgesorgt, er besitzt ausgeteilte Schutzmechanismen, um die aggressiven Sauerstoffverbindungen zu entgiften oder die durch sie entstandenen Schäden zu reparieren: Antioxidantien, selbst leicht oxidierbare Stoffe, die den »wild gewordenen« Sauerstoff abfangen, bevor er sein Zerstörungswerk beginnen kann – ohne dass sie selbst aber aggressiv werden. Und genau hier liegt Ihre Chance, dem aggressiven Sauerstoff zu trotzen:

Sorgen Sie dafür, dass Ihr Körper nicht so viel aggressive Teilchen produziert, und bringen Sie Ihr antioxidatives Potenzial in Topform! Mit den Antioxidantien, wie den Vitaminen C, A und E, mit Glutathion, Selen oder dem Hormon Melatonin, fängt der Körper freie Radikale wieder ein und macht sie unschädlich. Auch Östradiol, das weibliche Geschlechtshormon, ist ein wichtiges Antioxidans.

Sind diese ruinösen Teilchen in der Übermacht, wird die körpereigene Schutztruppe mit ihnen nicht mehr fertig. Je besser der Organismus deshalb mit Antioxidantien versorgt ist, desto länger bleibt er jung – dafür sprechen zumindest Ergebnisse aus der Forschung.

Mit Hilfe gentechnischer Methoden züchteten Wissenschaftler der Southern Me-

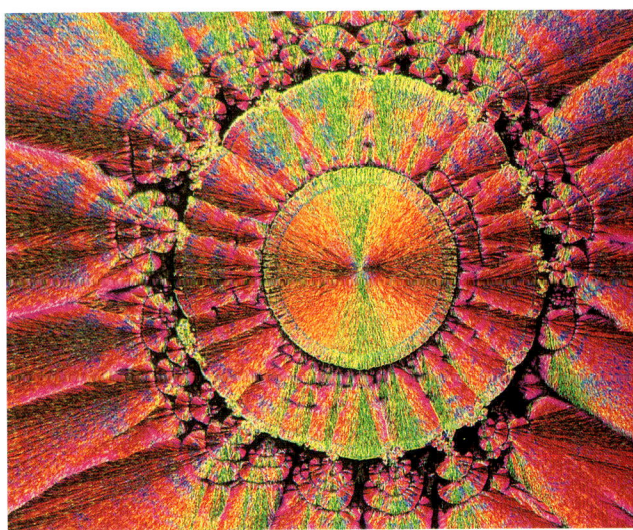

Diese bizarren Kristalle sind für unsere Gesundheit eminent wichtig: Vitamin C unterstützt das Immunsystem, bewahrt vor Sauerstoffstress und fördert Entgiftungsprozesse. Daneben hält es die Haut straff.

59

INFO|SCHUTZSTOFFE

Ein Organismus hat im Lauf der Evolution vielfältige Mechanismen zum Schutz gegen Sauerstoffstress entwickelt.

➤ **Endogene Schutzmechanismen:** Dazu gehören zahlreiche Enzyme, die entweder die aggressiven Teilchen unschädlich machen, indem sie sie zerlegen und in ungefährliche Produkte umwandeln, oder die durch sie erzeugten Schäden wieder ausbessern. Beispiele für diese Enzyme: Kupfer-Zink-Superoxiddismutase (Cytoplasma), Mangan-Superoxiddismutase (Mitochondrien), Glutathionperoxidase, Katalase, Glutathionreduktase, Glutathion-S-transferase, DNA-Repair-Enzyme, Lipase. Außerdem: Cystein, Harnsäure, Bilirubin, Haptoglobin, Transferrin, Laktoferrin, Albumin.

➤ **Exogene Schutzmechanismen:** Dies sind Verbindungen, die dem Körper zugeführt werden müssen und die antioxidativ wirken. Dazu gehören Vitamin E (Alpha-, Gamma-Tocopherol), Vitamin C, Vitamin A, Karotinoide, Alpha-/ Beta-Karotin, Lykopen, Lutein, Ubichinon/Q10, Selen, Zink, PUVA/freie Fettsäuren. Die Bemühungen der Anti-Aging-Mediziner richten sich auf die Stärkung möglichst vielfältiger Schutzmechanismen gegen den Sauerstoffstress.

thodist University in Dallas (USA) Fruchtfliegen, die bestimmte antioxidative Schutzstoffe in erhöhter Konzentration produzierten. Die Tiere lebten rund 30 Prozent länger als ihre nicht behandelten Artgenossen, vermutlich weil sie aggressive Sauerstoffverbindungen besser entgiften konnten.

Allerdings: Freie Radikale sind keine »Erfindung« der Evolution, um den Körper zu zerstören. Sie sind in der Zelle für den normalen Lebensablauf sogar notwendig. So produzieren manche Zellen des Immunsystems gezielt solche aggressiven Teilchen, um Bakterien und von Viren befallene Zellen zu zerstören. Eine solche »Dusche mit Radikalen« ist ein wichtiges Element der Abwehrreaktion. Radikale wirken außerdem vielfach als wichtige Signalstoffe in der Zelle.

Zahlreiche Umweltfaktoren können die antioxidativen Schutzsysteme beeinträchtigen oder die Entstehung von aggressivem Sauerstoff begünstigen. Hierzu zählen chronischer Stress, UV-Strahlung, andere Formen von Strahlung (z. B. Röntgenstrahlung oder die Strahlung von Bildschirmen), Ozon, Chemikalien in der Umwelt oder der Nahrung, Schwermetalle, Zigarettenrauch oder übertriebene körperliche Belastung (Übertraining).

Eine Ernährung, die kalorienarm und reich an Obst und Gemüse ist, gepaart mit einer Lebensweise ohne Extreme, bietet die beste Prophylaxe gegen den aggressiven Sauerstoff. Denn sie liefert die Bausteine, aus denen im Körper die Schutzstoffe gegen Sauerstoffstress aufgebaut werden. Wollen Sie noch mehr tun, lassen Sie sich gezielt beraten.

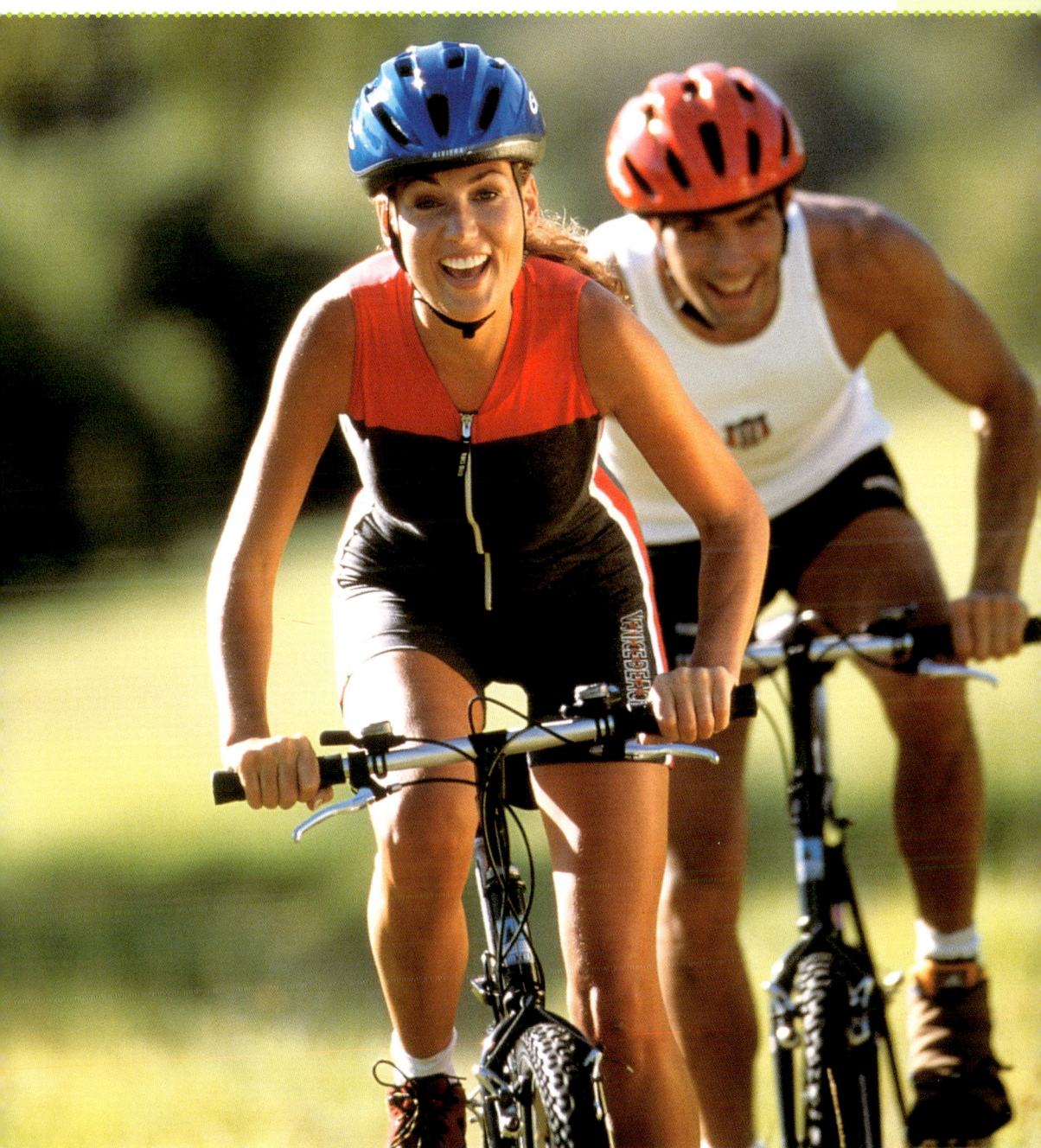

Bewegung an frischer Luft – die beste Möglichkeit, den Körper mit Sauerstoff voll zu pumpen.
Doch Achtung: Durch Überstrapazieren der Muskeln können Sie auch das Gegenteil bewirken,
nämlich die Produktion von freien Radikalen.

Die besten *Anti-Aging-Tipps* gegen oxidativen Stress

1 Achten Sie auf ausreichende Zufuhr von Antioxidantien. Es hat sich gezeigt, dass sie bis zu 50 Prozent lebensverlängernd wirken. Nehmen Sie diese in sinnvollen Kombinationen ein, d. h. sowohl fett- als auch wasserlösliche Antioxidantien, denn beide entfalten in unterschiedlichen Bereichen des Körpers ihre Wirkung. Zu den Antioxidantien gehören Coenzym Q10, die Vitamine C und E, Beta-Karotin sowie das Spurenelement Selen. Es werden zunehmend weitere wirksame natürliche Antioxidantien entdeckt, die die bisher bekannten Stoffe ergänzen: Flavonoide, Anthocyanine, oligomere Proanthocyane, etc., unter dem Begriff sekundäre Pflanzenstoffe zusammengefasst (siehe Seite 83). Sie gelten als deutlich wirksamer im Vergleich zu Vitamin E. Diese Stoffe kommen reichlich in bunten Obst- und Gemüsesorten vor (»Bioflavonoide«).

2 Durch Aufnahme der zu den fettlöslichen Antioxidantien gehörenden Vitamin E und Coenzym Q10 schützen Sie auch die Fette und das Cholesterin (sowohl HDL- als auch LDL-Cholesterin) davor, oxidiert zu werden und verhindern dadurch die Bildung des schädlichen oxidierten LDL-Cholesterins. Es hat sich nämlich gezeigt, dass nicht das LDL-Cholesterin Gefäß schädigende (atherogene) Wirkung hat, sondern seine oxidierte Form.

3 Das bekannteste fettlösliche Antioxidans ist Vitamin E. Es kommt natürlicherweise in drei Molekülformen vor: als Alpha-, Gamma- und Delta-Tocopherol. Daneben enthält es noch weitere antioxidativ wirksame Varianten. Synthetisches Vitamin E enthält immer nur die Alpha-Form. Das bedeutet: Synthetisches Vitamin E ist nur begrenzt wirksam im Vergleich zum natürlichen Vitamin E, denn wahrschein-

lich ist Gamma-Tocopherol als Antioxidans effektiver als die bei uns übliche Alpha-Form. Achten Sie also auf Präparate auf der Basis von natürlichem Vitamin E.

4 Ein weiterer Grund, auf Gamma-Tocopherol zu achten, ist seine Eigenschaft, stark entzündungshemmend zu wirken – im Gegensatz zur Alpha-Form. Antioxidation bedeutet auch Entzündungshemmung. Bei oxidativem Stress werden immer auch Entzündungsreaktionen in Gang gesetzt. Koronare Herzerkrankung, Alzheimer-Krankheit und andere neurodegenerative Erkrankungen (Parkinson) sind ihrem Wesen nach chronisch-entzündliche Erkrankungen, denen mit Antioxidantien wirkungsvoll begegnet werden kann.

5 Zu den wasserlöslichen Antioxidantien gehören Vitamin C oder Selen. Am wichtigsten ist Vitamin C, das reichlich in zahlreichen Obst- und Gemüsesorten vorkommt (siehe Seite 153). Auch entsprechende Präparate sind im Handel erhältlich. Ihre Wirksamkeit ist im Vergleich zum natürlichen Vitamin C in Obst und Gemüse eingeschränkt, weil sie das Vitamin in isolierter Form und nicht in der natürlichen Wirkstoffkombination enthalten. Nehmen Sie Vitamin-C-Präparate ein, wählen Sie solche mit natürlichem Vitamin C auf Acerola-Basis; 100 Gramm Acerolakirsche enthalten 1700 Milligramm Vitamin C, damit sind sie absoluter Spitzenreiter im Vitamin-C-Gehalt. Halten Sie sich an die Empfehlungen der Hersteller, um Überdosierungen zu vermeiden, vor allem wenn Sie an Nierenproblemen oder an einer Eisenspeicherkrankheit leiden.

6 Jede Energieaufnahme in Form von Nahrung ist mit der Bildung freier Radikale, also mit oxidativem Stress verbunden. Kalorienreduktion und richtige Ernährung ist daher eine der wertvollsten Anti-Aging-Maßnahmen (siehe Seite 92). Besonders wichtig ist leichte Kost nicht zu spät am Abend. Dadurch wird der Körper entlastet und kann die freien Radikale unschädlich machen.

7 Am höchsten ist der Sauerstoffstress in den Mitochondrien, da hier Sauerstoff in Energie umgesetzt wird. Mitochondrien sind daher in besonderem Maß auf antioxidativen Schutz angewiesen. Sie verfügen über eine Vielzahl endogener Mechanismen, die jedoch nicht bzw. nicht immer ausreichen.
Der wichtigste Schutzstoff für die Mitochondrien ist das Glutathion (GSH), eine kleine Eiweißverbindung. Das Problem: Glutathion gelangt nicht in die Zelle, eine orale oder intravenöse GSH-Zufuhr ist daher kaum wirksam.
Der Trick: Führen Sie sich die einzelnen Bausteine von Glutathion reichlich zu, nämlich die drei Aminosäuren Glycin, Glutamin und Cystein. Der Körper stellt daraus in der Zelle dann Glutathion her. Glutamin und Glycin sind meist ausreichend in der täglichen Nahrung vorhanden. Der wichtigste, weil limitierende Baustein ist daher Cystein. Gute, aber oft nicht ausreichende natürliche Cysteinquellen sind Zwiebeln und Lauch.
Besonders niedrige Glutathionspiegel haben Menschen mit Tumoren, Aids, bei Schadstoffbelastung oder bei anderen schweren Erkrankungen. Die GSH-Erhöhung wirkt hier helfend.

8 Ein wichtiges Mittel zur GSH-Steigerung ist N-Acetylcystein (ACC). Es ist in Deutschland als Schleim lösendes Mittel im Handel. In niedrigen Konzentrationen ist es rezeptfrei erhältlich, für hoch dosierte Präparate benötigen Sie eine ärztliche Verordnung. Lassen Sie sich von einem Experten beraten.

9 Ein weiteres wichtiges Mittel für die GSH-Bereitstellung ist Alpha-Liponsäure, seit Jahrzehnten als Mittel gegen neurologische Krankheiten in Deutschland im Gebrauch. Es gelangt wie eine Fettsäure gut in die Mitochondrien. Die Wirkung wird potenziert durch gleichzeitige Verwendung von Carnitin, einer kleinen Eiweißverbindung, die freie Fettsäuren in die Mitochondrien transportiert. Alpha-Liponsäure und Carnitin hemmen die Radikalbildung in den Mitochondrien überaus effektiv, steigern die Leistungsfähigkeit der Muskeln, die Nervenleitgeschwindigkeit und auch die Gedächtnisleistung. Lassen Sie sich von einem Facharzt beraten.

10 Ein sehr wichtiges Antioxidans ist auch S-Adenosylmethionin (SAM). Es besitzt eine zentrale Bedeutung für die Zellteilung und Zellvermehrung, für das Funktionieren des zentralen Nervensystems, die Signalübermittlung, z. B. zwischen Nerven und Muskeln, und für die Geweberegeneration. Die entsprechenden Präparate sind rezeptpflichtig, lassen Sie sich daher von Ihrem Arzt beraten.

11 Lassen Sie erst gar nicht zu, dass zu viele freie Radikale In Ihrem Körper gebildet werden. Durch regelmäßiges Ausdauertraining unterstützen Sie Ihre körpereigenen antioxidativ wirksamen Schutzsysteme und verbessern die Energieausbeute in den Mitochondrien. Doch Achtung: Nicht überstrapazieren, sonst reicht der Sauerstoff in den Muskeln nicht aus. Es werden vermehrt freie Radikale gebildet statt abgebaut, die ihr Zerstörungswerk durchführen können.

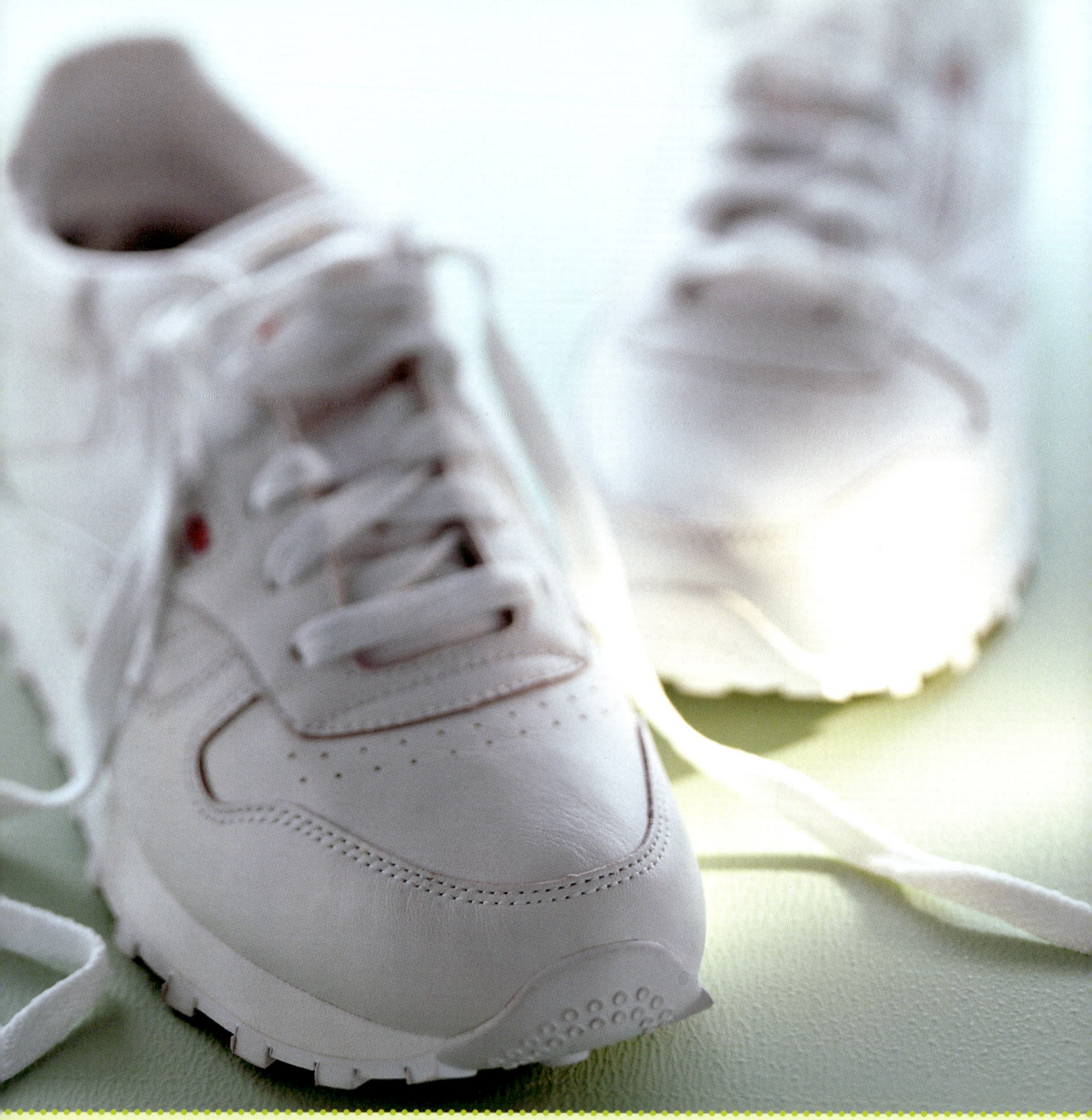

Langsamer Altern mit Bewegung

Wenn Sie früher unsportlich waren oder längere Zeit keinen Sport getrieben haben und nun wieder angefangen haben, spüren Sie es ganz deutlich: Regelmäßiges Training führt zu mehr Energie, Vitalität und Lebensfreude. Sie fühlen sich wieder jünger und frischer. Vor allem Menschen über 40 erleben die durch Sport gesteigerte Vitalität bewusst und erfahren Spannkraft in allen Bereichen ihres Lebens. Haut und Muskeln sind nicht mehr schlaff, was sich auch positiv auf die Psyche auswirkt. Wie Bewegung den Körper beeinflusst und welche Sportarten verjüngend wirken, erfahren Sie auf den nächsten Seiten.

Was bewirkt körperliche Aktivität?

Mangelnde körperliche Aktivität ist die zweithäufigste Ursache für Krankheit oder gar vorzeitigen Tod – an erster Stelle steht übrigens das Zigarettenrauchen.

Körperliche Aktivität, selbst minimal, ist für Körper und Seele äußerst wertvoll:

➤ Krankheiten werden günstig beeinflusst, vor allem Stoffwechselerkrankungen wie Diabetes, Gicht oder Fettstoffwechselstörungen.

➤ Infektionen wird vorgebeugt, da Bewegung die Immunabwehr anregt.

➤ Der Hormonhaushalt kommt ins Lot und wird ökonomischer reguliert.

➤ Das Herz-Kreislauf-System wird gestärkt.

➤ Knochen und Gelenke werden gefestigt.

➤ Man fühlt sich besser, wird leistungsfähiger in Beruf und Hobby und kann psychische, berufliche und körperliche Stresssituationen besser verkraften.

Sie erkennen: All die Pluspunkte, die Bewegung in unser Leben bringt, halten jung. Es ist tatsächlich so: Menschen, die regelmäßig Sport treiben, altern langsamer. Das Geheimnis: Trotz der wiederkehrenden körperlichen Anstrengungen »arbeitet« ein trainierter Körper besser, vergleichbar einem gut eingestellten Automotor. Der Körper des Trainierten muss weniger Energie aufwenden, um das Gleiche zu leisten wie ein Untrainierter. Durch den geringeren Energieeinsatz vermindern sich u. a. die schädigenden Einflüsse von Sauerstoffradikalen (oxidativer Stress) auf den Organismus, denn Energieeinsatz ist immer mit vermehrter Bildung von Sauerstoffradikalen verbunden. Zwar erzeugt auch körperliche Anstrengung den aggressiven Sauerstoff, aber ein trainierter Organismus verfügt über wesentlich effizientere Schutzsysteme als der untrainierte. Bei gleichem Energieeinsatz fallen daher weniger toxische Radikale an, und diese werden überdies sehr viel effizienter wieder beseitigt. Schäden im Körper halten sich somit in Grenzen – und dadurch auch die Alterungsprozesse.

Ab dem 40. Lebensjahr lässt die Vitalität allmählich nach. Gerade diese Menschen erleben bereits nach einem einmonatigen Training spürbare Erfolge – und auch sichtbare. Aus vielen wissenschaftlichen Untersuchungen ist bekannt: 60-Jährige, die ein regelmäßiges Ausdauertraining durchführen, haben die körperliche Leistungsfähigkeit von 40-Jährigen, die untrainiert sind.

Kraftsport und Ausdauersport

Körperkraft beinhaltet die reine Muskelkraft und die Ausdauer. Muskelkraft ist zum einen die dynamische Kraft, mit der z. B. ein maximales Gewicht hochgestemmt werden kann, zum anderen die statische oder isometrische Kraft als die Kraft, die maximal gegen ein festes Hindernis entwickelt werden kann, z. B. Anstemmen gegen eine Wand.

Die Muskelkraft hängt in erster Linie von der Muskelmasse ab, in zweiter Linie von der Funktionskapazität der Muskulatur. Die reine Muskelmasse und damit die Muskelkraft kann durch Krafttraining gesteigert werden.

INFO DIE MUSKELFASERTYPEN

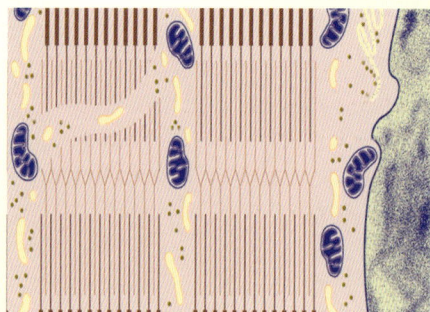

Schnelle Muskelfasern

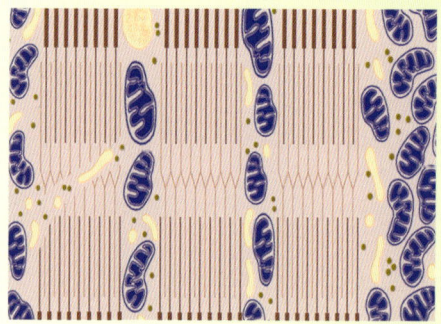

Langsame Muskelfasern

Der menschliche Muskel enthält zwei Arten von Muskelfasern:

➤ **Die schnellen Fasern** (Typ II) oder auch weißen Fasern unterteilen sich in vorwiegend Sauerstoff verbrauchende Fasern vom Typ IIa (so genannte oxidative Fasern) und die mehr Zucker verbrauchenden Fasern vom Typ IIb (so genannte glykolytische Fasern). Die schnellen Fasern dienen vorwiegend der schnellen, kurzzeitigen Bewegung. Sie sind also entscheidend bei kurzen Strecken (100-Meter-Lauf) und bei kurzen, maximalen Kraftakten wie dem Gewichtheben. Die Energie für die schnelle Muskelarbeit von wenigen Sekunden Dauer wird von in der Muskelzelle gespeichertem Kreatinphosphat – einem Energieträger im Körper – bereitgestellt.

➤ **Die langsamen Fasern** vom Typ I, auch rote Fasern genannt, die ebenfalls Sauerstoff verbrauchen, sind dagegen für die Ausdauer bestimmend. Ihre dunklere, rote Färbung rührt vom hohen Gehalt an Mitochondrien, den Kraftwerken der Zelle. Diese setzen kontinuierlich Sauerstoff in Energie um und stellen diese unmittelbar für die Muskelarbeit bereit.

➤ Der Anteil weißer und roter Fasern an der Muskulatur ist individuell unterschiedlich und vorwiegend genetisch bedingt, d. h. angeboren. Training vermag nicht die unterschiedlichen Fasern ineinander umzuwandeln – es kann die vorhandenen höchstens den individuellen Leistungsanforderungen anpassen. Ein guter 100-Meter-Läufer kann nicht zum Marathonläufer werden, ein guter Radfahrer nicht zum Gewichtheber – auch wenn z. B. Gewichtheben Teil seines Trainingsprogramms ist, um die Effizienz seiner Kraft liefernden Muskelanteile zu optimieren.

Ausdauertraining dagegen erhöht die Stoffwechselkapazität des Muskels, die Sauerstoffaufnahmefähigkeit und die Durchblutung, also die Funktionskapazität der Muskulatur. Jeder Muskel enthält eine Vielzahl von Muskelfasern, die aus einzelnen Muskelzellen bestehen. Die Zahl der Muskelzellen ist konstant, sie wird durch Training nicht verändert. Im Lauf des Lebens nimmt die körperliche Kraft ab, sowohl Muskelkraft als auch Ausdauerkraft. Ursache ist nicht nur die veränderte Lebensweise, sondern auch die allmähliche Umstellung der hormonellen Steuerung des Muskelstoffwechsels, was letztlich zur Abnahme der Muskelmasse führt. Auch der Energiebedarf des ausgewachsenen Organismus wird geringer, ohne dass sich Energiezufuhr und Appetit dieser Veränderung adäquat anpassen. Diese Änderungen begünstigen insgesamt die Abnahme der Muskelmasse. Bis zum Ende der Berufstätigkeit, also bis zum 60. bis 65. Lebensjahr, sinkt der Energiebedarf des Körpers um mehr als zehn Prozent, im letzten Lebensabschnitt nochmals um bis zu 30 Prozent. Es kommt im Normalfall zu fünf bis zehn Kilogramm Fettzunahme in den mittleren Lebensjahren, selbst wenn sich das Gesamtgewicht kaum verändert, denn Fett ist spezifisch leichter als Muskelgewebe.

In den weiteren Lebensjahren setzt sich der Schwund der Muskulatur mit – zumindest relativer – Zunahme des Fettgewebes beschleunigt fort. Interessanterweise kommt es in erster Linie zur Abnahme der Muskelmasse in den großen Muskelgruppen mit hohem Faserquerschnitt und vorwiegend langsamen Fasern vom Typ II,

etwa im Gesäßmuskel oder in der Schultergürtelmuskulatur. Ein angemessenes Training kann hier vorbeugen.

Training und Sauerstoffaufnahme

Der wichtigste Energiespender des arbeitenden Muskels ist der Sauerstoff, der in der Muskelzelle direkt in das energiereiche Kreatinphosphat und in das für alle Körperzellen lebenswichtige energiereiche Adenosintriphosphat (ATP) umgewandelt wird. Kreatinphosphat und Adenosintriphosphat sind wie Briketts: Sie werden zu Energie verheizt.

Kreatinphosphat wird vom arbeitenden Muskel sehr rasch verbraucht – innerhalb von Sekunden, steht also sofort als Energiequelle zur Verfügung. Anschließend sind zunächst Zucker und dann die Fette die wesentlichen Energiespender, deren Ausnutzung ATP verbraucht. Je länger eine Belastung andauert, desto mehr geht Zucker als Energielieferant zur Neige, und es werden die überaus energiereichen Fettsäuren verbrannt.

Bei großer Belastung kann Zucker auch ohne Beteiligung von Sauerstoff verfeuert

TIPP | AUSDAUERTRAINING

> ➤ ... stärkt Herz, Kreislauf und Muskulatur.
> ➤ ... senkt Bluthochdruck.
> ➤ ... verbessert den Fettstoffwechsel.
> ➤ ... wirkt psychisch ausgleichend.
> ➤ ... verbessert die Muskelkraft.
> ➤ ... macht beweglicher.

werden (anaerobe Glykolyse). Dabei reichert sich Milchsäure (Laktat) im Muskelgewebe an und erzeugt den Muskelkater, besonders schnell bei einem Untrainierten. Und genau dieser Zustand macht den Vorteil einer Muskelarbeit wieder zunichte: Muskelkater heißt immer Schädigung der Muskelzellen. Aus der schädigenden Wirkung übermäßiger Muskelbeanspruchung entwickelt sich eine regelrechte Entzündungsreaktion, die weitergehende Schäden im Gewebe anrichten kann. Muskeltraining kann daher nicht nach dem Grundsatz »je mehr, desto besser« aufgebaut werden, sondern muss den jeweiligen individuellen Möglichkeiten angepasst werden. Umgekehrt gilt jedoch, dass auch geringste körperliche Aktivität schon wertvolle Effekte hat – und zwar unabhängig davon, ob der Betreffende

früher Sport getrieben hat oder nicht. Die Belastbarkeit des Muskelapparates hängt also in erster Linie von der Sauerstoffaufnahmefähigkeit der Muskelzellen ab. Diese wird durch die Lungenfunktion, die Sauerstoffaufnahme der Lungen, die Transportkapazität des Blutes für Sauerstoff – genauer des roten Blutfarbstoffs Hämoglobin –, die motorische Funktion des Herzens (das Herzschlagvolumen) und die Aufnahmefähigkeit der Muskulatur selbst für den Sauerstoff bestimmt. Je besser der Muskel mit Blutgefäßen versorgt ist, desto mehr Sauerstoff kann zugeführt werden.
Die Blutgefäßversorgung, die so genannte Kapillarisierung der Muskulatur, kann durch Training gesteigert werden. Auch die Effizienz der Mitochondrien, der Energiekraftwerke des Körpers, leistet einen

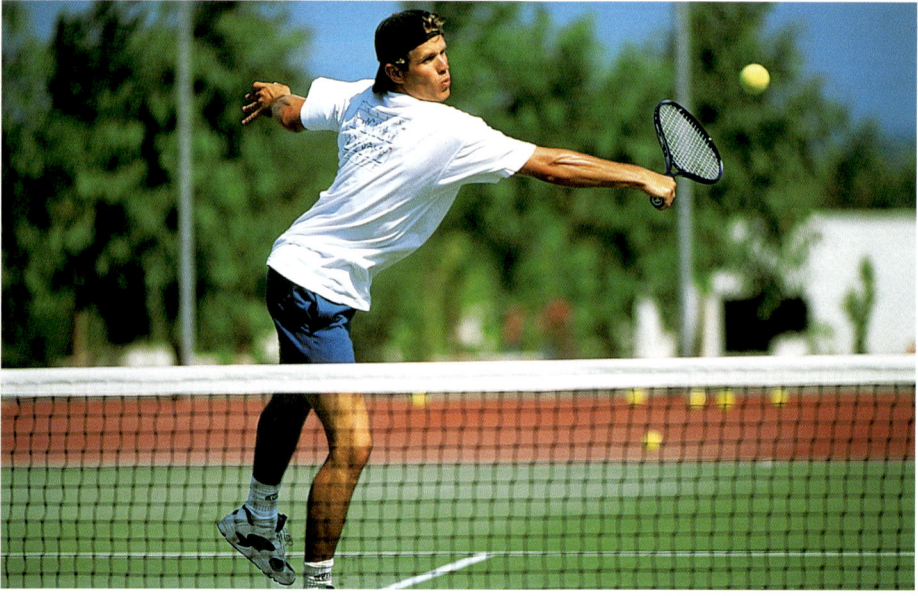

Genießen Sie Bewegung! Suchen Sie sich eine Sportart, die Ihnen Spaß macht oder die Sie mit Ihrem Partner oder mit Freunden betreiben. Nur dann bleiben Sie dabei.

Beitrag zur Energiebereitstellung in der Muskelzelle, vor allem in den Fasern vom Typ II. Auch hier optimiert Training den Energiefluss.

Die maximale Sauerstoffaufnahmefähigkeit der Lungen nimmt bereits ab dem frühen Erwachsenenalter pro Lebensjahrzehnt um ca. fünf Milliliter pro Minute und Kilogramm Körpergewicht ab. Mit 24 bis 25 Jahren ist das natürliche Maximum der Muskelmasse erreicht. Anschließend beginnt der natürliche Abbau von Muskelmasse. Nach dem 65. Lebensjahr beschleunigt sich der Prozess der Muskelabnahme. Bei voller körperlicher Aktivität können die Sauerstoffaufnahmefähigkeit der Lungen und die Muskelmasse über längere Zeit weitgehend konserviert werden.

So sind z. B. Hochleistungssportler zum Teil noch bis ins mittlere Alter voll belastbar und können mit Jüngeren durchaus mithalten. Allerdings kann auch in diesen Fällen der normale Ablauf der Alterungsprozesse im Muskel nur verlangsamt, nicht jedoch gänzlich gestoppt werden.

Gelenke und Training

Die Fähigkeit, zu trainieren und Muskelmasse bzw. muskuläre Ausdauer aufzubauen, hängt mit dem Alter zunehmend auch von der Leistungsfähigkeit der Gelenke ab. Frühere Gelenkverletzungen – Meniskusschäden etwa – und spätere körperliche Inaktivität führen auch beim ansonsten Gesunden zu Problemen, die die Trainingsmöglichkeiten mehr oder weniger einschränken können. Dabei gilt allerdings wie auch bei der Muskulatur die Grundregel, dass nur durch Bewegung die Funktionsfähigkeit der Gelenke gepflegt

werden kann. Inaktivität vermindert die Nährstoff- und Flüssigkeitsversorgung des Gelenkapparates, der Gelenkgrenzflächen (Knorpel) und des Gelenkzwischenraums. Sie merken das daran, dass es in den Gelenken »knirscht«. Die Gelenkflächen werden anfälliger, spröder, und der natürliche Verschleiß beschleunigt sich. Es kommt häufiger zu Gelenkreizungen mit Schwellung, Schmerzen und Funktionseinschränkung. Nur dosierte und gezielte Bewegung kann hier vorbeugen.

Sind bereits ein oder mehrere Gelenke geschädigt, sollte die Bewegung umso zurückhaltender sein. Das heißt mit zunehmendem Alter immer schonendere Bewegung ohne hohe Gewichtsbelastung der Gelenke – insbesondere der Knie- und Hüftgelenke. Also ist im Alter Jogging auf weichem Untergrund besser als auf Asphalt; Walking besser als Jogging; Schwimmen, Radfahren oder Skilanglauf besser als Walking und Jogging. Dabei spielt auch das individuelle Körpergewicht eine wichtige Rolle. Je höher das Gewicht, desto wichtiger ist eine schonende Belastung. Lassen Sie sich hierzu von einem kompetenten Sportmediziner beraten.

Bewegung und neuromuskuläre Koordination

Die Arbeit der Muskulatur wird über das Nervensystem koordiniert, zum erheblichen Teil direkt autonom, d. h. ohne willentliche Entscheidung, zum Teil auch durch bewusste, willentliche Aktion. Die Signale des Nervensystems werden über spezielle Strukturen auf die Muskelzellen übertragen, die daraufhin aktiviert werden und arbeiten. Die Steuerung der Muskelarbeit zählt zu den Hauptaufgaben, die das Nervensystem im Lauf eines Tages zu bewältigen hat. Als Beispiel seien die Kontrolle der aufrechten Körperhaltung oder des geraden Gangs genannt. Wenn man mit geschlossenen Augen versucht, geradeaus zu laufen, versteht man rasch die unmittelbare Bedeutung visueller Einflüsse für die Feinregulation der Gangbewegung. Es wird deutlich, wie komplex derartige Bewegungsabläufe sind.

Die neuromuskuläre Koordination unterliegt altersbedingten Veränderungen. Mit zunehmendem Alter nimmt die Feinmotorik, d. h. die Geschwindigkeit, mit der Nervensignale in Muskelaktionen umgesetzt werden, ab. Auch die Fähigkeit, auf komplexe sensorische Umweltreize zu reagieren, nimmt ab. Daher zittern alte Menschen oft, lassen Gegenstände fallen oder stoßen sich an Ecken und Kanten an.

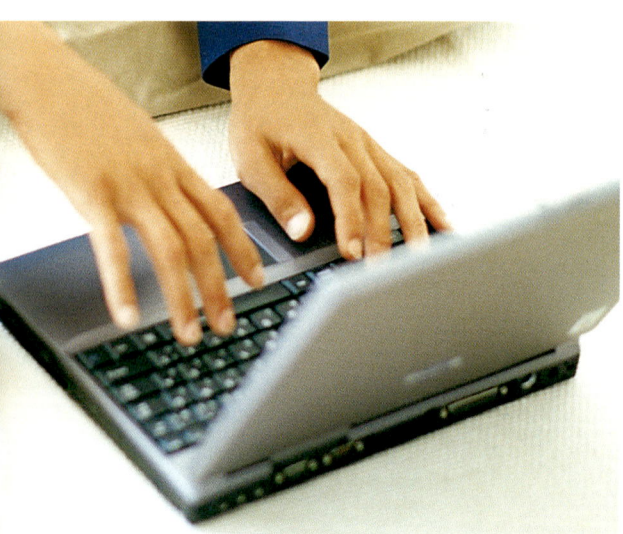

Schreiben auf der Schreibmaschine oder PC-Tastatur erfordert eine feine Koordination zwischen Gehirn und der Motorik der Hände.

Probleme wie die Gangkoordination, die in jüngeren Jahren nicht einmal als Problem wahrgenommen wird, treten zunehmend in den Vordergrund. Das gehäufte Vorkommen von Oberschenkelhalsfrakturen im hohen Alter liegt nicht primär an der nachlassenden Knochendichte, sondern an der erhöhten Fallneigung alter Menschen.

Doch dagegen können Sie etwas tun! Training, was letztlich auch zu einer Verbesserung des Stoffwechsels von Nerven und Muskulatur führt, hilft hier weiter. Ein wirksames Training beinhaltet hier gezielte Koordinationsübungen der Hände und Beine, z. B. handschriftliches Verfassen von Briefen, Schreiben mit der Schreibmaschine oder der PC-Tastatur, Malen, Töpfern, handwerkliche Tätigkeiten etc.

Eine Stoffwechselverbesserung mit erhöhter Effizienz der Nervenleistung ist schon durch optimierte Ernährung zu erreichen. Vermehrt zugeführte ungesättigte Fettsäuren (Fischöl, Rapsöl, Olivenöl etc.) verbessern z. B. das Tempo, mit dem Signale durch einen Nerv geleitet werden. Antioxidantien in Obst, Gemüse oder Nahrungsergänzungsmitteln (Supplementen) schützen die Mitochondrien, die Kraftwerke der Zelle, und steigern die Energiebereitstellung der Mitochondrien für die Nerv-Muskel-Arbeit.

Körperliches Training, in erster Linie Ausdauertraining, senkt dazu den Energieverbrauch, schult das koordinierte Zusammenwirken von Nerv und Muskel und verbessert die Wirksamkeit der Nervensignale. Eine verbesserte Herz- und Lungenfunktion zusammen mit einer optimierten Blutversorgung der Muskeln tun ein Übriges. Diese Einflüsse können sogar im so genannten Elektromyogramm (EMG, Darstellung der Aktionsströme in der Muskulatur) objektiv gemessen werden. Nach Training und verbesserter Ernährung ist die Nervenleitfähigkeit gesteigert, das Zeitintervall der Muskelaktion verkürzt und die Stärke der Muskelreaktion erhöht.

Training, Muskulatur und Knochen

Mit wachsendem Alter nimmt die Knochenstärke, genauer die Knochendichte ab. Dies liegt nicht nur an der eingeschränkten hormonellen Regulation, der häufig unzureichenden Zufuhr von Mineralien, wie Kalzium und Magnesium, sondern auch an der meist mangelnden körperlichen Aktivität. Muskelarbeit, sowohl Ausdauer- als auch Kraftarbeit, übt über die Sehnenfortsätze der arbeitenden Muskeln, die am Knochen angreifen, einen starken Wachstumsreiz auf den gesamten Knochen aus. In vielen Studien wurde gezeigt, dass nicht nur in jungen Jahren, sondern praktisch in jedem Alter Muskelarbeit den Knochenstoffwechsel anregt und den Abbau von Knochensubstanz stoppt. Wer in jungen Jahren regelmäßig und intensiv trainiert (Krafttraining), verfügt im Erwachsenenalter über ein stabileres Knochengerüst als der Untrainierte. Von diesem höheren Niveau ausgehend kann er mit fortschreitendem Alter die Knochenmasse durchgehend auf höherem Niveau halten – auch ohne Training. Je früher also trainiert wird, desto besser der Erfolg für die Knochen. Aber auch wer erst mit fortschreitendem Alter aktiv wird,

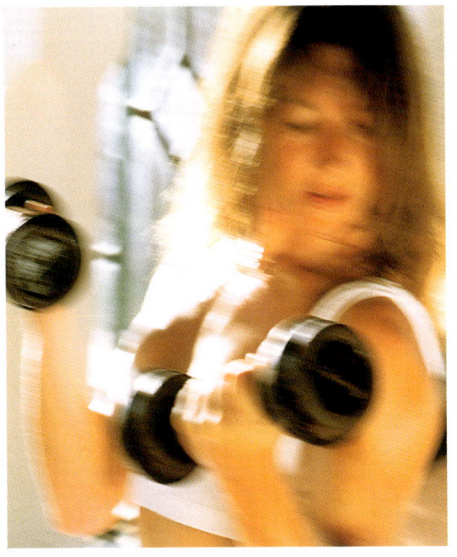

Krafttraining ist Knochentraining pur und beugt Osteoporose im Alter vor.

kann noch viel für sich tun und Osteoporose (Knochenschwund) vermeiden oder zumindest erheblich hinauszögern und abschwächen. Am wertvollsten ist Training für den Knochen, wenn es mit hoher Kalziumaufnahme verbunden wird: ein bis anderthalb Gramm pro Tag.

Training und Flexibilität

Wie die Sehnen, Bänder oder Gelenkkapseln hat auch das Bindegewebe in der Kindheit die größte Flexibilität. Eine Kinderhaut ist elastisch und zeigt keine Falten – eine Leistung des Bindegewebes, das wie ein Film unter der oberen Haut liegt. Dessen Elastizität nimmt ohne Training anschließend kontinuierlich ab, die Körperoberfläche wird zunehmend starrer. Training kann diesen Prozess aufhalten, vor allem wenn speziell Beweglichkeit trainiert wird. So können auch 60-Jährige die

71

Beweglichkeit ihrer Jugend aufrechterhalten, wenn sie in täglicher Gymnastik ihre Gelenke durchbewegen: Strecken, Beugen und Drehen in alle Richtungen. Die Regelmäßigkeit der Übungen ist wichtiger als der Zeitaufwand.

Training und Herz-Kreislauf-System

Die maximale Herzfrequenz, die Zahl der Herzschläge pro Minute, nimmt mit dem Alter ab – vor allem infolge der geringeren Reaktion auf die Stresshormone Adrenalin und Noradrenalin (Katecholamine). Als Regel kann man beim Untrainierten 220 Schläge minus Alter in Jahren ansetzen. Mit 60 Jahren liegt danach die maximale Herzfrequenz bei 160 Schlägen pro Minute. Durch Ausdauertraining kann dieser Wert allerdings ohne weiteres auf 170 bis 175 Schläge gesteigert werden. Bei submaximaler Belastung kann der Abfall der Schlagfrequenz durch Erhöhung des Schlagvolumens – also der Blutmenge, die pro Herzschlag durch den Herzmuskel geschleust wird – kompensiert werden. Dies allerdings nur kurzfristig, da die Dauerbelastbarkeit des Herzmuskels mit zunehmendem Alter abnimmt. Ein erhöhtes Schlagvolumen stellt für das Herz eine Zusatzbelastung dar.

Wichtiger als die altersabhängige Abnahme der Herzleistung ist jedoch die nachlassende Funktion des Gefäßsystems gepaart mit abnehmender Flexibilität der Gefäßwände (Arteriosklerose), Zunahme der Gefäßwanddicke infolge Atherosklerose, vermindertem Sauerstofftransfer aus dem Blutkreislauf in die Organe und Abnahme der Blutversorgung beim Untrainierten. Training verbessert viele dieser altersabhängigen Einschränkungen, wobei hier nun Ausdauertraining wesentlich wertvoller als Krafttraining ist.

Auch der für die Herzfunktion wichtige Fettstoffwechsel wird positiv beeinflusst, da der Cholesterinspiegel (vor allem das gefährliche LDL-Cholesterin) durch die körperliche Arbeit gesenkt wird, während gleichzeitig das »gute« HDL-Cholesterin zunimmt. Der Risikowert der Blutlipide, der Quotient aus LDL- zu HDL-Cholesterin, verbessert sich abhängig vom Umfang und der Dauer des Trainings – Ihr Arzt kann das direkt messen. Damit nimmt das Atheroskleroserisiko signifikant ab.

Wie bereits geschildert, verbessert Training die Resistenz gegenüber Sauerstoffradikalen, so dass weniger oxidierte LDL-Moleküle entstehen, die zu den wichtigsten Risikofaktoren der atherosklerotischen Gefäßverengung überhaupt zählen. Training verbessert außerdem die Kapillarisierung der Muskulatur, das Herzschlagvolumen, die Sauerstofftransportkapazität der roten Blutkörperchen. Dies kommt allen Muskeln im Körper zugute, nicht nur dem Herzmuskel.

INFO GUT ZU WISSEN

Wenn einzelne Bewegungen zu schmerzhaft werden, bei Arthrose etwa oder nach zu langer Untätigkeit, sollten Sie die Übungen in warmem Wasser durchführen. Zahlreiche Schwimmbäder bieten spezielle Gymnastikprogramme für Senioren an. Nutzen Sie diese!

Die wirksamste Form des Herz-Kreislauf-Trainings ist die regelmäßig wiederkehrende Ausdauerbelastung, beispielsweise Walking, Jogging, Schwimmen, Radfahren, Rudern oder Skilanglauf. Die Empfehlung der Experten: 3- bis 4-mal in der Woche 20 bis 30 Minuten trainieren, wobei die Intensität der Belastung bei höchstens 30 bis 50 Prozent der maximalen Belastbarkeit liegen und der Pulsschlag kontrolliert 130 bis 140 pro Minute nicht überschreiten sollte.

Körperliche Aktivität und Hormone

Training bringt auch den Hormonhaushalt ins Lot. Regelmäßiges Ausdauertraining senkt die Ruhekonzentration vieler Hormone im Blut, d. h. für die Aufrechterhaltung normaler Körperfunktionen werden geringere Hormonmengen benötigt. Dies trifft sowohl für Stresshormone wie Cortisol oder die Katecholamine Adrenalin und Noradrenalin zu, als auch für die in den Energiestoffwechsel eingreifenden Hormone Insulin oder Leptin sowie für das Wachstumshormon. Testosteron steigt dagegen bei Männern und Frauen leicht an, parallel zum Anstieg des altersabhängigen Dehydroepiandrosteron (DHEA) – was günstig ist und jung erhält.
Durch den geringeren Hormonbedarf Trainierter und den Anstieg einzelner Hormone wird der altersbedingte Hormonabfall teilweise wieder ausgeglichen. Regelmäßige körperliche Aktivität kann das hormonelle Alter um zehn bis 20 Jahre zurückdrehen.
Einen besonderen Stellenwert hat das Wachstumshormon (HGH). Körperliche

TIPP | **PULS MESSEN**

Im Sportfachhandel gibt es spezielle Pulsmessgeräte, mit denen Sie jederzeit Ihren persönlichen Wert überprüfen können. Achten Sie auf ein Gerät mit automatischer Anzeige der oberen und unteren Grenze Ihrer aeroben Zone. Nur so können Sie in Ihrem »grünen« Bereich trainieren.

Aktivität stellt ein starkes Stimulans der HGH-Sekretion dar. Der körperlich Aktive verfügt insgesamt über eine erheblich höhere HGH-Menge als der Untrainierte. Dies wirkt sich positiv auf die Muskulatur, das Bindegewebe, die Knochendichte und die Herz-Kreislauf-Funktion aus. Im Alter wird regelmäßig weniger Wachstumshormon gebildet, was zahlreiche Alterungsprozesse im Körper begünstigt.
Außer dem bereits diskutierten Effekt auf den Fettstoffwechsel beeinflusst Sport auch den Zuckerstoffwechsel positiv. Sport erhöht nicht nur den Verbrauch von Zucker in der arbeitenden Muskulatur, er steigert auch die Zuckerverwertung im ruhenden Organismus und verbessert die Wirkung der Blutzucker regulierenden Hormone Insulin, Cortisol oder Wachstumshormon. Der Blutzuckerspiegel Trainierter ist unter Ruhebedingungen niedriger als bei Untrainierten. Das Risiko für Altersdiabetes sinkt stark. Angesichts der hohen Zunahme des Altersdiabetes in den westlichen Industrieländern ist dieser Effekt körperlicher Aktivität besonders hervorzuheben.

DIE BESTEN AUSDAUERSPORTARTEN

Sportart	Besonderer Nutzen	Risiko
Gehen und Wandern	Idealer Lifetimesport; auf »zügige« Durchführung achten, sonst ist der Nutzen nur gering.	Kaum Verletzungsgefahr.
Jogging, Walking	Trainiert praktisch den ganzen Körper; auf gutes Schuhwerk achten.	Bei falscher Lauftechnik Gefahr der Überlastung von Gelenken und Sehnen.
Schwimmen	Idealer Sport auch für Menschen mit orthopädischer Fehlhaltung und Haltungsschäden; trainiert praktisch alle Muskelgruppen.	Geringes Risiko; bei falscher Technik Gefahr von einseitiger Überlastung der Sehnen und Bänder; Augenreizung durch gechlortes Wasser im Schwimmbad.
Radfahren	Ideal geeignet für Übergewichtige; kräftigt vor allem die Beinmuskulatur.	Unfallgefahr im Straßenverkehr; Gefahr der Verspannung von Nacken- und Rückenmuskulatur; Schmerzen im Gesäß.
Langlaufen	Gesündester Wintersport; schult zusätzlich Gleichgewichtssinn und Koordination.	Sturzgefahr; Bänderzerrung am Daumen durch verkrampfte Haltung.
Tischtennis	Idealer Sport, um Feinmotorik, Koordination Nerv-Muskel, Reaktionsgeschwindigkeit, Ausdauer und Augenmuskulatur (durch Verfolgen des Balles) zu trainieren.	Kaum Verletzungsrisiko; auch für Menschen mit Herz-Kreislauf-Problemen geeignet.
Fahrradergometertraining	Ausdauertraining zu Hause; Vorteil einer exakten Dosierbarkeit der Trainingsleistung.	Kein Verletzungsrisiko bei vernünftigem Einsatz.

Das Anti-Aging-Sportprogramm

Generell gilt: Jede körperliche Aktivität ist wertvoll, die Sie schneller atmen lässt – also eine Belastung für den Körper darstellt. Am besten ist ein Kombinations- oder Crosstraining, bei dem sowohl Ausdauer als auch Kraft und Geschmeidigkeit trainiert werden. Mit dem Programm auf Seite 78 können Sie Ihren Körper gezielt »jung trainieren«. Sie sollten es drei- bis viermal pro Woche absolvieren. Halten Sie dafür einen Termin frei. Spaß macht ein solches Programm auch zusammen mit dem Partner oder mit Freunden. Animieren Sie also Ihre Mitmenschen zum Mitmachen.

Wenn Sie dieses Programm regelmäßig durchführen, werden Sie bald belohnt:

➤ Auch in höherem Alter kann regelmäßiges Training deutliche Erfolge zeigen, u. U. sogar relativ bessere Ergebnisse als bei Jüngeren. Bereits nach zwölf Wochen können Sie eine Steigerung der Muskelkraft und Muskelmasse bis zu 50 Prozent erreichen.

➤ Menschen, die ihr Leben lang trainiert haben, können auch im Alter von 60 bis 70 Jahren noch Muskelmasse und Muskelkraft wie 30-Jährige haben. Ganz besonders Krafttraining zeigt hier einen großen Erfolg.

➤ Bereits nach drei Monaten Ausdauertraining sind Sie biologisch jünger: Herz und Kreislauf sowie die Sauerstoffversorgung können bis zu 20 Jahre verjüngt werden, ebenso Ihre Muskelkraft!

➤ Auch wenn körperliche Aktivität das Leben nicht direkt verlängern kann: Training zählt zu den wertvollsten Maßnahmen gegen Krankheiten aller Art. Sie werden also seltener krank sein, die winterlichen Schnupfenattacken Ihrer Mitmenschen werden an Ihnen vorbeiziehen. Körperliche Aktivität ist daher der wertvollste Schritt zu gesundem Leben bis zum Lebensende!

➤ Lebensqualität, körperliche und geistige Frische werden bewahrt oder verbessert! Neben der richtigen Ernährung (siehe Seite 90) stellt regelmäßige körperliche Aktivität die wichtigste Anti-Aging-Maßnahme dar!

Sehr wichtig sind Abwechslung und Spaß beim Trainieren wie Wechsel von Trainingsprogrammen und Trainingsarten oder Trainieren mit Musik oder Video (etwa beim Hometrainer). Auch in guten Fitnessstudios kann man Ihnen entsprechende Programme zusammenstellen. Wichtig bei jedem Sport: Achten Sie immer auf die richtige Kleidung und die richtigen Schuhe! Atmungsaktive Fasern, Microfaser und Co. machen auch bei schlechter Witterung jeden Sport mit!

Trainingsregeln für Ihr Anti-Aging-Sportprogramm

1. Achten Sie generell auf ausreichend Bewegung, setzen Sie auf Crosstraining:

➤ Ausdauerbelastungen für Herz-Kreislauf-System, Hormonhaushalt, Stoffwechsel, Knochenstärke, Sauerstoffversorgung und antioxidative Schutzsysteme.

➤ Krafttraining für Muskelmasse, Fettstoffwechsel, Knochenaufbau und Muskelfunktion.

➤ Bewegungsübungen für die Beweglichkeit und neuromuskuläre Koordination.

2. Je früher körperliche Aktivität begonnen wird, desto besser. Sport ist aber in jedem Alter wertvoll.

3. Je höher das Körpergewicht, desto schonender muss die Belastung sein. Dabei sind organische Defekte wie Arthrose, Rheuma, Diabetes, Athcrosklerose zusätzlich zu beachten.

4. Die sportliche Aktivität muss regelmäßig sein – 3- bis 4-mal pro Woche jeweils 30 Minuten. Planen Sie Ihre Sporttermine genauso gewissenhaft wie Ihre Businesstermine, indem Sie sie sorgfältig in einen Terminkalender eintragen. Nur so nehmen Sie Ihr regelmäßiges Trainingsprogramm auch ernst.

INFO | TRAINING RICHTIG

➤ **Ausdauersport:** Jogging ist sehr beliebt und sehr wirkungsvoll, besser ist forciertes Laufen, auch Walking genannt, bei dem besonderer Wert auf Bewegungsablauf, tiefe Atmung und Intensität des Laufens gelegt wird.
Weitere gute Ausdauerübungen, die auch im Intervall betrieben werden können: Schwimmen, Radfahren, Laufen beim Golf, Skilanglauf, Hometrainer, Tennis, Squash etc.

➤ **Kraftübungen:** Im Fitnessstudio oder zu Hause Gewichte heben – wiederholte, mäßige Belastung; Liegestütz, Judo.

➤ **Koordination:** Schreiben, Malen, Basteln, Handwerk, Laufen, Yoga, Aerobic, Tai Chi.

TIPP | TRAININGSGEWINN

➤ **Krafttraining** fördert die Muskelmasse und die Knochenstärke.

➤ **Ausdauertraining** optimiert das Herz-Kreislauf-System, den Hormonhaushalt, Stoffwechsel, Knochenbau und das Immunsystem.

➤ **Bewegungsübungen** verbessern die Beweglichkeit der Sehnen und Gelenke.

➤ **Alle Trainingsarten** verbessern außerdem die Nerv-Muskel-Koordination, Reaktionsgeschwindigkeit und Bewegungssicherheit.

Ausdauersport sollte Grundlage sein, ergänzt durch Bewegungsübungen und Krafttraining – eventuell im Intervall. Tipp für Menschen mit Zeitmangel: Statt 20 bis 30 Minuten Aktivität an einem Stück können Sie mehrere kürzere Perioden über den Tag verteilen, z. B. zwei bis drei Perioden von zehn Minuten Dauer. Solche Fitnesshäppchen haben erwiesenermaßen fast die gleiche Wirkung wie ein zwanzigminütiges oder halbstündliches Kompaktprogramm.

5. Sport am Abend ist ebenso wertvoll wie am Morgen, der Zeitpunkt hängt von den beruflichen und persönlichen Prioritäten des Einzelnen ab.

6. Überprüfen Sie Ihre persönliche Fitness, und lassen Sie sich gegebenenfalls von Ihrem Hausarzt untersuchen, bevor Sie ein Sportprogramm beginnen.

7. Überfordern Sie sich nicht, und nehmen Sie Rücksicht auf Ihre jeweilige Tagesform. Nach einem hektischen Arbeits-

tag wird man beispielsweise nicht die gleiche Strecke joggen können wie etwa an einem geruhsamen Sonntag.

8. Antioxidantien sollten vor dem Training und bei intensivem Training auch danach eingenommen werden. Antioxidantien fangen die schädigenden Sauerstoffradikale ab, die während des Trainings durch den erhöhten Energieverbrauch der Muskulatur anfallen. Ermüdung der Muskulatur nach dem Training wird vermieden oder stark abgeschwächt. Sie können ein entsprechendes Präparat schlucken oder zu Obst und Gemüse greifen.

9. Nach dem Training sollten Sie viel trinken, am besten Mineralwasser, Kräutertee, Frucht- oder Gemüsesäfte.

10. Sind Sie über 50 Jahre alt, sollten Sie Ihr Trainingsprogramm betont langsam – in kleinen Schritten steigernd – aufbauen! Günstig ist immer ein vorheriger Check beim Hausarzt.

11. Bei den folgenden gesundheitlichen Problemen sollten Sie sich zuvor von Ihrem Hausarzt beraten lassen:

➤ Chronische Krankheit oder familiäre Belastung mit Diabetes, Rheuma, Herzkrankheiten, Bluthochdruck, Fettstoffwechselstörungen, Übergewicht, Schilddrüsenerkrankungen

➤ Brustschmerzen, Kurzatmigkeit, Herzrhythmusstörungen, »Herzflattern«

➤ Thrombosen, Gerinnungsstörungen

➤ Infektionen, akut oder chronisch

➤ Fieber

➤ unklarer Gewichtsverlust in den letzten Monaten

➤ nicht heilende Wunden

➤ Netzhauterkrankung der Augen, Zustand nach Laserbehandlung

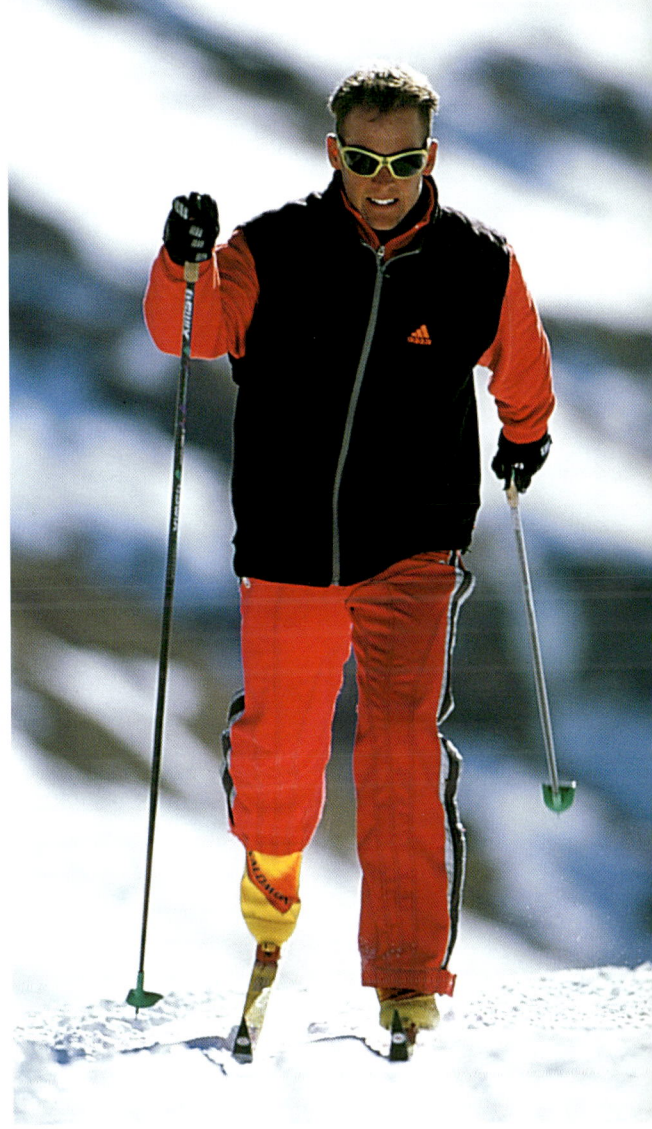

Auch der Winter bietet gesunde Sportmöglichkeiten: Während Sie dem Alltag entgleiten, schulen Sie mit jedem Schritt Gleichgewichtssinn und Koordination.

➤ Leistenbruch (Leistenhernie)

➤ Gelenkschwellungen

➤ Zustand nach Hüftgelenksoperation.

77

ANTI-AGING-SPORTPROGRAMM

1. 5–10 Min. Aufwärm-Ausdauertraining:

Leichtes Laufen, sanfte Dehn- und Streckübungen.

2. Ausdauertraining:

➤ Sehr zeitsparend und auch für den Feierabend geeignet: Laufen/Walking (schnelles Laufen mit Einbeziehen von Armen und Schultergürtel), Joggen

oder ➤ Hometrainer/Fahrrad mit steigender Belastung

Puls 130–140/Min. oder 70 % der Maximalfrequenz

Achtung: Bei Bluthochdruckbehandlung mit Beta-Blockern ist die Pulsfrequenz beim Training kein geeignetes Maß für die gewünschte Belastung! Lassen Sie sich hierzu von Ihrem Arzt beraten.

➤ Wenn Sie mehr Zeit haben, z. B. im Urlaub oder am Wochenende, dann sind Schwimmen, Radfahren, Skilanglauf, Paddeln oder Golfspielen gute Alternativen.

➤ Tipp: Auch Treppensteigen ist ein gutes Ausdauertraining. Meiden Sie also, wann immer möglich, den Aufzug oder die Rolltreppe.

Achtung: Bei Gelenkproblemen (Arthrose) ist Laufen/Walking, Radfahren oder Schwimmen besser als Jogging, um die Gelenke zu schonen!

3. 15–20 Minuten Krafttraining, was Ihnen zusagt:

➤ 10–30 Liegestütze (mit der Zeit steigern)

➤ 20–50 Kniebeugen (mit der Zeit steigern)

Pulsfrequenz beachten!

➤ Alternativ: Gewichte heben, Bankdrücken, Rudern

4. Zum Abschluss 5–10 Minuten Bewegungsübungen:

➤ Arm-, Beingymnastik, Stretching

➤ Stehen erst auf einem Bein, dann auf dem anderen

➤ Dehnungs-, Streck-, Drehübungen der Arme und Beine

Suchen Sie sich Übungen, die Ihnen Spaß machen. Gute Anregungen finden Sie insbesondere in Yoga- und Tai-Chi-Büchern.

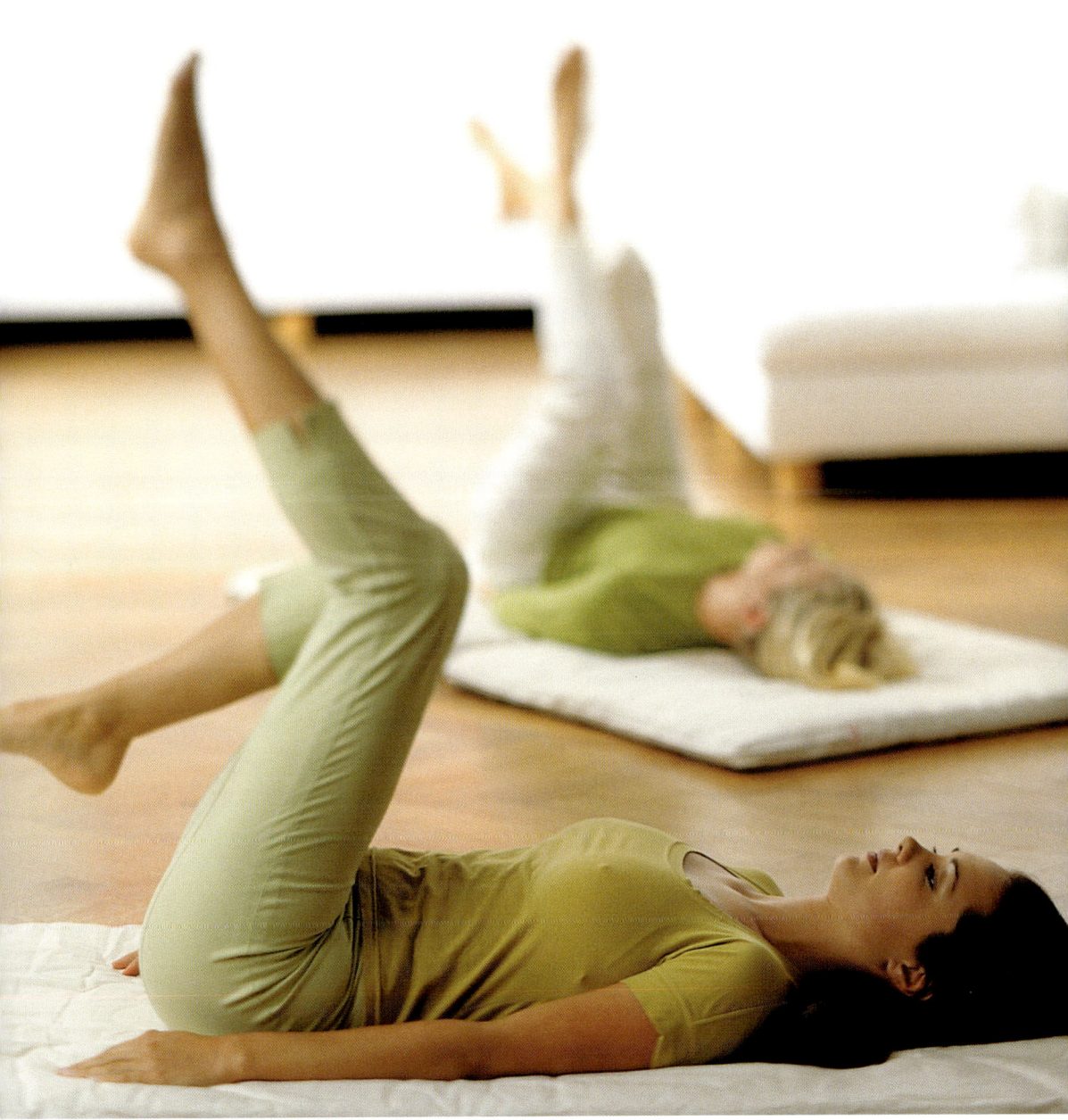

Gegen Muskelverkürzung durch sitzende Tätigkeit: Schließen Sie Ihr persönliches Anti-Aging-Sportprogramm mit Bewegungsübungen ab, denn jetzt sind die Muskeln gut durchblutet und lassen sich gefahrlos dehnen. Gut geeignet dafür ist beispielsweise Beingymnastik.

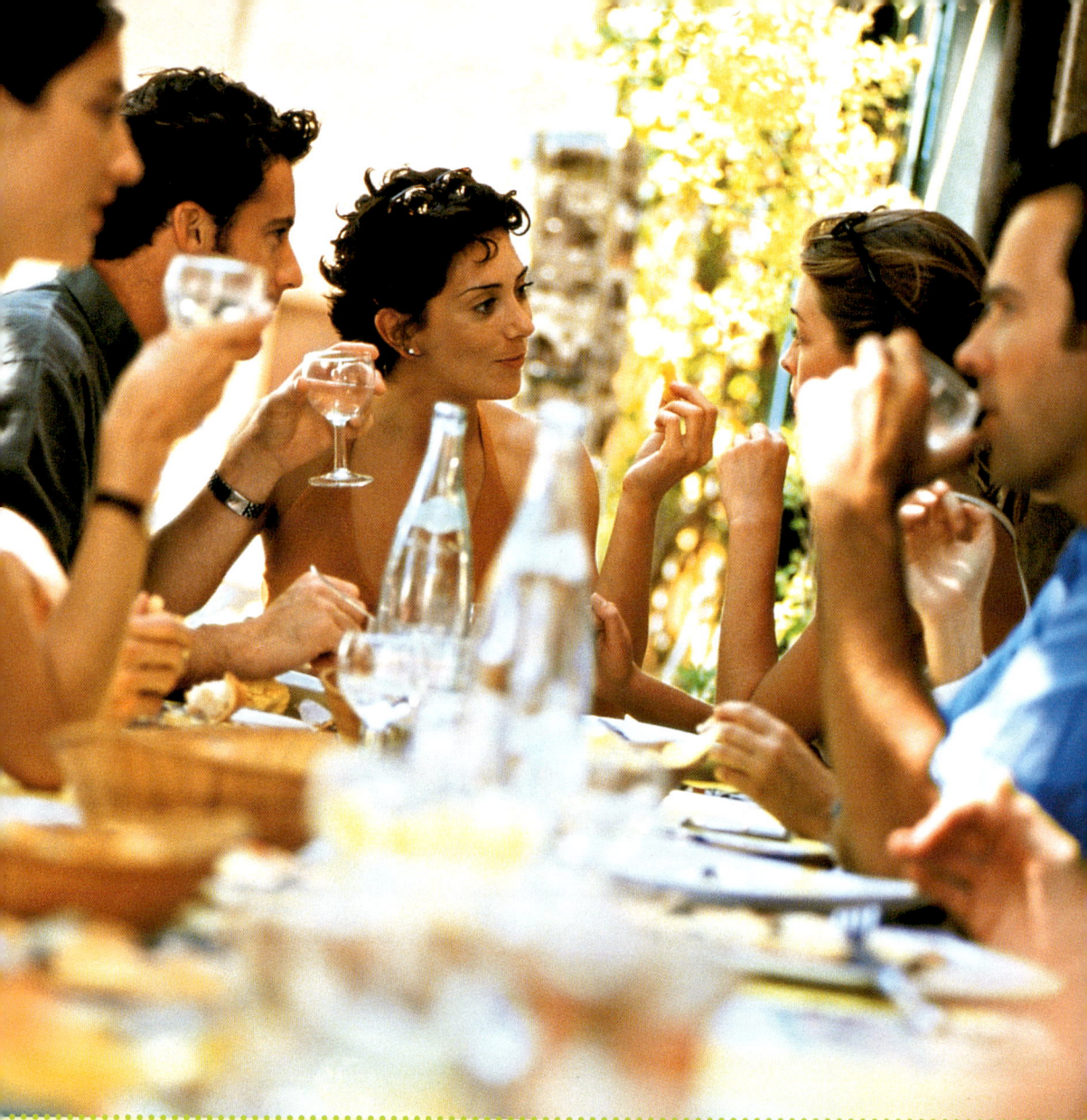

Richtig essen und jung bleiben

Es besteht kein Zweifel: Wir sind, was wir essen. Je älter wir werden, desto augenfälliger wird diese Erkenntnis sichtbar. Wer sich ein Leben lang bewusst ernährt, beugt vielen Altersbeschwerden vor und kann sich darüber hinaus an einer schönen Haut und einer guten Figur erfreuen. In jungen Jahren ist bewusste Ernährung oft schwer vermittelbar, Fehlernährung hinterlässt scheinbar keine Spuren. Doch mögen gerade junge Leser bedenken: Ernährungsfehler machen sich oft erst zehn bis 20 Jahre später bemerkbar. Was wir heute essen, hinterlässt erst morgen seine Spuren.

Ernährung – Sprit des Lebens

Jeder Organismus braucht Energie zum Arbeiten (Kohlenhydrate, Fette), Bausteine zur Erhaltung der eigenen Strukturen (Eiweiße) und kleinste Mengen bestimmter lebensnotwendiger Substanzen, wie Vitamine, Mineralien und Spurenelemente, um ein reibungsloses Stoffwechselgeschehen zu ermöglichen, kurz, um zu leben. All diese Stoffe müssen regelmäßig über die Nahrung zugeführt werden. Daneben ist die ausreichende Flüssigkeitsaufnahme notwendig, um alle Lebensvorgänge ablaufen zu lassen. Während der Körper erst nach rund 45-tägigem völligem Hungern stirbt, führt völliges Dursten schon nach wenigen Tagen zum Erlöschen der Lebensfunktionen. Vereinfacht ausgedrückt: Die Ernährung ist der »Sprit des Lebens«. Sie ist Energie und Baustoff, sichert das Überleben des Organismus und bildet die Grundlage, auf der körperliche und geistige Gesundheit gedeihen können. Leistungsfähigkeit, Gesundheit und Lebensfreude sind auf Dauer ohne hochwertige und ausgewogene Ernährung kaum möglich. Dabei sind sowohl Menge als auch Art der Nahrung wichtig. Während ein junger Mensch für das Wachstum reichlich Nahrung braucht (2400 bis 3000 kcal, je nach Tätigkeit), reduziert sich der Kalorienbedarf eines älteren Menschen oft erheblich. Auch ist der Appetit durch nachlassendes Geschmacksempfinden häufig nicht mehr so ausgeprägt. Für Ältere ist es daher besonders wichtig, auf eine hochwertige, schmackhafte Kost zu achten, um eine maximale Vitalstoffzufuhr zu gewährleisten.

Die Nährstoffe

Das in der Nahrung enthaltene Gesundheitspotenzial verteilt sich hauptsächlich auf folgende Grundbausteine:

➤ Kohlenhydrate: Als Zucker gehen Kohlenhydrate schnell ins Blut und liefern dadurch rasch Energie für die Muskeln. Sie kommen hauptsächlich in pflanzlichen Nahrungsmitteln wie Getreide, Obst, Gemüse, Hülsenfrüchten oder Kartoffeln vor. Idealerweise sollten Kohlenhydrate in Form von Stärke aufgenommen werden, die nur langsam ins Blut wandert und deshalb lange satt macht. Ein Zuviel wird als Fettdepots gespeichert.

➤ Eiweiß (Proteine): Es liefert genauso viel Energie wie die Kohlenhydrate, doch wird es zum Aufbau von Hormonen, Enzymen, Zellen, Haut, Haaren etc. verwendet. Ein Zuviel an Eiweiß ist gefährlich, da es sich im Körperinneren (Arterien, Herzkranzgefäßen) ablagert und damit zunächst nicht so auffällt wie äußerliche Fettpolster. Zusätzlich belastet zu viel Eiweiß die Nieren. Da der Körper nur geringe Mengen Eiweiß speichern kann, muss er täglich mit 45 bis 55 Gramm Eiweiß (Erwachsene) versorgt werden. Die Hälfte davon sollte aus Milch, Käse, Eiern, Fleisch und Fisch stammen.

➤ Fett: Es liefert mehr als doppelt so viel Energie wie Kohlenhydrate und Eiweiß. Neben seiner Funktion als Energieträger wird Fett als Baustoff für Zellwände, Hormone, Botenstoffe etc. benötigt. Zu viel Fett erhöht sehr schnell das Körpergewicht und fördert das Risiko einer Arterienverkalkung. Der Fettverzehr sollte möglichst niedrig gehalten werden. Soweit möglich, sollten tierische Fette durch pflanzliche Fette mit hohem Linolsäureanteil ersetzt werden (Sonnenblumenöl, Mais- und Weizenkeimöl).

Fette setzen sich aus Fettsäuren zusammen, das sind mehr oder weniger lange Ketten aus Kohlenstoff-Wasserstoff-Gruppen. Je nach ihrer chemischen Struktur sind sie gesättigt oder einfach bzw. mehrfach ungesättigt. Dabei bedeutet gesättigt, dass jeder Kohlenstoff in der Kette die maximale Anzahl an Wasserstoffen trägt.

Ungesättigte Fettsäuren enthalten weniger Wasserstoffatome. Mit steigender Anzahl an Wasserstoffen in der Kette erhalten die Fette eine festere Konsistenz.

Die Fettpyramide (siehe unten) gibt einen Überblick, wie sich die Fette in Ihrer Nahrung günstigenfalls verteilen sollten. Schädlich sind oxidierte Fette und Trans-Fettsäuren, wie sie vor allem in Fertigprodukten vorkommen. Sowohl gesättigte als auch die unterschiedlichen ungesättigten Fettsäuren erfüllen im Körper wichtige Aufgaben und müssen in den richtigen Anteilen zugeführt werden.

Die Fettpyramide

Oxidierte Fette, Trans-Fettsäuren
hoch erhitzte Fette,
Pommes Frites, Chips,
Burger,
süße Brotaufstrichcremes

Gesättigte Fettsäuren
Kokosfett, Butter, Schmalz, Talg

Mehrfach ungesättigte Fettsäuren

Omega-3-Fettsäuren
Fischöle (Lachs, Hering,
Makrele, Sardine), Leinöl,
Walnussöl

Omega-6-Fettsäuren
Sonnenblumenöl, Distelöl,
Sojaöl, Pflanzenmargarinen

Einfach ungesättigte Fettsäuren
Olivenöl, Erdnussöl, Rapsöl, Rüböl

Die Vitalstoffe

➤ Vitamine sind organische Substanzen, die vom Körper nicht oder nicht in ausreichenden Mengen hergestellt werden können und mit der Nahrung zugeführt werden müssen. Sie sind an einer Vielzahl von Auf- und Umbauschritten im Körper beteiligt und ermöglichen so den Abbau der Hauptnährstoffe, die Steuerung des Stoffwechsels und den Aufbau neuer körpereigener Substanzen.

➤ Mineralien und Spurenelemente sind anorganische Bestandteile pflanzlicher und tierischer Gewebe und spielen bei praktisch allen Lebensvorgängen eine wichtige Rolle. Sie kommen in den Gerüst- und Stützsubstanzen des Körpers (Zähne, Knochen) vor, unterstützen die Enzyme, sind an der Weiterleitung von Nervenimpulsen beteiligt, steuern die Durchlässigkeit der Zellwände, puffern Körperflüssigkeiten etc. Nach der benötigten Menge unterscheidet man Mengenelemente (z. B. Kalzium, Magnesium) und Spurenelemente (z. B. Mangan, Kobalt, Eisen). Sie müssen ebenfalls mit der Nahrung zugeführt werden.

➤ Ballaststoffe bestehen aus pflanzlichen Zellwänden und Strukturen, die im menschlichen Körper fast nicht abgebaut werden. Die so genannten »löslichen« Ballaststoffe verlängern die Verweilzeit der aufgenommenen Nahrung im Magen und sorgen dadurch für ein frühzeitiger spürbares und länger anhaltendes Sättigungsgefühl (»natürliche Appetitzügler«). Die »unlöslichen« Ballaststoffe sorgen durch ihre Quellfähigkeit im Darm für eine zügige Verdauung und einen schnel-

TIPP | BALLASTSTOFFE

➤ **Ballaststoffreich:** Vollkorn-, Leinsamen-, Graham-, Mehrkornbrot, Kleiebrötchen, Vollkornteigwaren, Vollkorngebäck, Vollgetreide wie Naturreis, Hirse, Gerste, Roggen, Weizen, Buchweizen, Zuckermais, Erbsen, Bohnen, Rosenkohl, Brokkoli, Linsen, Sprossen, Keime, Kartoffeln, frisches Obst, Trockenfrüchte.

➤ **Ballaststoffarm:** Weißbrot, Toastbrot, Kekse, Waffeln, Kuchen, Torten, Teigwaren aus Weißmehl, Süßigkeiten, Pudding, Cremespeisen, Kopfsalat, Tomaten, Gurken.

➤ **Ballaststofffrei:** Tierische Lebensmittel, Zucker, Stärke.

len Abtransport der Stoffwechselprodukte. Zudem regulieren sie den Wasserentzug und sorgen für einen weichen Stuhl.

➤ Sekundäre Pflanzenstoffe sind z. B. typische Farb-, Geschmacks- und Geruchsstoffe in Obst und Gemüse. Zahlreiche Studien weisen darauf hin, dass diese Substanzen eine ausgesprochen gesundheitsfördernde Wirkung besitzen und einen wichtigen Beitrag zum Schutz vor Herz-Kreislauf-Krankheiten und möglicherweise sogar Krebs leisten.

Es besteht kein Zweifel: Wer gesund, jung und fit bleiben möchte, muss seinem Körper nicht nur Eiweiß, Fett und Kohlenhydrate zuführen, sondern ihm auch spezielle Biostoffe geben. Genau genommen steckt in Vitaminen, Mineralstoffen & Co. das Potenzial, den Körper jung zu halten. **83**

TIPP | »SCHONGANG«

Die größte »Gefahr« für die ausreichende Versorgung gerade mit empfindlichen Mikronährstoffen, wie Vitamin C, Folsäure oder Beta-Karotin, droht durch falsche Wahl, unsachgemäße Behandlung und Aufbewahrung der Lebensmittel:

➤ Durch zu großzügiges Waschen können bis zu 40 Prozent der Mineralstoffe ausgelaugt werden.

➤ Die Vitamine A, B_1, B_6 und Folsäure gehen beim Kochen bis zu 80 Prozent verloren.

➤ Vitamin C wird durch Sauerstoff beim Erhitzen fast vollständig zerstört.

➤ Polierter Reis und Nahrungsmittel aus Weißmehl enthalten im Gegensatz zu Vollprodukten praktisch kein Vitamin B_1 mehr.

Vitaminschwund oder Vitaminboom?

In einer vom Schwarzwald-Sanatorium Obertal 1996 in Auftrag gegebenen Studie wurden häufig nachgefragte Gemüsesorten zu drei verschiedenen Jahreszeiten auf ihren Gehalt an Magnesium, Kalzium, Vitamin B_6, Beta-Karotin, Vitamin C und Folsäure untersucht und mit den Werten aus älteren Tabellenwerken verglichen. Dabei zeigten sich Abweichungen vom Datenmaterial in beide Richtungen: So enthält z. B. Brokkoli heute rund 70 Prozent weniger, Fenchel dagegen rund 60 Prozent mehr Kalzium als früher, verglichen mit den Werten der Geigy-Tabelle von 1985. Kartoffeln enthalten etwa 25 Prozent mehr Vitamin C, dafür 33 Prozent weniger Magnesium als früher. Vergleicht man die Werte mit anderen Tabellenwerken, so kehren sich die Verhältnisse sogar um. Obst und Gemüse ist also nicht generell schlechter geworden, aber möglicherweise haben sich die Relationen der Inhaltsstoffe je nach Bodenqualität, Düngung, Ernte- und Lagerungsbedingungen etwas verschoben.

Ausgeprägter als die natürliche Schwankung ist jedoch der Einfluss von Lagerung, Vor- und Zubereitung auf die Inhaltsstoffe (siehe Tipp links).

Unsere Ernährung ist minderwertig geworden, nicht die Nahrung selbst. Wer bei Obst und Gemüse auf absolute Frische und schonende Zubereitungsverfahren achtet, seinen Speiseplan abwechslungsreich gestaltet und Fast Food weitgehend meidet, hat eine Top-Versorgung mit allen lebenswichtigen Stoffen, so die Meinung führender Ernährungsexperten. Der Gemüsemarkt ist also die erste »Tankstelle« für Biostoffe, dann erst kommt die Apotheke.

Bedenklich allerdings: Zwischen April 1997 und März 1998 sank der Pro-Kopf-Verbrauch an Gemüse von 85,1 Kilogramm in den Vorjahren auf 80,6 Kilogramm. Derzeit liegt der tägliche Verzehr bei 200 Gramm – sehr spärlich, wenn man die Empfehlung u. a. von der Deutschen Gesellschaft für Ernährung und der Deutschen Krebsgesellschaft von 600 bis 800 Gramm dagegenstellt. Doch dieser Trend wird sich fortsetzen. Als Hauptgrund wird das geringe heimische Angebot an Obst und Gemüse genannt.

Jungbrunnen Gemüsemarkt

Wenn Sie die Möglichkeit haben, frisches Gemüse, saftiges Obst und knackige Salate von echten Bio-Produzenten zu erwerben, dürfen Sie sich privilegiert fühlen! Ihren Vitaminbedarf können Sie dann nämlich getrost auch ohne Pillen und Nahrungsergänzungsmittel (Supplemente) decken. Mit unverfälschten Naturprodukten beziehen Sie nicht nur die uns heute bekannten Vitamine, Spurenelemente und Antioxidantien, sondern zahllose von der Wissenschaft erst nach und nach entdeckte, hochwirksame Gesundheitsstoffe. So stecken beispielsweise in einem Apfel nur knapp 200 bekannte, aber über 10.000 noch weitgehend unbekannte Wirkstoffe. Die Vitamin-C-Zufuhr aus einem Apfel ist mit synthetisch hergestelltem Vitamin C in einem Dragee nicht zu vergleichen. Die potenzierende Wirkungsverstärkung durch die zahllosen Pflanzeninhaltsstoffe in Obst und Gemüse kann keine Pille bieten, denn in ihr sind die Wirkstoffe in isolierter Form enthalten. In manchen Situationen kann ein Multivitaminpräparat, möglichst kombiniert mit Mineralstoffen, hilfreich sein, etwa auf Reisen, bei Diäten oder Krankheiten, für Schwangere und im Alter. Verzichten Sie aber auf hoch dosierte Präparate. Denn einige Studien haben gezeigt, dass sie z. B. das Krebsrisiko eher erhöhen als senken können.

Wer nicht zu den Selbstversorgern aus dem eigenen Garten zählt oder keine gute Bio-Quelle kennt, sollte sich beizeiten überlegen, wie er seine Vitalstoffversorgung am besten sicherstellt.

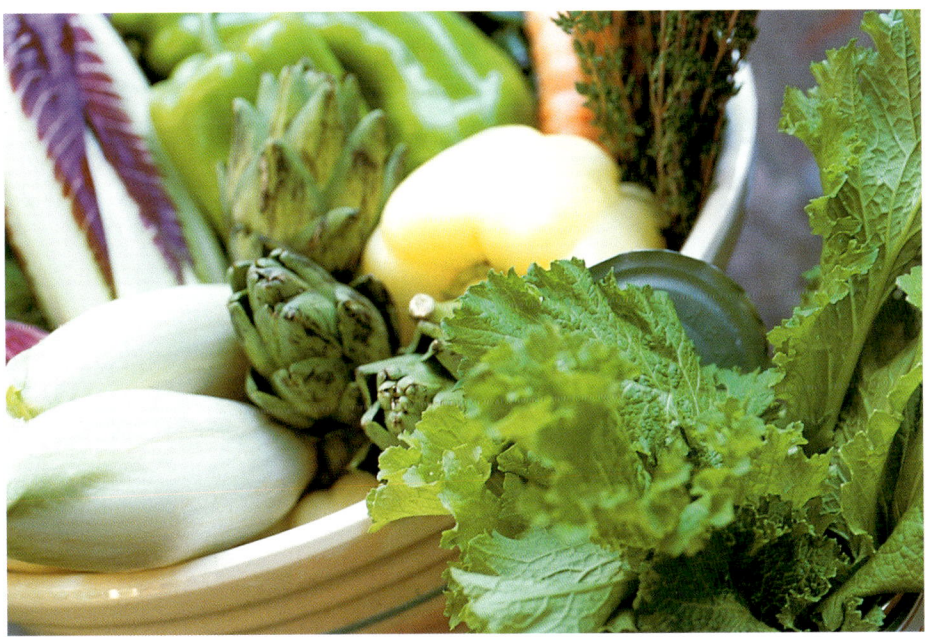

Lassen Sie sich von Farben, Formen und Geruch beim Gemüse verführen. Je vielseitiger und bunter die Palette, desto reichhaltiger die gesundheitsfördernden Vitalstoffe. Es lohnt sich!

85

Mediterrane Ernährung

Unsere italienischen, französischen, griechischen und spanischen Nachbarn leben nachweislich gesünder und haben auch in Europa die höchste Lebenserwartung. Offensichtlich liegt das nicht nur am Mittelmeerklima und der beschaulichen Lebensart der Südländer. Die von der Weltgesundheitsorganisation vor zehn Jahren initiierte Monica-Studie untersuchte den Einfluss der Nahrung auf die Häufigkeit des Herztodes an 12.000 Probanden mittleren Alters in sieben ausgewählten europäischen Ländern.

Das Resultat: viermal mehr Herztote in nordeuropäischen Ländern, extrem niedrige Herzinfarktrate im europäischen Süden, vor allem auf Kreta. Auch das Risiko einer Krebserkrankung sinkt durch eine mediterran beeinflusste Ernährung. Schaut man nun unseren südlichen Nachbarn auf die Teller, so lassen sich einige Ernährungsregeln ableiten:

Reichlich Olivenöl

Die sensationell niedrige Herzinfarktrate im Süden und vor allem auf Kreta geht vermutlich auf den reichlichen Konsum an Olivenöl zurück. Olivenöl enthält rund 70 Prozent der einfach ungesättigten Ölsäure und etwa zehn Prozent der mehrfach ungesättigten Linolsäure. Ungesättigte Fettsäuren senken den Cholesterinspiegel im Blut – und das mit System. Sie senken gezielt den Spiegel des Gefäß schädigenden LDL-Cholesterins und erhöhen den Anteil des Gefäß schützenden HDL-Cholesterins; so beugen sie wirkungsvoll gefährlichen Ablagerungen in den Ge-

---

INFO | PFLANZENÖLE

Kalt gepresste Öle:
- ➤ Sie sind die wertvollsten Öle, denn sie haben den natürlichen Gehalt an ungesättigten Fettsäuren und Vitaminen.
- ➤ Nachteil: geringe Haltbarkeit, hoher Preis, für manche starker Eigengeschmack der Ausgangspflanze

Keimöle (z. B. Weizenkeimöl, Maiskeimöl):
- ➤ Viel Vitamin E und mehrfach ungesättigte Fettsäuren
- ➤ Nachteil: Sauerstoffempfindlichkeit

Olivenöl:
- ➤ Jungfernöl (Olio vergine): Höchste Qualitätsklasse. Olivenöl, das ohne Pressung aus den Oliven heraustritt.
- ➤ Natives Öl: Dieses Öl wird durch die erste Kaltpressung gewonnen. Als Auszugsverfahren darf nicht die Lösungsmittelextraktion verwendet werden.
- ➤ Raffiniertes Öl: Dieses Öl wurde durch eine zweite oder folgende Pressung erhalten und einer weiteren Behandlung, z. B. Entschleimung, Entsäuerung, Haltbarmachung etc., unterzogen.
- ➤ Reines Olivenöl: Jedes zum Genuss geeignete Olivenöl; meist handelt es sich um eine Mischung von raffiniertem und nativem Olivenöl (mit etwa 15 Prozent nativem Olivenöl).

fäßen vor. Ähnlich wertvoll wie das Olivenöl sind Erdnussöl, Rapsöl und Rüböl.

Mäßig, aber regelmäßig Fleisch

In Italien, Spanien, Griechenland und der Türkei wird auch Fleisch gegessen, allerdings fällt die Portion um ca. 30 Prozent kleiner aus als bei uns. Beliebt sind z. B. Geflügel, Kaninchen, Lamm oder Ziege, dagegen gibt es kaum Schweine- oder Rindfleisch. Durch den regelmäßigen, aber dosierten Fleischverzehr wird der Körper mit einer für den Fettabbau wichtigen Substanz, dem Carnitin, versorgt. Eine optimale Fettverbrennung garantiert eine hohe Leistungsfähigkeit für stark arbeitende Organe wie Herz und Immunsystem.

Bunt und bioaktiv

Die Kost aller Südländer wird von Obst, Gemüse, Hülsenfrüchten und Kräutern dominiert. Griechen und Italiener essen fast dreimal so viel Gemüse wie wir. Die Vielfalt ist dabei unglaublich und – ein entscheidender Vorteil – steht das ganze Jahr über zur Verfügung. Auberginen, Artischocken und Zucchini, aber auch Zwiebeln, Knoblauch, Fenchel und Paprika sowie Kichererbsen, Basilikum und Kümmel tragen ein gemeinsames Geheimnis in sich, das sie nur mit Obst teilen: Bioaktivstoffe. Diese Substanzen gelten heute als Geheimwaffen gegen Zivilisationskrankheiten und das Altern.

Starke Kohlenhydrate

Baguette, Crostini, Gnocchi, Teigwaren & Co. – auch diese leckeren Nahrungsmittel besitzen Gesundheitspotenzial. In ihnen stecken Kohlenhydrate in Form von Stärke. Sie füllen den Magen und machen lange satt und leistungsfähig, weil sie langsam abgebaut werden. Dadurch bremsen sie die Lust auf zu viel Fett und vor allem auf Süßes.

Kein Wunder also, dass in Italien nur jeder Sechzehnte zu dick ist, bei uns dagegen jeder Fünfte. Und wer hier zu Lande zu Vollkornprodukten greift, kann diesen Vorteil der Mittelmeerküche sogar noch toppen. Vollkorn liefert im Gegensatz zu den typisch italienischen Weißmehlvarianten mehr Ballaststoffe und Mineralien.

Wein für den Herzschutz

Die wohltuende Wirkung des Weins ist nicht nur ein psychologisches Phänomen, sie liegt auch an seiner Wechselwirkung mit den Blutplättchen. Das sind winzige Partikel im Blut, die für die Gerinnung und die Klumpenbildung von entscheidender Bedeutung sind. Blutplättchen verbinden sich gern mit fetthaltigen Ablagerungen und setzen sich an den Wänden der Arterien fest, wodurch diese verstopfen und einen Gefäßverschluss (Infarkt) auslösen können. Geringe Mengen an Wein machen die Plättchen weniger »klebrig«, so dass das Blut »flüssiger« bleibt. Außerdem erhöht der Alkohol den Spiegel an gutem HDL-Cholesterin im Blut. Die im Rotwein enthaltenen Bioflavonoide verzögern die Oxidation des LDL-Cholesterins, von dem die größte Gefäß schädigende Gefahr ausgeht.

So kann der regelmäßige Genuss geringer Mengen Rotwein das Risiko für Herzinfarkt und Schlaganfall um die Hälfte senken. Nach den Thesen einiger Wissenschaftler zählt Alkoholabstinenz sogar schon zu den Risikofaktoren für Herzerkrankungen. Allerdings sollte der Alkoholkonsum nicht zu hoch werden, denn sonst verkehrt sich die positive Wirkung ins Gegenteil. Frauen wird offiziell empfohlen, höchstens 0,3 Liter, Männern 0,5 Liter Rotwein pro Tag zu trinken.

Käse statt Sahne

Das Dessert spielt in Südeuropa eine kleinere Rolle als bei uns. Nach dem Essen gibt es traditionell Obst, Nüsse oder Käse. Sahnetorten oder fette und süße Puddings werden hauptsächlich den Touristen angeboten. So entfällt nicht nur eine Mega-Kalorienfalle, der Verzicht auf Vollmilch,

Butter und Sahne zu Gunsten von Käse und Joghurt hat sogar noch günstige Auswirkungen auf den Stoffwechsel. Fermentierte Milchprodukte wirken sich positiv auf die Darmflora aus und fördern die Verdauungsprozesse.

Essen mit Genuss

Offensichtlich spielt aber auch das Ernährungsumfeld eine Rolle. Die Südländer gehen gelassener durch den Alltag. Sie nehmen sich Zeit für das Essen und genießen richtig. Wer kennt bei uns schon ein dreistündiges Abendessen im Kreis der Familie? Ganz sicher tragen solche Non-food-Beilagen entscheidend zur Bekömmlichkeit einer Mahlzeit bei.

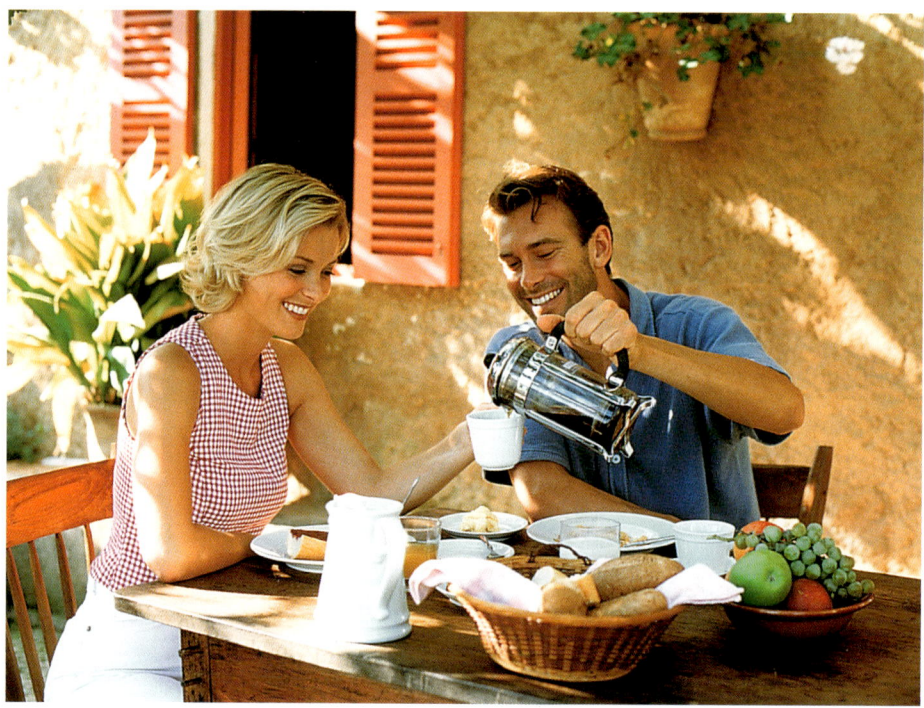

Sorgen Sie beim Essen für italienische Verhältnisse: Schaffen Sie eine angenehme Atmosphäre im Kreis Ihrer Familie oder Freunde, und nehmen Sie sich Zeit zum Essen.

TURBOSCHUTZSTOFFE AUS DER MITTELMEERKOST

Die Tabelle verrät Ihnen, wo diese Stoffe in der heimischen Küche zu finden sind.

Schutzstoff	Hauptwirkung	gute Quellen
Antioxidantien (Vitamine A, C, E, Selen)	Schützen vor Zivilisationskrankheiten	Alle Arten von Obst und Gemüse, Pflanzenöl
Karotinoide	Stärken die Abwehr, schützen vor Krebs	Karotten, Kürbis, Aprikosen, Grünkohl, Spinat, Butter, Brokkoli
Folsäure	Schützt vor Arteriosklerose und Schlaganfall	Grüne Blattgemüse, grüner Salat, Hülsenfrüchte
Lykopen	Schützt vor Prostatakrebs	Tomaten und alle Tomatenprodukte
Polyphenole	Verhüten Herz-Kreislauf-Erkrankungen, schützen vor Krebs	Trauben (Rotwein!), Auberginen, Zwiebeln, Grünkohl, Äpfel, grüner und schwarzer Tee, Leinsamen
Saponine	Senken den Cholesterinspiegel	Hülsenfrüchte (Erbsen, Bohnen, Linsen), Salbei, Rosmarin
Sulfide	Wirken antimikrobiell, Blut verdünnend	Zwiebeln, Knoblauch, Schalotten, Schnittlauch
Ballaststoffe	Fördern und regulieren die Verdauung	Faserreiche Gemüse (Sellerie, Karotten, Kohlrabi), Vollgetreide, Hülsenfrüchte
Terpene	Fördern die Verdauung, entlasten die Leber, schützen vor Krebs	Gewürze (Basilikum, Fenchel, Koriander, Kümmel, Thymian), Pfefferminze
Ölsäure	Schützt vor Herzinfarkt	Oliven(-öl), Rapsöl

Die richtige Ernährung

Regeln für eine »richtige« Ernährung aufzustellen, ist nicht einfach. Zu vielfältig sind sowohl der Lebensmittelmarkt als auch die individuellen Bedürfnisse der Menschen. Doch während die traditionelle Ernährungsforschung hauptsächlich um die optimale Kost bemüht war, geht man heute noch einen Schritt weiter. Der Mensch und seine individuellen Bedürfnisse rücken zunehmend in den Mittelpunkt der Wissenschaft vom gesunden Essen. Man begreift, dass jeder Mensch seine spezielle Ernährung braucht; dementsprechend machen die Konzepte von der »typgerechten Ernährung« Schule. Statt starrer Vitamin- und Kalorienbilanzen stehen heute Genuss, Freude am Essen und Individualität an erster Stelle. Die folgenden Anmerkungen sollten Sie bei der Zusammenstellung der Nahrungsmittel berücksichtigen (siehe auch Seite 98), sie sorgen für eine vollwertige Ernährung – natürlich immer im Rahmen Ihres individuellen Geschmacks.

➤ Ernähren Sie sich einfach, aber abwechslungsreich. Kaufen Sie möglichst unbehandelte Lebensmittel mit wenig Zusatzstoffen. Meiden Sie Fertigprodukte aller Art, auch wenn die aufgedruckten Vitamin- und Mineralstoffbilanzen die Illusion eines gesunden Lebensmittels vermitteln. Solche Produkte enthalten nämlich nicht selten – neben vielen anderen Zusatzstoffen – reichlich Emulgatoren und Verdickungsmittel, zwei Stoffgruppen, die bei häufigem Genuss langfristig die Darmschleimhaut schädigen können.

➤ Kaufen Sie nur hochwertige Nahrungsmittel. Im Hinblick auf den Vitamin- und Mineralstoffreichtum lohnt es sich vor allem bei Obst und Gemüse, marktfrische Ware aus ökologischem Anbau und entsprechend der Saison zu kaufen. Halten Sie sich dabei an die anerkannten Bio-Verbände. Auch den Zusätzen »bio« oder »öko« können Sie trauen, denn sie sind seit 1993 EU-weit gesetzlich geschützt, Produkte mit diesen Zusätzen werden regelmäßig kontrolliert (kenntlich an einer speziellen Kontrollnummer). Produkte aus ökologischer Agrarwirtschaft sind erwiesenermaßen ernährungsphysiologisch hochwertiger und schadstoffärmer. Auch das »Neuform«-Zeichen bürgt für qualitativ hochwertige Lebensmittel.

➤ Verarbeiten Sie Ihre Nahrungsmittel rasch, im Kühlschrank verlieren sie täglich an Nährwert. Vermeiden Sie langes Kochen und Garen in großer Hitze, ansonsten zerrinnen Ihnen die Wertstoffe unter den Händen, und Selen und Zink landen

TIPP | RICHTIG ESSEN

Geben Sie Geschmack und Geruch eine Chance! Diese Sinne signalisieren durch ihre Verbindung mit dem Immunsystem, was der Körper braucht und was er nicht verträgt. Das funktioniert aber nur bei ursprünglichen, wenig behandelten Grundnahrungsmitteln. Versuchen Sie nicht, ein von Ihnen (oder Ihren Kindern!) abgelehntes Lebensmittel durch raffiniertes Würzen so umzugestalten, dass es doch noch schmeckt.

im Kochwasser anstatt in Ihrem Körper. Essen Sie täglich mehrmals Rohkost! Verwenden Sie möglichst kein tierisches Fett beim Braten oder Grillen! Dünsten Sie Ihr Gemüse nur kurz an, z. B. im Wok, oder garen Sie es im Römertopf oder Dampftopf, sonst ist der Wertverlust zu groß. Salate sollten Sie nicht lange im Wasser schwimmen lassen, sondern kurz unter fließendem Wasser säubern und mit Olivenöl oder hochwertigem Pflanzenöl zubereiten. Fette, kalorienreiche Dressings sind überflüssig!

➤ Die meisten Menschen können ihren Bedarf an Vitaminen, Mineralstoffen und Spurenelementen nicht allein über die Nahrung decken. Was die Antioxidantien angeht, gelingt dies auch bei optimaler Ernährung kaum. Erfolgreiche Anti-Aging-Strategien setzen erheblich größere Mengen an Vitaminen, Spurenelementen, Mineralstoffen und antioxidativen Schutzstoffen ein, als diese über die Nahrung und Multivitamintabletten zugeführt werden können. Allerdings gilt hier nicht das Gießkannenprinzip: Die Vitalstoffe sind kostbar und müssen gezielt eingesetzt werden. Persönliche Beratung und eine individuell komponierte Rezeptur sind also angesagt!

➤ Wer freien Radikalen und pro-oxidativen Vorgängen im Körper erfolgreiche Gegenwehr leistet, lebt länger, altert langsamer und bleibt gesünder. Daran gibt es gerade in der modernen Medizin keinen Zweifel mehr. Heute ist klar, dass so zentrale Probleme wie Herz-Kreislauf-Erkrankungen, Hirnschlag, Morbus Alzheimer, Lungenemphysem (übermäßige Luftfüllung der Lungen) und Krebs direkt oder

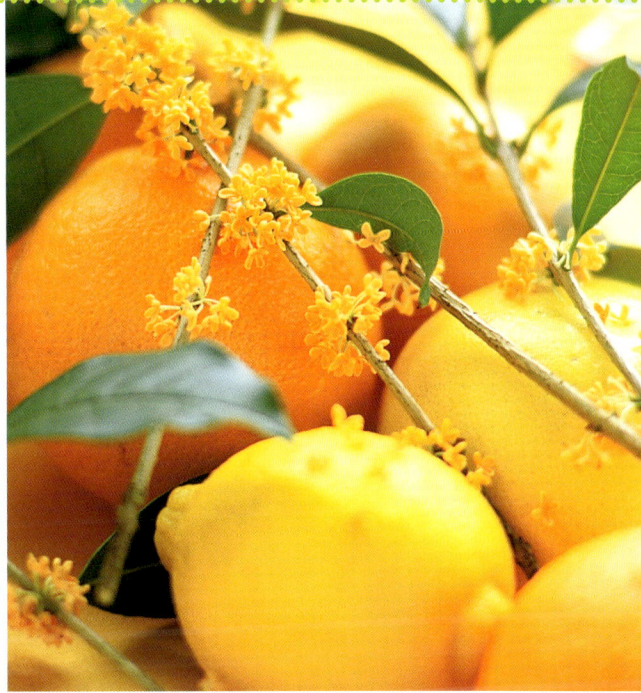

In allen Obstsorten stecken reichlich Biostoffe gegen das Altern und zum Optimieren Ihrer antioxidativen Schutzsysteme.

indirekt auf die ungebremste Wirkung von Sauerstoffradikalen und einen Mangel an antioxidativen Schutzsystemen zurückzuführen sind. Mit antioxidativem Schutz für Ihren Körper sollten Sie wirklich großzügig sein. Lassen Sie durch einfache Tests im Blut und Urin auf Antioxidantien überprüfen, wie viel davon Ihr Körper selbst zu leisten imstande ist und wie viel Hilfe von außen er tatsächlich benötigt. Sie unterstützen Ihre antioxidativen Schutzwälle durch eine optimale Versorgung mit Vitamin C, Vitamin E, Vitamin A, Selen, Bioflavonoiden, Karotinoiden sowie mit Stoffen wie N-Acetylcystein, Alpha-Liponsäure, Nicotinamid und Omega-3-Fettsäuren. Eine hoch potente **91**

Mischung aus antioxidativen Substanzen ist in der Schale roter Weintrauben sowie im Traubenkernextrakt (so genannte oligomere Proanthocyanidine) enthalten. Diese bislang wirksamste antioxidative Substanz wurde erst kürzlich aus Traubenkernextrakt isoliert und steht als Supplement zur Verfügung. Auch die Schutzwirkung des in Holzfässern ausgebauten Rotweins wird mit diesen Inhaltsstoffen in Verbindung gebracht.

Idealgewicht und Übergewicht

Um jung zu bleiben, zählt nicht nur Qualität, sondern auch die Quantität Ihrer Ernährung. Essen Sie nicht zu viel! Jedes

---

INFO HABE ICH NORMALGEWICHT?

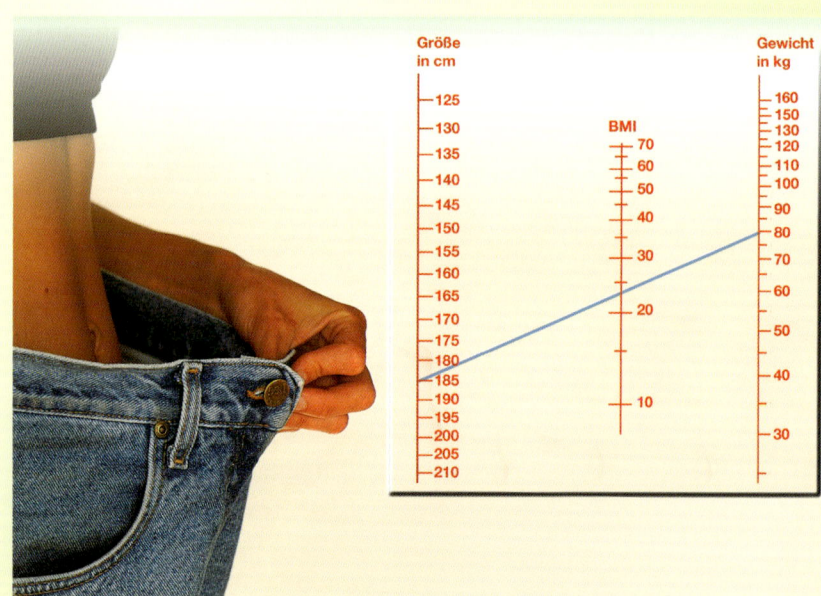

Zur Berechnung des Normalgewichts gibt es verschiedene Formeln und Richtlinien. Als praktikabel erweist sich die Berechnung des Körpermassenindex (abgekürzt als BMI von englisch Body-Mass-Index). Er ist wie folgt definiert: BMI = Körpergewicht in Kilogramm dividiert durch Quadrat der Körperlänge in Meter.

➤ Für das Alter von 19–24 Jahren wird ein BMI von 19–24 empfohlen, welcher alle zehn Jahre um nicht mehr als eine Einheit steigen sollte.
➤ Bei einem BMI von 25–29 (Frauen) bzw. 25–30 (Männer) spricht man von mäßigem Übergewicht, bei einem Wert darüber von starkem Übergewicht.

Zuviel an Kalorien wird als Fettpolster gespeichert, als Reserve für Notlagen. Wer ständig Übergewicht mit sich herumschleppt, altert schneller und begünstigt überdies Krankheiten wie Arthrose, Diabetes, Herzinfarkt oder Venenleiden. Steuern Sie also Ihr persönliches Wohlfühlgewicht an, grämen Sie sich aber nicht um ein paar Pfund hin oder her, das hat auf Ihren Alterungsprozess keinen Einfluss. Erst ausgeprägtes Übergewicht sollten Sie ernst nehmen und bekämpfen.

Länger leben mit weniger Kalorien?

Ist es möglich, dass wir zu viele Kalorien zu uns nehmen und damit unsere Lebenserwartung verkürzen? Einige Tierversuche lassen darauf schließen, dass dies stimmt. Schränkt man im Tierversuch die Nahrungsaufnahme um 30 bis 40 Prozent ein, erhöht sich umgekehrt die Lebenserwartung um 50 bis 200 Prozent.

Der vermutete Grund: Die eingeschränkte Kalorienzufuhr führt zu einer verringerten Produktion von freien Radikalen, senkt also den Sauerstoffstress. Einige Studien sprechen dafür, dass dies auch beim Menschen gilt.

Die Idee, mit weniger Kalorien das Leben verlängern zu wollen, stammt bereits aus den 30er-Jahren des 20. Jahrhunderts. Mit inzwischen klassischen Experimenten erhöhten damals Forscher von der Cornell University in Ithaca, New York, die maximale Lebensdauer von Ratten, indem sie ihnen weniger zu fressen gaben. Seitdem haben systematische Untersuchungen eine bis zu 200-prozentige Lebensverlängerung durch verminderte Kalorienzufuhr bei verschiedenen Versuchstieren bestätigt.

Wissenschaftler am National Institute on Aging in Baltimore wollen nun herausfinden, ob sich auch bei Affen, den nahen Verwandten des Menschen, die maximale Lebensspanne durch eine Reduktionsdiät ausdehnen lässt. Bisherige Ergebnisse zeigen, dass diesen Tieren eine 30-prozentige Kalorienreduktion nicht geschadet, sondern vielmehr ihre Vitalität erhöht hatte. Außerdem waren die auf Diät gesetzten Tiere weniger oft krank als ihre ungehemmt fressenden Artgenossen. Doch wegen des langen Lebens der Versuchstiere stehen endgültige Ergebnisse noch aus. Der inzwischen berühmt gewordene kalifornische Forscher Roy Walford praktizicrt diese Kalorienreduktion am eigenen Leib. Mit einer Diät von nur 1500 kcal/Tag will er 170 Jahre alt werden. Ob eine solche Lebensmaxime tatsächlich die Lebensspanne verlängern kann, ist noch nicht bewiesen. Eines dürfte jedoch sicher sein: Sie beeinträchtigt den Lebensgenuss.

Vorsicht allerdings vor einer zu extremen Kalorienreduktion! Menschen, die täglich weniger als 1200 kcal (5000 kJ) zu sich nehmen, führen ihrem Körper zu wenig Vitamine, Mineralien und Spurenelemente zu. Nach einiger Zeit kommt es zu schwerwiegenden Mangelerscheinungen. Frauen droht überdies Unfruchtbarkeit.

Ernährung bei ersten Altersbeschwerden

Entgiftungsdiät – Leberdiät

Die Leber ist das wichtigste Entgiftungsorgan des Körpers. Hier werden alle Stoffe, die der Körper ausscheiden muss, so verändert, dass sie über die Nieren den Kör-

93

ENTGIFTUNGSDIÄT

Wirkstoffe		enthalten z. B. in
Aminosäuren:	Glycin, Taurin,	Grapefruit, Wassermelone
	Methionin, Cystein,	schwarzem und grünem Tee
	Ornithin, Glutamin	Zwiebel
Vitamine:	Beta-Karotin	Kürbis, Karotten, Petersilie
	Vitamin C	Sanddorn, Kiwi, Brokkoli
	Vitamin E	Pflanzenöle, kalt gepresst
	Vitamin B_1, B_2,	Vollkorngetreide, Seefisch
	Niacin (B_5),	Vollkorngetreideprodukte
	Pantothensäure (B_3)	Vollkorngetreideprodukte
Indol-3-Carbinol (I3C)		Blumenkohl
Mineralien:	Zink, Mangan,	Banane, Fisch
	Kupfer, Selen	Schalentiere, Nüsse
Proanthocyanine		Traubenkernextrakt (Rosinen)
Coenzym Q10		Knoblauch
Flavonoide		Rosmarin
Isoflavone		Sojaprodukte: Sojadrink, Sojamehl
Phospholipide		Kefir, Joghurt, Buttermilch

per verlassen können. Wenn Ihre Leber überlastet ist und nicht mehr richtig arbeitet, z. B. durch zu häufigen Alkoholgenuss, Vergiftung mit Umweltchemikalien oder Medikamentenmissbrauch, benötigt sie Unterstützung. Ein vergifteter Körper altert schneller! Eine geschädigte Leber kann sich jedoch bis zu einem gewissen Grad wieder regenerieren durch eine Entgiftungsdiät. Zusätzlich helfen Sauna (Rotlichtsauna – mittlere Temperatur) oder Sanarium, Sport (Joggen etc., 4-mal/Woche 30 Min.), viel Flüssigkeit (Mineralwasser, Tee, Obst-, Gemüsesäfte). Erste Symptome einer nicht mehr richtig funktionierenden Leber sind Müdigkeit, Hautunreinheiten und eine ausgeprägte Fettunverträglichkeit.

Gehirnfunktionsdiät

Haben Sie manchmal das Gefühl, Ihr Gehirn arbeitet nicht mehr richtig? Sind Sie auffallend vergesslich? Natürliche Ursachen hierfür können Stress, Arbeitsüberlastung oder auch mangelnde Auslastung des Gehirns sein. Daneben ist das Denkorgan auch auf bestimmte Vitalstoffe in der Ernährung angewiesen.

Mit den folgenden Stoffen bringen Sie Ihre grauen Zellen in Bestform:

➤ Lecithin: 200–500 mg/Tag
➤ Fischölkapseln (Lachsöl): 1–2 g/Tag
➤ Olivenöl, Fisch
➤ Ginkgo biloba (Kapseln, Extrakt, etc.)
➤ Nüsse
➤ Milcheiweiß (Joghurt, Kefir, Buttermilch etc.)

➤ Eier

➤ Nahrungsergänzungen: Antioxidantien, Coenzym Q10, Carnitin, Alpha-Liponsäure, Magnesium, Dimethylglycin (Energiebooster)

➤ zusätzliches Gehirntraining: Lesen, Schreiben, Kontakte wahrnehmen, Gespräche führen, ins Theater gehen, Kreuzworträtsel lösen, etc.

➤ Wichtig: Wechselnde Routinen, ausreichend Schlaf/Ruhe/Pausen

➤ Im Stehen lernen, da ist das Gehirn wacher als im Sitzen oder Liegen!

➤ Kreativität üben: Hobbys pflegen, neue Dinge ausprobieren

➤ Reisen – an neue Orte, neue Länder

➤ Sprache(n) lernen

Antikrebsdiät

Auch wenn Krebserkrankungen auf zahlreichen Ursachen beruhen, kann man vorbeugen. Eine wirksame und wissenschaftlich begründete Form der Prophylaxe ist die Ernährung. Folgende Lebensmittel bzw. Ernährungsgewohnheiten wirken nachgewiesenermaßen Krebs verhütend:

➤ Knoblauch, Zwiebel

➤ Brokkoli, Blumenkohl, Kohl, Rosenkohl

➤ Soja

➤ grüner Tee

➤ Avocado

➤ Olivenöl, Fischölkapseln

➤ Nüsse – außer Erdnüssen

➤ wenig Kochsalz

➤ reichlich Ballaststoffe, z. B. Vollkornbrot und Gemüse

➤ Kartoffeln

➤ Naturreis

➤ Fisch, weißes Fleisch (wenig)

➤ Obst-, Gemüsesäfte, Mineralwasser

Halten Sie Ihren Homocysteinspiegel niedrig durch Nahrungsergänzung mit:

➤ Folsäure: 200–400 µg/Tag

➤ Vitamin B_6: 3–6 mg/Tag

➤ Vitamin B_{12}: 5–10 µg/Tag

Homocystein, ein Stoffwechselprodukt, steht im Verdacht, Krebserkrankungen und Zivilisationskrankheiten wie Atherosklerose, Herzinfarkt etc. zu begünstigen, wenn nicht gar auszulösen.

Diät bei Übergewicht

Übergewicht ist nicht nur ein Risikofaktor für Ihre Gesundheit, Übergewichtige altern auch schneller. Finden Sie die Ursache für Ihr Plus an Gewicht heraus, und tun Sie etwas dagegen. Nicht immer ist eigenes Fehlverhalten beim Essen die Ursache dafür: Eiterherde im Körper, z. B. an Zähnen, Mandeln, im Kiefer oder Nebenhöhlen, oder Hormonmängel, wie an Schilddrüsenhormonen oder DHEA, können auch Übergewicht fördern. Gehen Sie zum Arzt, vor allem wenn Sie plötzlich dick geworden sind und keine Diät hilft. Das Fat-Burn-Programm (siehe Seite 96) verhilft wieder zu Normalgewicht. Zusätzlich sollten Sie mindestens 4-mal pro Woche 30 Minuten Sport treiben wie Walken, Joggen, Schwimmen, Rad fahren oder Hometrainer, zudem eine Mitteltemperatursauna bzw. ein Sanarium besuchen. Personen, die über 100 Kilogramm wiegen, sollten ihre Körperwärme steigern durch Ephedra (Medikament). Für eine forcierte Fettverbrennung sorgen Guarana, Bitter Orange (Synephrin), Ingwer, Silberweide, Vitamin C, B_1 sowie Chrom. Diese bewährten Nahrungsergänzungen sollten von einem Arzt verordnet werden. **95**

DAS »FAT-BURN-PROGRAMM«

Morgens	Sojapulver z. B. in Shake + 2 Eiswürfel	1 Teelöffel, evtl. Sojadrink mit Geschmack oder Reismilch, Mandelmilch (Reformhaus) 250–500 ml Obst + Gemüse in wechselnder Mischung: keine Zitrusfrüchte, aber Banane, Papaya, Beeren (je dunkler, desto besser – Johannisbeere, Heidelbeere, Himbeere, Erdbeere), Pflaumen, Mango, Wassermelone, Ananas, Apfel etc., Gemüse: Brokkoli, Karotten, Avocado, Gurke, Paprika, Sellerie, Lauch etc. evtl. zusätzlich 1 Löffel Guarkern- oder Johannisbrotmehl zum Eindicken!	
Alternativ	Lecithin CLA Chrompicolinat Antioxidantien evtl. SD-Hormon evtl. DHEA	100–250 mg 4–6 Kaps. 1 Kaps. kombiniert mit Niacin z. B. Vit. E, Vit. C, Q10 1/2–1 Tbl. (15–50 mg) 10–25 mg	(Conju. Linoleic Acid = Fettkiller)
5 Min. vor dem **Mittagessen**	Chitosan (Quellmittel) Vit. C ungepuffert Chrompicolinat + Niacin s. o. evtl. DHEA Antioxidantien	6-mal 500 mg > 1 g 10–25 mg	mit 6–8 Glas Wasser! Vit. C immer zum Chitosan dazu! je mehr Übergewicht, desto eher DHEA
Mittagessen 6 Wochen lang ab 6. Woche	Rotations-/Trennkost Rotations-/Mischkost	ohne Fleisch, Wurst, Fisch, Käse Rotation, so dass nur 2-mal/Woche das Gleiche gegessen wird. Fisch 1-mal/Woche, mehrfach Tofu, pflanzlicher Brotaufstrich etc.	
5 Min. vor **Abendessen**	Chitosan Vit. C ungepuffert Chrompicolinat + Niacin s. o. Magnesium Antioxidantien	4- bis 6-mal 500 mg > 1 g 500 mg	mit 6–8 Glas Wasser!
Abendessen spätestens 19 Uhr	Vollkornbrot pflanzlicher Aufstrich Obst-/Gemüsesaft Joghurt, Kefir, Hüttenkäse, Buttermilch		
Alternativ	Appetitzügler		
Getränke	Mineralwasser, grüner Tee, Kamillen-, Pfefferminztee etc.		
Verboten sind	rotes Fleisch, Kaffee, schwarzer Tee, Früchtetee, Zucker, Süßigkeiten, Hefe		
Anschlussdiät optional	Rotations-/Vollwertdiät Morgenshake Obst, Gemüse Antioxidantien Chitosan	nach 3–6 Monaten	

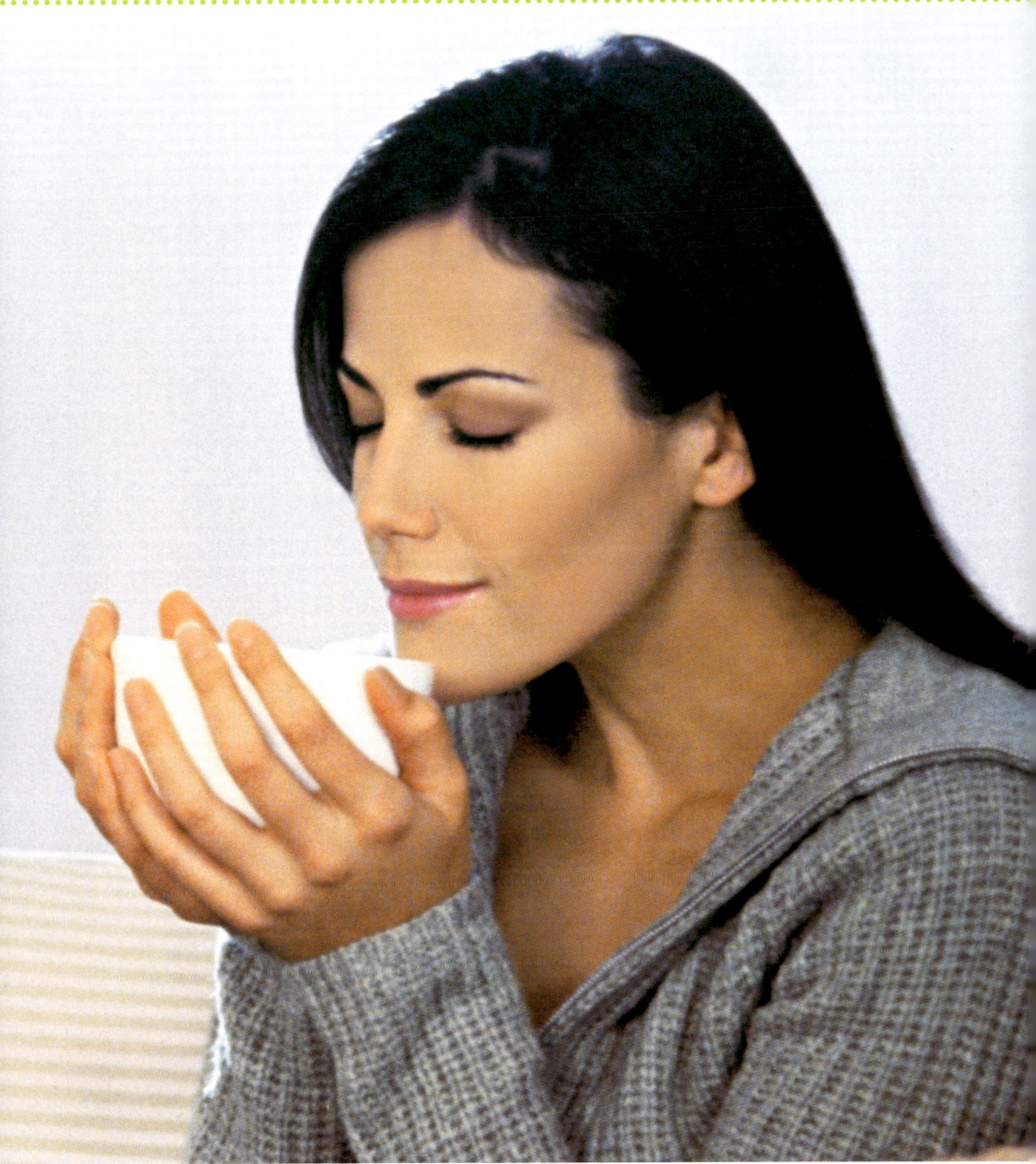

*Die leckeren grünen Teesorten sind eine hervorragende Quelle für Antioxidantien und
für viele eine einfache Methode, um sich mit diesen wichtigen Vitalstoffen zu versorgen.*

97

Die besten *Anti-Aging-Tipps* für Ihre Ernährung

1 Essen Sie täglich Frischkost in Form von frischem Obst, Rohkost und Salaten, aber auch Gemüse und Kartoffeln. Darin stecken reichlich Jungmacher für Ihren Körper. Ernähren Sie sich saisongerecht, und bevorzugen Sie regionale Erzeugnisse aus ökologischem Anbau. Greifen Sie zu Gemüsesorten, Früchten und Salaten, die besonders reich an Vitaminen, Spurenelementen und Antioxidantien sind. Hierzu zählen Kartoffeln, Blumenkohl, alle Arten von Kohl, Brokkoli, Bohnen, Spinat, Karotten, Fenchel, Paprikaschoten, Äpfel, Bananen und Erdbeeren.

2 Essen Sie vorwiegend Vollkornprodukte, also Vollkornbrot, Vollkornnudeln, Vollkorngebäck, Vollreis etc. Gegenüber den entsprechenden Produkten aus Weißmehl besitzen sie den Vorteil, dass sie reichlich Ballaststoffe, Vitamine und Mineralien enthalten.

3 Reduzieren Sie Ihren Konsum an rotem Fleisch auf ein bis zwei Mahlzeiten pro Woche, und verzichten Sie weitgehend auf fettreiche Wurst- und Fleischwaren. Reduzieren Sie den Konsum von Eiern auf ein bis drei Stück pro Woche. Beziehen Sie Fleisch und Eier wenn möglich aus artgerechter Tierhaltung.

4 Essen Sie täglich genug hochwertiges Eiweiß, z. B. aus Milch und Milchprodukten, Kartoffeln, Vollgetreideprodukten, magerem, weißem Fleisch, Geflügel und Fisch. Essen Sie ein- bis zweimal pro Woche fettreichen Seefisch (Hering, Makrele, Lachs etc.).

5 Essen Sie so wenig Zucker und Süßigkeiten wie möglich. Achten Sie auch auf den Zucker, der in Limonaden, Konfitüren, Gebäck, Eis und vielen Fertigprodukten wie Tomatenketchup, Salatdressing und Fruchtjoghurt steckt. Solche Lebensmittel sind regelrechte »Fitnesskiller«. Auch hinter Begriffen wie Glukose, Fruktose, Traubenzucker oder Glukosesirup verbirgt sich reiner Zucker. Zucker liefert keine Nährstoffe, begünstigt den Fettansatz und raubt dem Immunsystem die wichtigen B-Vitamine. Vermeiden Sie auch Süßstoffe. Gesündere Alternativen sind eingeweichtes Trockenobst, Honig oder Obstdicksäfte – sofern sie sparsam verwendet werden.

6 Meiden Sie fettreiche Speisen, und achten Sie auf versteckte Fette, z. B. in Fleisch, Wurst, Schokolade, Sahne, Nüssen, Bratfetten etc. Solche Produkte belasten Ihren Stoffwechsel nur. Günstig sind dagegen naturbelassene Pflanzenöle (kalt gepresste, unraffinierte Öle), wie Sonnenblumen-, Distel-, Oliven- oder Weizenkeimöl. Ein völliger Verzicht auf Fett schadet der Gesundheit, denn Fette sind Lieferanten wichtiger Biostoffe für den Körper. Fette enthalten aber auch sehr viel Energie. Ihr Anteil an den täglichen Gesamtkalorien sollte daher 30 Prozent nicht überschreiten. Decken Sie Ihren Bedarf an Fett überwiegend aus Pflanzen- und Fischfett. Tierische Fette sollten dagegen sparsam verzehrt werden.

7 Trinken Sie ausreichend, am besten zwei bis drei Liter am Tag. Bevorzugen Sie hierfür Trinkwasser, Mineralwasser, ungesüßte Kräuter- und Früchtetees, pestizidfreie Fruchtsäfte oder Trinkmolke. Ungeeignet wegen ihres hohen Zuckergehalts sind Fruchtsaftgetränke, Fruchtnektare und Limonaden.

8 Würzen Sie mit Kräutern, und gehen Sie sparsam mit Kochsalz um. Achten Sie auf versteckte Salzquellen, wie Wurst, Schinken, manche Brotsorten, Salzgebäck etc., und meiden Sie diese.

9 Achten Sie auf ausreichend Ballaststoffe in Ihrer täglichen Kost. Sie fördern die Verdauung und somit die Ausscheidung von Giftstoffen aller Art. Besonders ballaststoffreich sind Vollkornprodukte, Gemüse und Hülsenfrüchte.

10 Sorgen Sie für eine ausreichend hohe Zufuhr von Vitamin A, Vitaminen der B-Gruppe (insbesondere Vitamin B_1, B_2, B_6, B_{12}), Vitamin C, Vitamin D, Vitamin E und Folsäure. Beta-Karotin (= Vitamin A) verbessert Haut, Haare, Zähne, Zahnfleisch und Knochen, außerdem schützt es vor freien Radikalen, vor grauem Star, Herzkrankheiten, Darm- und Blasenkrebs. Sie finden Beta-Karotin in allen bunten Gemüsen und Früchten, von Spinat und Kohl über Aprikosen und Karotten bis hin zu Kürbis, Süßkartoffeln und Tomaten. Dunkle Blattgemüse enthalten zugleich große Mengen an Karotinoiden (insbesondere Lutein und Zeaxanthin), die der altersbedingten Veränderung der Netzhaut (Makuladegeneration) und diversen Krebsarten einschließlich Lungenkrebs vorbeugen.
Ein Antioxidans und Gegengift par excellence ist Vitamin C, von dem Sie sich mehrmals täglich kleinere Mengen (je 100 bis 200 Milligramm) genehmigen sollten. Hagebutten, Acerola-Kirschen, Sanddorn, schwarze und rote Johannisbeeren sowie rote Paprika sind exzellente Vitamin-C-Lieferanten, aber auch Brokkoli, Fenchel, Rosenkohl, Papaya, Kiwi und Erdbeeren sind gute Quellen dafür. Wenn Sie auf Vitamin-C-Supplemente zurückgreifen wollen, sollten Sie ein lang wirksames, auf Acerola-Basis entwickeltes Produkt möglichst bevorzugen.
Führen Sie Ihrem Körper täglich Vitamin E zu, entweder in Form von Weizenkeimöl, Haselnüssen oder Sonnenblumenkernen oder durch Einnahme von natürlichem Vitamin E.

11 Achten Sie bei Spurenelementen und Mineralien vor allem auf eine gute Versorgung mit Selen, Zink, Iodid, Kalzium und Magnesium.
Selen bringt die Enzymwirkungen in Ihrem Stoffwechsel zur Entfaltung, schützt vor Infektionen, überschießenden Immunreaktionen und Krebs. Gute Selenquellen sind Kokosnüsse, Steinpilze, Bückling, Sesam und Weizenkeime.
Zink kurbelt Stoffwechselprozesse an, stärkt das Immunsystem und optimiert die Abwehrkräfte Ihrer Haut. Zink ist vor allem in Austern, Fisch, Muskelfleisch, Milchprodukten und Vollkorngetreide enthalten.
Iodid benötigt Ihre Schilddrüse, um sich nicht knotig zu verändern und im schlimmsten Fall in Richtung Krebs zu entarten. Zu finden ist es in Meeresfrüchten oder Lebertran.
Kalzium in Verbindung mit Vitamin D_3 benötigt Ihr Skelettsystem, um sich vor Osteoporose zu schützen.
Magnesium fördert die Herzleistung, schützt die Gefäße, bekämpft Bluthochdruck und verhindert nächtliche Wadenkrämpfe.

12 Coenzym Q10 (Ubichinon) ist ein lebenswichtiges Pseudovitamin, dem in jüngster Zeit vielfältige Schutzwirkungen nachgesagt werden, von Bluthochdruck, Netzhauterkrankungen und Parodontitis (Zahnfleischschwund) bis hin zu Brustkrebs. Viel Coenzym Q10 findet sich in Spinat und Erdnüssen.

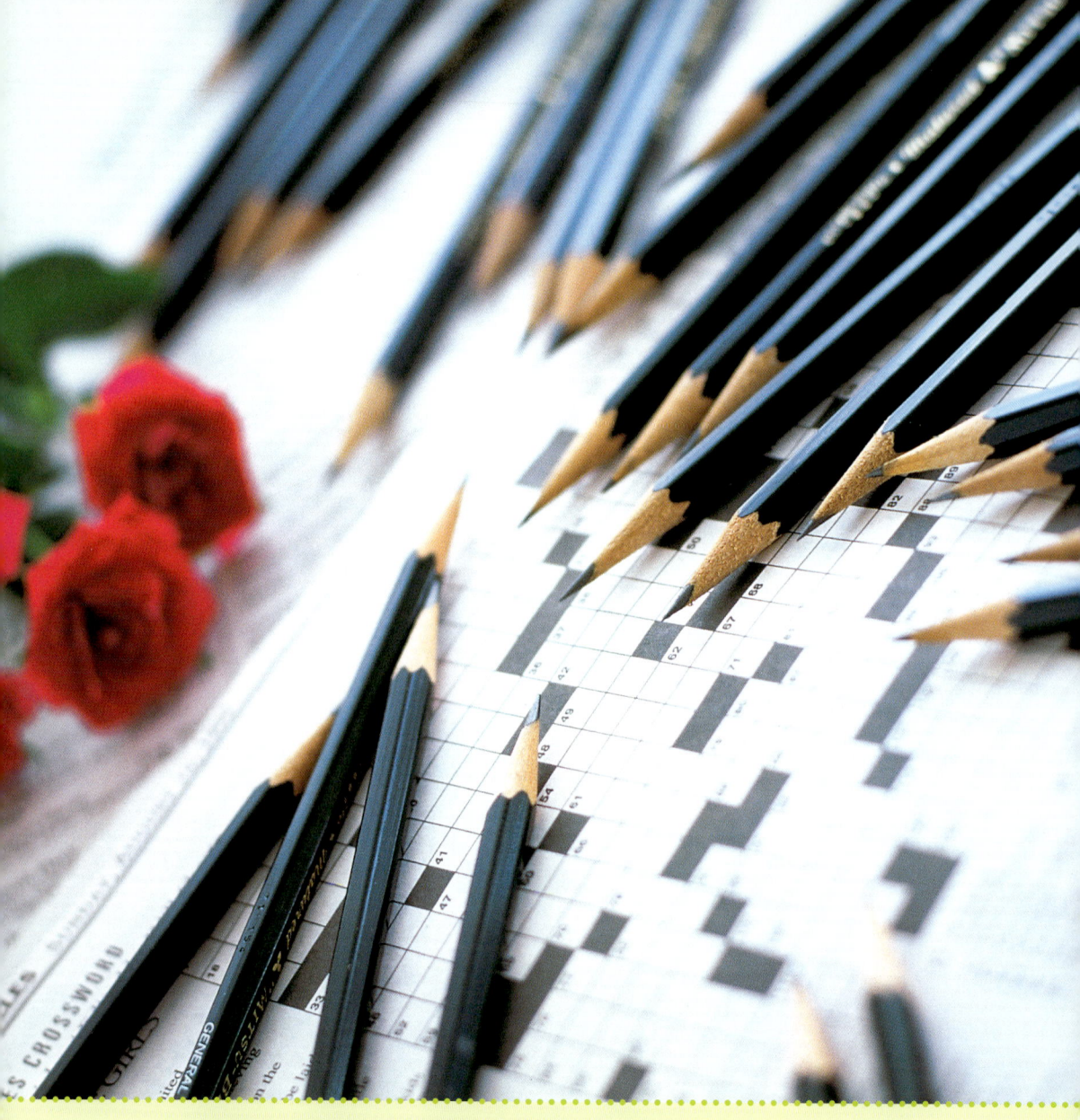

Gehirn im Dauereinsatz

Können Sie sich die genaue Reihenfolge von 35 Kartenspielen – das sind 1820 Spielkarten – merken? Oder in gut einer halben Minute die Reihenfolge eines Kartenspiels einprägen? Nein? Keine Sorge. Das können nur ganz wenige Mitmenschen, und sie treffen sich alljährlich zu Gedächtnis-Weltmeister-

schaften. Auch unser Gedächtnis vollbringt Meisterliches, auch wir sind mit einem enormen Erinnerungsvermögen ausgestattet. Doch im Unterschied zu diesen Merkprofis sind wir nicht in der Lage, das hohe Gedächtnispotenzial voll auszuschöpfen. Wie sich das steigern lässt, lesen Sie auf den nächsten Seiten.

Gehirn – Ort des Gedächtnisses

Während Sie diese Zeile lesen, laufen rund eine Million chemischer Reaktionen in Ihrem Kopf ab – unvorstellbar, was das Gehirn eines Menschen leistet!

Das Gehirn besteht aus über zehn Milliarden Nervenzellen. Es wiegt im Durchschnitt bei einem Mann 1400 Gramm, bei einer Frau 1250 Gramm. Obwohl es aber nur etwa zwei Prozent des Körpergewichts ausmacht, verbraucht das Gehirn zehnmal so viel Energie wie andere Körpergewebe – Tag und Nacht, ohne Pause. Für die Funktion des Gehirns kommt es jedoch nicht auf die Masse an, sondern auf die Ausbildung vieler Windungen und Vernetzungen zwischen den Nervenzellen. So gehörte das schwerste Gehirn mit etwa 1700 Gramm einem geistig Zurückgebliebenen, das leichteste mit 900 Gramm einem Schriftsteller.

Das Gehirn, das zusammen mit dem Rückenmark das Zentralnervensystem bildet, liegt in der Schädelhöhle. Es berührt jedoch an keiner Stelle die Schädelknochen direkt, sondern wird von ihnen durch die Hirnhäute (Meningen) getrennt. Im Gehirn befindet sich ein System von Hohlräumen (Ventrikel), das von der Gehirn-Rückenmark-Flüssigkeit ausgefüllt ist. Diese auch Liquor genannte Flüssigkeit steht mit dem venösen Blutsystem in Verbindung, wohin sie resorbiert wird. Neben dem arteriellen Gefäßsystem wird das Gehirn auch über das Ventrikelsystem mit Nähr- und Vitalstoffen versorgt. Allerdings sind hier Grenzen gesetzt: Nur bestimmte Stoffe können eine Barriere – die Blut-Hirn-Schranke – passieren.

Anatomie des Gehirns

➤ End- oder Großhirn: Wie die angelegten Flügel eines Schwans falten sich die beiden Großhirnhälften über weiteren Hirnteilen zusammen, nämlich den Stamm- oder Basalganglien und dem Riechhirn. Die Großhirnhälften, auch als Großhirnrinde bezeichnet, gliedern sich in graue Anteile, eine Ansammlung von Nervenzellen, sowie in eine weiße Substanz, die Marksubstanz von Nervenfasern. Die Großhirnrinde ist der Sitz von Bewusstsein, Denken, Willenskraft, Gedächtnis, bewusstem und unbewusstem Handeln und Sinneseindrücken. Die beiden Hälften sind für die beiden Hälften des Körpers zuständig. Da sich jedoch die zugehörigen Nervenbahnen in ihrem Verlauf vom Gehirn zum übrigen Körper kreuzen, gehört zur linken Großhirnhälfte die rechte Körperseite und zur rechten Großhirnhälfte die linke Körperseite.

➤ Zwischenhirn: Zwischen den beiden Großhirnhälften gelegen, besteht es aus vier übereinander gelagerten Etagen. Hier befinden sich die Zentren für die Wahrnehmung der Sinneseindrücke (Sehen, Schmecken, Hören) sowie der Hypothalamus, die Steuerzentrale von vegetativem Nervensystem und Hormonsystem.

➤ Das Mittelhirn liegt zwischen dem Zwischenhirn und dem Hinterhirn. In diesem Bereich liegen verschiedene Zentren für die Bewegung sowie die »Meldesammelstellen« für Sehen und Hören.

➤ Das Hinterhirn besteht aus einem Verbindungsstück zwischen Mittelhirn und

101

➤ Ob das Gehirn richtig funktioniert, lässt sich an der Leistungsfähigkeit der vom Gehirn ausgehenden zwölf Nervenpaare testen. Der Facharzt kennt eine Reihe von Reflexen und typischen Organ- und Muskelfunktionen, die Auskunft über die Gesundheit von Gehirn und Rückenmark geben.

➤ Eine Punktion der Gehirnflüssigkeit und der Rückenmarksflüssigkeit mit anschließender biochemischer Untersuchung informiert über bestimmte virale, bakterielle oder immunologische Erkrankungen.

➤ Daneben können eine Röntgenaufnahme und die Elektroenzephalographie (Messung der elektrischen Aktivität der Gehirnzellen) Hinweise über den Zustand unserer alle Körperabläufe koordinierenden Steuerungszentrale geben.

verlängertem Mark (Pons = Brücke). Hier befinden sich zahlreiche Nervenschaltstellen, die Großhirn mit Kleinhirn verbinden. Ferner liegt im Hinterhirn das Kleinhirn als Zentrum der Motorik.

➤ Das Nachhirn oder verlängerte Mark ist der an das Rückenmark anschließende Gehirnabschnitt. Es enthält verschiedene wichtige Nervenknoten, u.a. für die Regulation von Atmung und Kreislauf.

Ein wichtiges Randgebiet zwischen Großhirn und Hirnstamm ist das limbische

System. Von diesem Bereich gehen gemütsbedingte Antriebe aus, hier werden die Mechanismen der Selbsterhaltung (Ernährung, Verteidigung, Angriff) und der Arterhaltung (Sexualität) gesteuert, und von hier aus werden auch die vegetativen und hormonalen Regulationen beeinflusst.

Die Arten des Gedächtnisses

Die Fähigkeit des Gehirns, Informationen zu speichern und sie später wieder abzurufen, wird als Gedächtnis bezeichnet. Diese Fähigkeit gehört zu den Grundeigenschaften des sozialen Lebens. Man unterscheidet sensorisches oder Ultrakurzzeitgedächtnis, Kurzzeitgedächtnis und Langzeitgedächtnis.

➤ Das sensorische Gedächtnis ist das flüchtigste der drei Gedächtnisarten. Es behält hauptsächlich Sinneseindrücke, wie optische oder akustische Reize, über eine Spanne von nur ein bis drei Sekunden.

➤ Das Kurzzeitgedächtnis wird auch als Merkfähigkeit bezeichnet. Hierbei werden Informationen höchstens für eine halbe Minute gespeichert und wieder gelöscht, wenn sie nicht in das Langzeitgedächtnis übernommen werden. Für dieses Übernehmen spielt das Kurzzeitgedächtnis eine wichtige Rolle, denn das Material wird hier gesichtet, sortiert und entsprechend den Ablagen im Langzeitgedächtnis verschlüsselt. Zudem spielt es eine Rolle beim Abrufen von bereits gespeicherten Informationen. Es ist also dem Arbeitsspeicher eines Computers vergleichbar.

➤ Das Langzeitgedächtnis wird auch Erinnerungs- oder Reproduktionsfähigkeit genannt. Bestimmte Botschaften, Erlebnisse oder Lerninhalte werden lebenslänglich registriert, sind also geradezu unauslöschlich. Selbst in fortgeschrittenem Alter können wir uns noch genau an Situationen aus der Kindheit und Jugend erinnern oder in der Schule gelernte Gedichte auswendig aufsagen.

Nach einer Theorie der Gehirnforscher sind für das Funktionieren der Kurzzeiterinnerungen Mineralien und Spurenelemente zuständig, während das Langzeitgedächtnis seine Inhalte in Eiweißbausteinen niederlegt. Die exakten Vorgänge der Gedächtnisbildung sind jedoch immer noch rätselhaft.

Gehirn und Altern

Gehirn und Nervensystem zeigen sehr auffällige Funktionseinschränkungen mit fortschreitendem Lebensalter. Die Masse des Gehirns – also die Hardware – nimmt mit dem Alter etwas ab. Ein 20-Jähriger hat eine mittlere Gehirnmasse von etwa 1400 Gramm, ein 60-Jähriger nur noch eine von etwa 1335 Gramm. Der Grund: Einmal verloren gegangene Nervenzellen können nicht mehr ersetzt werden. Sie wachsen nicht mehr nach. Dieser Verlust betrifft nicht alle Hirnbereiche in gleicher Weise. In manchen Großhirnregionen kann er bis zu 30 Prozent betragen. Dabei schrumpft die graue Hirnsubstanz (das sind allein die Körper der Nervenzellen, Anteil am Gehirn etwa 48 Prozent) nur halb so viel wie die weiße. Dies bedeutet, dass außer der Zahl der Nervenzellen auch die Zahl der Nervenfasern merklich sinkt. Weiterhin lagern sich mit fortschreitendem Alter vor allem Lipofuszine, eine Art

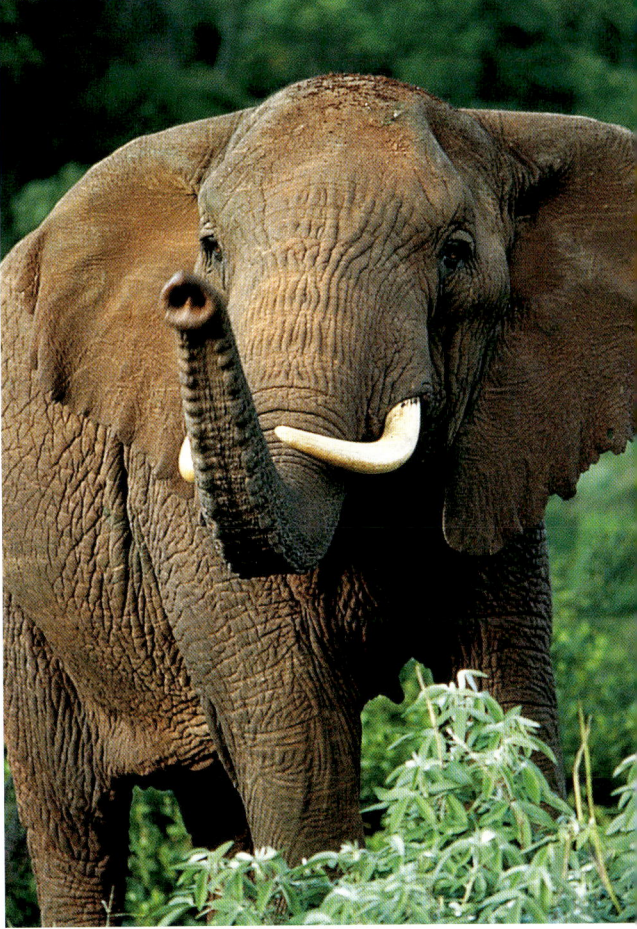

Elefanten haben ein sprichwörtlich gutes Gedächtnis. In Langzeitversuchen konnten Zoologen dies jedoch nicht bestätigen.

Schlackenstoffe, in den Nervenzellen ein, was zu den so genannten senilen Plaques führt. Auch nimmt die Versorgung und Durchblutung durch das Kapillarsystem langsam, aber deutlich ab. Diese Veränderungen bewirken die typischen Erscheinungen des Alters wie Altersvergesslichkeit, Persönlichkeitsveränderungen, mangelnde Anpassungsfähigkeit, Begriffsstutzigkeit, Altersstarrsinn oder Depressionen.

103

TIPP | VERGESSLICHKEIT

Vergesslichkeit in jüngeren Jahren hat manchmal einen ganz einfachen Grund. Sie überlasten Ihr Denkorgan durch zu viel Stress und Hektik im Alltag. Das Gehirn schützt sich vor extremer Reizüberflutung durch Vergesslichkeit. Die Lösung: Befolgen Sie die Tipps gegen Stress auf Seite 46. Dann werden Ihre grauen Zellen bald wieder fit sein.

Warum das Gedächtnis nachlässt

Spätestens ab dem 50. bis 55. Lebensjahr, also in den Wechseljahren bzw. der Midlife-Krise, bemerken fast alle Frauen und Männer neben dem Nachlassen diverser Körperfunktionen auch ein Schwinden ihrer geistigen Frische und intellektuellen Fähigkeiten. Das unmittelbare Erinnern und der rasche Zugriff zum Namengedächtnis werden schwieriger, der Gedankenfluss wird stockender, peinliche Gedächtnislücken treten auf. Doch keine Sorge, das Nachlassen der Gehirnfunktionen ist so normal wie das Altern der Haut und das Grauwerden der Haare.

Die Erklärung der Wissenschaftler: Unser Gehirn verliert mit den Jahren an Anpassungskapazität, Speichervolumen und Abrufvermögen. Und die Neurowissenschaften tragen immer mehr Erkenntnisse zusammen, die erklären können, warum uns bestimmte Worte, Begriffe und Namen mit steigendem Lebensalter nicht mehr wie selbstverständlich über die Lippen kommen. Drei Schlüsselmechanismen sind für den Schaden im alternden Gehirn verantwortlich:

➤ der unkontrolliert ablaufende Zelltod von Nervenzellen und Stützgewebe
➤ Hormondefizite
➤ oxidative Veränderungen der Zellmembranen im Gehirn (oxidativer Stress im Gehirn).

Die Folge dieser Vorgänge: Nervenbahnen verlieren ihre Kontaktpunkte, die Signalübermittlung erfolgt zunehmend stockend und fehlerhaft, die entscheidenden Impulse für einen geordneten und schnellen Gedankenfluss bleiben aus.

Was tun gegen Vergesslichkeit?

Sind Abbauvorgänge im Gehirn nun zwangsläufige, unausweichliche Folge des Älterwerdens? Die gute Nachricht lautet: Keineswegs! Geistig hellwache und reaktionsschnelle Senioren sind der beste Beweis dafür, dass die Gehirnfunktionen durch Training, günstige Lebensweise und die Zufuhr wichtiger Vitamine, Antioxidantien und Vitalstoffe vor Leistungsabfall geschützt werden können.

Erst kürzlich konnte eine Studie der Universität von Honolulu in Hawaii an fast 3000 Männern im Alter zwischen 71 und 93 Jahren nachweisen, dass zusätzlich zur normalen Ernährung zugeführtes Vitamin C und Vitamin E das Risiko für bestimmte Gehirnleistungsstörungen (vaskuläre Demenz) um glatte 88 Prozent reduzieren kann. Ohne Ergänzung der betreffenden Vitamine entwickelten 27 Studienteilnehmer, mit Vitamin-Supplementierung dagegen nur ein einziger Studienteilnehmer eine ausgeprägte Gehirnleistungsschwäche (Demenz). Geistige Fitness im Alter lässt sich mit antioxidativen Wirkstoffen über eine Bekämpfung freier Radikale und der durch sie ausgelösten Abbau- und Durchblutungsstörungen erhalten.

Doch mit antioxidativ wirksamen und neurotropen (die Nerven beeinflussenden) Vitaminen ist das volle Spektrum der Chancenausnützung noch keineswegs erschöpft: Diverse Arzneistoffe mit günstiger Wirkung auf die Gehirnfunktion befinden sich derzeit in klinischer Prüfung, und einige von ihnen haben große Chancen, künftig zum Arsenal der wirksamen Substanzen gegen altersbedingte Hirnleistungsstörungen zu zählen. Auch Hormone wie Östradiol, Progesteron, Pregnenolon, Dehydroepiandrosteron (DHEA) und Testosteron haben beträchtliches Potenzial, bedürfen jedoch noch einer umfassenderen wissenschaftlichen Überprüfung.

Gehirnjogging

Die Gedächtnisfunktionen – also die Software – lassen sich sehr gut trainieren. Durch regelmäßige geistige Betätigung kann man sein Denkorgan bis ins hohe Alter fit und leistungsfähig erhalten. Laienhaft werden solche Gedächtnisübungen als »Gehirnjogging« bezeichnet, in Analogie zum Ausdauerjogging. Die Wissenschaft weiß heute: Der Funktionsniedergang der Hirnleistung lässt sich durch geistiges Training stark abschwächen. Probanden, die regelmäßig geistige Stimulationskurse absolvierten, hatten mit 70 noch die gleichen Testergebnisse wie mit 60. Auch gab es 80-Jährige mit hervorragend arbeitendem Gedächtnis. Wer also lange geistig rege bleibt, erhält sich auch lange Zeit seine geistigen Fähigkeiten.

Besonders leistungsfähig blieben Ehepaare, bei denen beide Partner »gescheit« waren und sich geistig austauschten, sowie Einzelpersonen, die sich intelligent, inspirierend und intuitiv zeigten. Solche geistig regen und flexiblen Personen waren kon-

INFO | NERVENNETZ

Die Tatsache, dass Nervenzellen nicht mehr nachwachsen können, ist keinesfalls eine Panne der Natur. Eine wesentliche Aufgabe des Nervensystems ist das Speichern, Abrufen und Verarbeiten von Informationen (Gedächtnisbildung). Diese Aufgaben werden durch den Aufbau von Verschaltungen von Nervenzellen untereinander gelöst. Durch eine sehr große Zahl solcher Verschaltungen entsteht ein unvorstellbar komplexes Netzwerk, das Informationen speichern und wiedergeben kann. Würden hier die Zellen ständig nachwachsen, entstünde rasch ein »Informationschaos«, die gespeicherten Botschaften würden verzerrt oder gar »unleserlich«. Gegen krankheits- oder unfallbedingte Verluste von Gehirnzellen in der Jugendphase hat der Organismus jedoch vorgesorgt. Es gibt im Gehirn große Bereiche, die »leer« sind, deren Zellen also keine offensichtliche Funktion haben. Sie können die Aufgaben zerstörter Nervenzellen übernehmen und Gedächtnisinhalte speichern.

105

taktfreudig und lehnten ein unüberlegtes Durchschnittsleben ab. Schlechte Karten bezüglich ihres altersbedingten Leistungsabfalls haben dagegen lethargische und inaktive Personen, die ihr Leben nicht bewusst gestalten.

So trainieren Sie Ihr Gehirn

➤ Fordern Sie Ihr Denkorgan regelmäßig, vor allem wenn Sie nicht mehr aktiv im Berufsleben stehen. Kreuzworträtsel, das Erlernen von Gedichten oder gar einer Fremdsprache, das Lösen kniffliger Rätselaufgaben etc. sind ein gutes Training für das Gedächtnis. Unbedingt meiden sollten Sie aber extreme Gedächtnisübungen, wenn Sie an einer Gehirnverletzung oder an Schizophrenie leiden.

➤ Tauschen Sie den Fernseher immer öfter gegen ein anregendes Buch oder ein gut recherchiertes Nachrichtenmagazin. Hier werden Ihre Kreativität und Fantasie gefördert. Zu viel Fernsehen schaltet Ihr Gehirn auf einen ungesunden, passiven Schongang. Es gibt gute Bücher mit Gehirnübungen. Hier finden Sie Anregungen zum »Denken lernen« und Denkschulen, die Spaß machen.

➤ Eine einfache, aber wirkungsvolle Übung, die Sie überall durchführen können: Nehmen Sie ein längeres Wort und bilden Sie (ohne Papier und Bleistift!) aus den Buchstaben dieses Wortes neue Wörter. Beispiel: Aus dem Wort »Entspannung« ergeben sich Spanne, Panne, gut, Tanne, eng, Nut, Aspe, Tang, Gnu etc.

➤ Nehmen Sie Ihre Umwelt immer wieder bewusst wahr, und versuchen Sie sich möglichst viele Details einzuprägen. Wenn Sie z. B. beim Spazierengehen an einem Haus vorbeigehen, versuchen Sie sich möglichst viele Einzelheiten einzuprägen. Beim Rückweg können Sie Ihre Erinnerung überprüfen.

➤ Lesen Sie beim Zeitunglesen einige Zeilen ganz bewusst, schließen Sie dann die Augen und versuchen Sie, das Gelesene wiederzugeben.

➤ Auch viele Gesellschafts- und Strategiespiele eignen sich sehr gut, um im Kopf fit zu bleiben. Wie wäre es mit Schach, Memory, Risiko, Back Gammon, Trivial Pursuit und ähnlichen Spielen?

➤ Lernen Sie ein Musikinstrument spielen. Dabei muss Ihr Gehirn Handgriffe, Tempo und Takt mit extremer Präzision koordinieren.

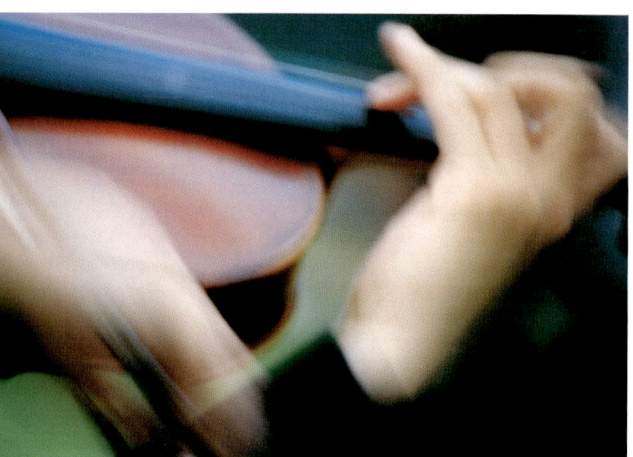

Gehirntraining: Beim Erlernen eines Musikinstruments müssen Handgriffe, Takt und Tempo aufeinander abgestimmt werden.

So macht das Gehirn nicht schlapp

Ebenso wie alle anderen Organe benötigt auch Ihr Gehirn zahlreiche Vitalstoffe und eine gesunde Lebensweise, um leistungsfähig zu bleiben.

➤ Vermeiden Sie oxidativen Stress im Gehirn. Befolgen Sie hierzu die Tipps im Kapitel über den oxidativen Stress (siehe Seite 62).

➤ Das Gehirn braucht Sauerstoff, um richtig zu funktionieren. Bewegen Sie sich daher regelmäßig an frischer Luft, dadurch steigern Sie nicht nur die Durchblutung des Körpers, sondern auch des Gehirns. Sie pumpen so Ihre grauen Zellen voller Energie.

➤ Stellen Sie sicher, dass die für eine optimale Gehirnleistung wichtigen Hormone bei Ihnen im Lot sind. Lassen Sie sich dabei von einem kompetenten Spezialisten (Endokrinologen) helfen.

➤ Trinken Sie ausreichend nichtalkoholische Flüssigkeiten. Sie verdünnen damit Ihr Blut, es fließt besser und kann so mehr Nährstoffe und Sauerstoff ins Gehirn transportieren.

➤ Ernähren Sie sich ausgewogen. Das Gehirn verbraucht etwa ein Fünftel unserer Energie, bei Nährstoffmangel ist es unterversorgt. Ausgesprochenes Brainfood sind Vollkornprodukte (enthalten reichlich B-Vitamine), Fisch (enthalten reichlich Omega-3-Fettsäuren), Eier (enthalten Lecithin und Cholin) und Nüsse (enthalten Spurenelemente wie Bor u. a.). Damit legt Ihr Gehirn wieder einen Gang zu.

➤ Achten Sie auf ausreichend Schlaf. Mindestens sechs Stunden pro Nacht und mindestens eine Stunde vor Mitternacht sollten Sie nicht unterschreiten. Ihre Gehirnzellen brauchen die Entspannung zur Regeneration bzw. Träume, um Belastendes zu verarbeiten. Bei zu wenig Schlaf lässt die Fähigkeit nach, Informationen aus dem Langzeitgedächtnis abzurufen.

➤ Pflegen Sie soziale Kontakte. Sie trainieren damit die komplexen Hirnfunktionen wie vernetztes Denken, schnelle Reaktionen und das rasche »Umschalten« auf neue Sachverhalte.

➤ Meiden Sie Nikotin. Es verengt die Blutgefäße, dadurch wird das Gehirn schlechter mit Sauerstoff versorgt.

➤ Wenn Sie bei sich einen raschen, beunruhigenden Abbau der Gehirnfunktionen feststellen, suchen Sie frühzeitig professionelle Hilfe. Fragen Sie Ihren Hausarzt nach einem geeigneten Fachmann.

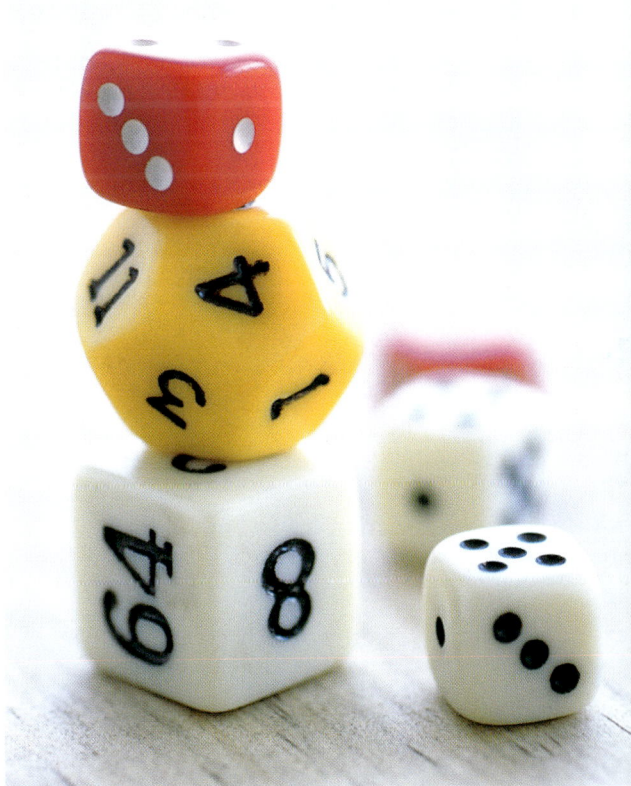

Gesellschaftsspiele, die Reaktionsgeschwindigkeit und Merkfähigkeit erfordern, sind ein gutes Training für die grauen Zellen.

107

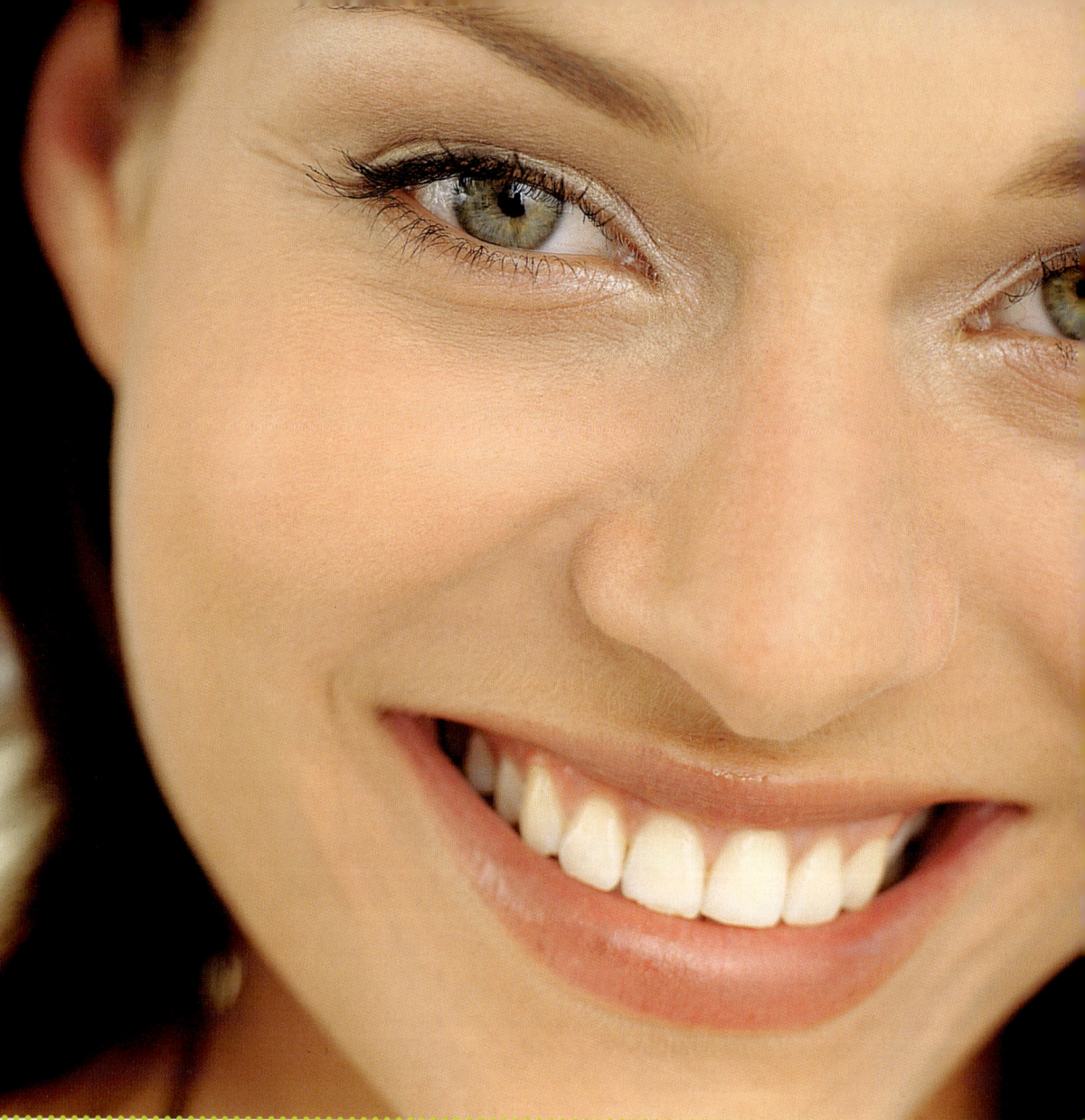

Haut – Spiegel des Alters

Beim einen zeigen sie sich früher, beim anderen später: die Spuren der verflossenen Jahre. Doch gerade die äußerlich sichtbaren Zeichen der vergangenen Zeit versetzen die meisten Menschen in Angst und Schrecken. Spätestens wenn sich erste Falten um Augen und Mundwinkel legen und/oder graue Haare am Kopf schimmern, wird mit allen Registern der Kosmetikindustrie und zunehmend auch der Schönheitschirurgie versucht, diese Spuren wieder auszuradieren. Dabei wird jedoch übersehen, dass das Altern ein den ganzen Organismus erfassender Prozess ist, der sich nicht nur an Haut und Haaren abspielt.

Alterungsprozess der Haut

Dass Haut und Haare altern, wird uns meist jenseits des 35. Lebensjahres bewusst. Ab diesem Zeitpunkt lässt der Körper seine Vergangenheit erkennen und vergisst nichts mehr. Was man in jungen Jahren noch locker wegsteckte, wird nun zunehmend zur Belastung: Rauchen, Alkohol, durchgemachte Nächte, zu gutes Essen können ihr langsames Zerstörungswerk beginnen. Gnadenlos verraten Haut und Haare jede Sünde.

Und jenseits der 40 wird es noch drastischer; hier zeigt jede Haut die Tendenz zur Austrocknung und Alterung und braucht deshalb intensive Pflege.

Warum die Haut altert

Wie kein anderes Organ unterliegt die Haut als »Grenzfläche« zwischen Innen und Außen sowohl inneren als auch äußeren Einflüssen. Letztere können die selektive Hautalterung deutlich beeinflussen und vorantreiben. Daneben werden die Faltenbildung der Haut und das Ergrauen der Haare ganz erheblich von den Genen gesteuert. Menschen mit einem – anlagebedingt – starken Bindegewebe bekommen nicht so schnell Falten wie solche mit einem schwachen Bindegewebe. Auch die Ernährung spielt natürlich eine Rolle, dazu kommen Sonnenbestrahlung und Rauchen – alles Faktoren, die über den Zustand von Haut und Haaren entscheiden. Letztlich bestimmt also die Lebensweise, wie rasch die Haut altert.

Heute weiß die Wissenschaft recht genau, was in der Haut vorgeht, wenn sie altert.

Alternde Haut verliert an Elastizität und Regenerationsfähigkeit. Es fehlen die Wasser bindenden und quellfähigen Kollagenschichten der Unterhaut (Subkutis). Sie werden im Lauf des Lebens durch so genannte Kollagenasen abgebaut. Wie unsichtbare Scheren zerschneiden diese Enzyme die Kollagenfasern. UV-Strahlen, Hormonmangelzustände und ungebremst einwirkende freie Radikale sind die Hauptakteure, die die Kollagenasen in der Haut aktivieren und so der Faltenbildung Vorschub leisten.

Aggressive Sonne

Während sonnengebräunte Haut in Europa und den nördlichen USA (immer) noch zu den Schönheitsidealen zählt und Kraft, Ausgeruhtheit und Wohlstand signalisiert, ist man in sonnenreichen Ländern wie Australien, Südafrika und im Südwesten der USA vorsichtiger geworden. Zu eindeutig ist der direkte Zusammenhang zwischen ungeschützter Sonneneinstrahlung, Lichtschäden durch UV-A- und UV-B-Strahlen (Sonnenlicht enthält Wärmestrahlen und verschiedene Arten von ultravioletter Strahlung), beschleunigter Hautalterung und Hautkrebs. Haben Menschen in südlichen Ländern selbst bei ausgiebiger Sonnenexposition offenbar noch einen gewissen genetischen Schutz vor Hautkrebs, zeigt ein Blick in die Gesichter älterer Süditaliener, Griechen oder Spanier die Folgen der Sonne nur allzu deutlich: Ihre Gesichter zieren zahllose Falten, tiefe Furchen und eine gegerbte, ledrig wirkende Haut.

109

Sonnenschutzmittel können nur vor Sonnenbrand bewahren, jedoch nicht vor der Lichtalterung schützen. Auch Wind und Wetter nehmen Einfluss auf die Hautalterung. So ist die wettergegerbte Haut der Land- und Seeleute oder der Freiluftfanatiker nicht durch Regen und Wind, sondern ausschließlich durch das Sonnenlicht und zwar durch dessen Anteil im UV-Be-

reich bedingt. Deutlich kann man sich diesen Effekt vor Augen führen, wenn man wenig der Sonne exponierte Hautteile, wie die Haut an Oberschenkeln oder Arminnenseiten, mit ständig exponierter Haut, wie beispielsweise der Gesichtshaut, vergleicht. Auch die Haut kahler Schädelteile altert deutlich schneller als die behaarter Bezirke. Dies zeigt auch den Nut-

INFO | AUFBAU DER HAUT

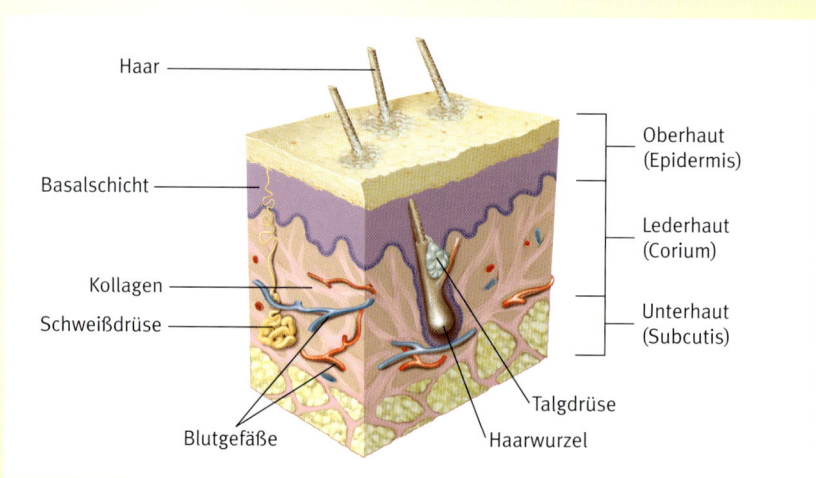

Haar — Oberhaut (Epidermis)

Basalschicht — Lederhaut (Corium)

Kollagen — Unterhaut (Subcutis)

Schweißdrüse

Talgdrüse

Blutgefäße — Haarwurzel

Vereinfacht besteht die Haut aus drei Schichten: der Oberhaut (Epidermis) als äußerster Schicht, der Lederhaut (Corium) als Zwischenschicht und der darunter liegenden Unterhaut (Subcutis). Die Oberhaut ist aus Hornzellen aufgebaut und bildet so eine Wasser abweisende und mechanisch schützende Barriere gegen Umwelteinflüsse.

Die Lederhaut ist reich an Bindegewebe (Kollagen und Elastin) und macht die äußere Körperhülle elastisch und reißfest. Die Unterhaut besteht aus lockerem Bindegewebe. Sie enthält die Schweißdrüsen sowie Druck- und Vibrationstastkörperchen und das Unterhautfettgewebe, das als Stoßpuffer, Kälteschutz und Energiespeicher dient.

zen einer angemessenen Bekleidung als zuverlässigem Alterungsschutz der Haut. Es wäre nun falsch, der Sonne aus Furcht vor Alterungsprozessen gänzlich aus dem Weg zu gehen. Bei kurzzeitiger und wohl dosierter Anwendung profitieren wir von ihrer positiven Wirkung auf unseren Stoffwechsel. So entsteht durch die UV-A-Strahlung des Lichts in der Haut das für den Knochenaufbau wichtige Vitamin D. Damit Ihnen die Sonne gut tut, sollten Sie folgende Regeln beachten (weitere Tipps siehe Seite 124):

➤ Auch wenn es schwer fällt, sollte man im Frühjahr oder im Urlaub die Haut langsam an die Strahlung gewöhnen und sich zunächst im Schatten oder Halbschatten aufhalten. Die natürlichen Schutzmechanismen der Haut gegen Sonnenstrahlen sind nämlich erst nach vier bis fünf Tagen voll wirksam.

➤ Meiden Sie die Mittagssonne, gerade in südlichen Regionen. Vor allem an klaren und trockenen Tagen ist die Luft besonders durchlässig für die UV-Strahlung. Wolken schirmen bis zu 50 Prozent der Strahlung ab.

➤ Feuchte Haut ist besonders lichtempfindlich, da die Hornhaut aufgequollen ist und das UV-Licht schnell in tiefere Hautbereiche dringen lässt. Schützen Sie sich also nach dem Baden und in feucht-tropischem Klima besonders.

Doch UV-Strahlen und Austrocknung der Haut sind nicht die alleinigen Täter. Auch die Strahlung aus Computerbildschirmen, geringe Luftfeuchtigkeit in klimatisierten Büros, der Elektrosmog von Kopiergeräten und die Kombination aus Strahlenbelastung, Sauerstoffmangel und geringer Luft-

INFO | LICHTSCHUTZFILTER

Sie mildern die schädliche Wirkung von UV-Strahlen ab.

➤ **Chemische Lichtschutzfilter** schützen die Haut vor zu viel Sonne, indem sie die Strahlung in Wärme umwandeln. Nicht alle dieser Substanzen sind unbedenklich. So wurde jüngst entdeckt, dass manche Filter die Erbsubstanz schädigen können. Gegen chemische Filter spricht ferner, dass sie die Haut reizen und Allergien auslösen können. Besonders häufig wird dies bei Oxybenzon beobachtet. Ferner können solche Stoffe durch die Haut in den Körper gelangen und sich z. B. in der Muttermilch anreichern.

➤ **Physikalischer Sonnenschutz** mit Mikropigmenten: Darauf setzen seit einigen Jahren insbesondere Hersteller von Naturkosmetika. Fein vermahlenes Titandioxid oder Zinkoxid reflektieren die UV-Strahlen wie zahllose winzige Schutzschilde. Da aber die Mikropigmente oft nicht gleichmäßig in der Creme oder Lotion verteilt sind, wurde der angegebene Faktor nicht immer eingehalten. Ferner kam Titandioxid – vor allem in mikrofeiner Form – in Verdacht, ebenfalls durch die Haut in den Körper zu gelangen. Daher wird dieses Pigment häufig in ummantelter Form eingesetzt. Zinkoxid halten die Experten für unbedenklich.

DER ANTI-AGING-HAUTCHECK

Mit dem folgenden Test können Sie den Alterungszustand Ihrer Haut überprüfen. Beantworten Sie dazu die nachfolgenden zwölf Fragen in Ruhe und ehrlich. Trifft eine Feststellung auf Sie zu, kreuzen Sie bitte rechts die angegebene Zahl an:

1. Meine Haut ist trocken und spröde geworden. (3 Punkte)
2. In den äußeren Augenwinkeln haben sich Krähenfüße gebildet. (2 Punkte)
3. Meine Gesichts- und Körperhaut hat mehr Falten bekommen. (3 Punkte)
4. Unter meinen Unterlidern haben sich Tränensäcke gebildet. (2 Punkte)
5. Meine Unterarme sind voll von Altersflecken. (2 Punkte)
6. An den Oberarmen und Oberschenkeln habe ich
   Orangenhaut (Cellulite). (3 Punkte)
7. Ich verbringe meine Freizeit gern im Freien und in der Sonne. (2 Punkte)
8. Sonnenschutzcremes wende ich nicht regelmäßig an. (3 Punkte)
9. Ich rauche mehr als fünf Zigaretten pro Tag. (3 Punkte)
10. Ich bin in den Wechseljahren, wende aber bisher keine Hormone an. (3 Punkte)
11. Ich betreibe bisher keine gezielte, intensive Gesichts- und Hautpflege. (3 Punkte)
12. Ich verwende bislang keine Vitamine, Spurenelemente und Anti-
    oxidantien zum Schutz meiner Haut. (3 Punkte)

Addieren Sie jetzt bitte die einzelnen Zahlen (maximale Punktzahl: 32).

Beurteilung Ihres persönlichen Hautchecks:
Wert über 14: Sie sollten Ihre Lebensweise verändern und kompetenten Rat einholen.
Wert über 20: Ihre Haut zeigt bereits eine stark beschleunigte und fortgeschrittene Alterung an, die unbedingt kontrolliert werden sollte. Machen Sie die in diesem Ratgeber empfohlenen Maßnahmen zur Grundlage Ihrer Lebensweise, und beraten Sie sich mit einem Spezialisten für Hautalterung, am besten mit Ihrem Hautarzt und einer speziell ausgebildeten Kosmetikerin.

feuchtigkeit, z. B. auf Langstreckenflügen, setzen der Haut zu.

Achtung Hautkrebs!

Anti-Aging der Haut heißt auch, dem Schlimmsten, also Krebs, vorzubeugen. Untersuchen Sie deshalb regelmäßig Ihren Körper nach verdächtigen und sich verändernden Pigmentflecken, und bitten Sie auch Ihren Partner, darauf zu achten. Selbstuntersuchungen von Kopf bis Fuß bieten erfahrungsgemäß den größten Schutz vor dem bösartigen Hautkrebs (malignes Melanom): Für jedes Muttermal und jeden Leberfleck gilt die ABCD-Regel, die zur Wachsamkeit mahnt:

➤ Asymmetrie – ungleiches Aussehen
➤ Begrenzung – unscharf, unregelmäßig
➤ Colour – scheckige Färbung im Muttermal
➤ Durchmesser – größer als 5 Millimeter.
Achten Sie besonders auf dunkelbraune, dunkelblaue oder schwarze Pigmentmale, die plötzlich entstehen, rasch wachsen, ihre Form oder Farbe ändern, jucken oder gar bluten. Solche Hautflecken sollten Sie vorsichtshalber von einem erfahrenen Hautarzt inspizieren lassen.

Die richtige Hautpflege

Unsere Haut bleibt nicht von allein schön, elastisch, faltenlos und gut durchblutet. Um sie jung zu halten, ist – neben besonderen Anti-Aging-Spezialmaßnahmen – eine regelmäßige und vor allem typgerechte Pflege notwendig. Generell unterscheidet man drei Hauttypen:
➤ Normale Haut: Talg- und Schweißdrüsen arbeiten weder zu stark noch zu schwach. Das Porenrelief ist kaum sichtbar, Hautunreinheiten sind selten. Die Haut fühlt sich fein und geschmeidig an.
➤ Trockene Haut: Schweiß- und Talgabsonderungen sind vermindert. Die Haut schuppt leicht, fühlt sich trocken und spröde an.
➤ Fettige Haut: Ein fettig-öliger Film überzieht vor allem die Bereiche der großen Talgdrüsen auf Stirn, Nase, Kinn, Brust und Rücken. Die Haut ist großporig und wirkt derb. Meist sind Mitesser und Talgzysten vorhanden.
Daneben gibt es noch Mischformen dieser Hauttypen. Fast alle Kosmetikfirmen bieten typgerechte Pflegeprodukte an. Lassen Sie sich in einem guten Fachgeschäft oder von einer Kosmetikerin beraten. Bedenken Sie auch, dass sich Ihre Haut im Lauf des Lebens verändern kann und Sie dann andere Pflegeprodukte benötigen.

Grundregeln für gute Pflege

Sie gelten für jeden Hauttyp. Dies sollte Ihr lebenslanges Basisprogramm sein, unabhängig vom gewählten Anti-Aging-Programm.
➤ Reinigen Sie Ihre Haut zweimal täglich morgens und abends. Wählen Sie hierzu ein Ihrem Hauttyp angepasstes Reinigungsprodukt. Am praktischsten sind Reinigungsmilch oder -emulsion. Entfernen Sie dabei abends auch die Schminke von Augen und Haut. Für wasserfeste Schminke der Augen gibt es spezielle Remover.
➤ Nach der Reinigung bringt das Auftragen eines Gesichtswassers eine erfrischende Nachreinigung. Die Schwellkraft des Bindegewebes wird erhöht, das Porenrelief verfeinert.
➤ Eine Nachtcreme soll die nachts ablaufenden Regenerationsvorgänge unterstützen. Günstig sind Cremes auf der Grundlage von pflanzlichen Ölen. Vermeiden Sie aber zu schwere Cremes, die wie ein Film auf der Haut liegen. Damit werden die nächtlichen Ausscheidungsprozesse nur behindert.
➤ Die Tagespflege soll vor Umweltschadstoffen schützen. Sehr angenehm sind Feuchtigkeitscremes vom Emulsionstyp Öl-in-Wasser, d. h. sie enthalten rund 80 Prozent Wasser und ca. 20 Prozent Öl. Viele derartige Produkte enthalten sehr viel »Chemie« und Stoffe auf Erdölbasis, die für die Haut nicht unbedingt günstig

113

sind, bei langfristiger Anwendung die Haut sogar austrocknen und reizen können. Bevorzugen Sie deshalb Präparate auf pflanzlicher Grundlage, z. B. mit Auszügen aus Aloe vera oder Iris, pflanzlichem Glyzerin oder dem aus Algen gewonnenen Alginat. Naturkosmetikhersteller haben meist entsprechende Cremes in ihrem Sortiment.

➤ Greifen Sie zu fetthaltigeren Spezialcremes, wenn Sie sich Wind, Wetter und Kälte aussetzen.

➤ Fettreichere Tagescremes oder gar Öle sind bei trockener oder zu Ekzemen neigender Haut oder in trockenen Räumen empfehlenswert.

➤ Gönnen Sie sich regelmäßig kleine Extras wie Masken, Packungen, Peelings oder eine Ampullenkur. Sie können damit kleine Sünden wieder ausbügeln.

➤ Pflegen Sie auch die Haut Ihres Körpers sorgfältig und typgerecht. Körperlotionen

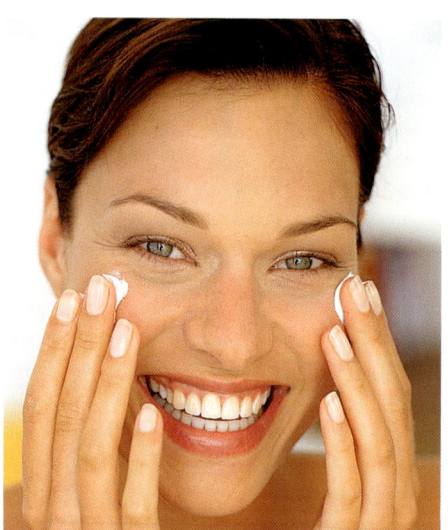

Durch regelmäßige Pflege schützen Sie Ihre kostbare Hülle vor Schadstoffen.

ziehen schnell ein und vermitteln sofort ein Gefühl von Frische, enthalten aber oft reichlich synthetische Konservierungs-, Farb- und Duftstoffe oder Mineralölprodukte. Körperöle, vor allem Pflanzenöle, sind unübertroffen in der Haut pflegenden Wirkung und wärmen den Körper, hinterlassen aber oft einen unangenehmen Fettfilm auf der Haut und in der Kleidung. Ein guter Kompromiss: Morgens, an warmen Sommertagen oder bei Neigung zum Schwitzen (z. B. während der Wechseljahre) Körperlotion anwenden, abends und an kalten Wintertagen ein Körperöl dünn einmassieren.

➤ Vergessen Sie nicht, auch Ihren Händen und Füßen eine entsprechende Pflege zukommen zu lassen.

Mit Nachtcreme jung über Nacht

In der Nacht regeneriert sich unsere Haut von den schädigenden Einflüssen des Tages. Neben einem ausreichenden Nachtschlaf sind daher in dieser Zeit unterstützende Maßnahmen für die Gesichts- und Körperhaut sinnvoll.

Nachtcremes, die auf den neuesten Erkenntnissen der dermatologischen und Antioxidantienforschung beruhen, können der Hautalterung und Faltenbildung wirksam vorbeugen. Neben Hautschutzfaktoren enthalten solche Cremes Pflege- und Nährstoffe, die die Haut schützen, ihren Elastizitätsverlust verhindern und ihre Festigkeit und Widerstandskraft steigern. Zu den wichtigsten Inhaltsstoffen solcher Cremes zählen diverse Antioxidantien und Vitamine, wie Vitamin A, die B-Vitamine (B_2, B_5 und B_6), Vitamin E und Coenzym Q10.

➤ Vitamin A strafft die Haut, optimiert trockene und durch Umwelteinflüsse strapazierte Haut, steigert die Hautdicke und -festigkeit, reduziert die Hautaustrocknung und erhält ihre Quellfähigkeit und Feuchtigkeit. Provitamin A, die Vorstufe von Vitamin A, ist ein potenter antioxidativ wirksamer Hautschutzfaktor.

➤ Vitamin E (Alpha-Tocopherol) wirkt antioxidativ und entzündungshemmend, schützt vor vorzeitiger Hautalterung und erhält die Haut glatt, fest und elastisch. Dadurch wird die Feuchtigkeit in der Haut konserviert. Wundheilungsvorgänge werden unterstützt.

➤ Provitamin B_5 (Panthenol) unterstützt die Wundheilung und Hautfeuchtigkeit.

➤ Vitamin B_1 (Thiamin) aktiviert als Coenzym die Zellregeneration.

➤ Vitamin B_2 (Riboflavin) aktiviert als Coenzym den Hautzellstoffwechsel, unterstützt die Zellatmung und fördert Haut- und Schleimhautfunktionen.

➤ Vitamin B_6 (Pyridoxin) aktiviert ebenfalls als Coenzym die Stoffwechselvorgänge in der Haut.

➤ Alpha- und Beta-Hydroxysäure (AHA und BHA) sind natürliche Säuren, die die Abstoßung verbrauchter Hautzellen unterstützen und die Produktion der Kollagenfasern anregen.

So schützen und verjüngen Sie Ihre Haut

Die Grundregeln für eine gute Hautpflege lauten: ausreichend Feuchtigkeit, Hormone, Vitamine, Spurenelemente und Antioxidantien. Dies sollte nicht nur äußerlich durch direkte Anwendung auf der Haut

INFO | **LIPOSOMEN**

Diese bestehen aus Phospholipiden, Stoffen, die den Fettzellen des Körpers nachgebaut sind. Dadurch können sie die schützende Barriere der Haut durchdringen und als Transportsystem für die Wirkstoffe dienen. Mit Hilfe der Liposomen-Technologie

➤ können die nützlichen Faktoren optimal in die Haut eingeschleust werden.

➤ kann die Abstoßung verbrauchter Hautzellen beschleunigt werden.

➤ kann die Bildung neuer glatter Haut gefördert werden.
Der Entstehung feiner Hautfalten und sonstiger mit dem Alterungsprozess verbundener Veränderungen lässt sich wirksam vorbeugen.

erfolgen, sondern auch von innen heraus. Für eine optimale Hautpflege sollten Sie bevorzugt zu Produkten mit anerkannter und bewährter Qualität greifen. Die Stiftung Warentest sowie das Ökotest-Institut veröffentlichen regelmäßig Kosmetikatests. Informieren Sie sich!

➤ Mit Hilfe von Liposomen und Mikroverkapselung von Substanzen lassen sich entscheidende Nähr- und Schutzstoffe besser in die Haut einschleusen. Gesichts- und Hautcremes sollten Feuchtigkeitsstoffe und Hautstabilisatoren wie essenzielle Fettsäuren enthalten. Diese werden mittels Phospholipiden oder Ceramiden, synthetischen Stoffen, die der Kittsubstanz der oberen Hautschichten nachempfunden

115

sind, in die Haut geschleust. Damit wird die Zellatmung und Barrierefunktion in der Haut sichergestellt und gleichzeitig das natürliche Feuchtigkeitsgleichgewicht gesunder Haut wieder hergestellt. Gereizte, juckende Haut profitiert von diesen Maßnahmen und von Pflegepräparaten mit Harnsäurezusatz besonders.

➤ Ebenso wichtig sind Schutz- und Aktivstoffe gegen Hautalterung, in erster Linie Vitamine und Antioxidantien. Sowohl die Vitamine A, B$_2$, C und E als auch Selen, der Aktivator zahlreicher antioxidativ wirksamer Enzyme, schützen die Haut vor dem Angriff freier Radikale, verhindern die Schäden von Licht, Rauchen, Elektrosmog, Fehlernährung und Stress und kurbeln die Selbstheilungskräfte der Haut an.

➤ Ein dritter und entscheidender Aspekt ist die Herstellung eines optimalen Hormongleichgewichts im Körper und in seiner Schutzhülle, der Haut. Hierzu ist die richtige Hormonergänzung erforderlich, idealerweise auf transdermalem Weg, d. h. als Gel oder Lotion auf die Haut aufgetragen. Entsprechende Präparate sind zum Teil bereits fertig in Apotheken verfügbar oder können von spezialisierten Apothekern auf Rezept individuell angefertigt werden. Lassen Sie sich hierzu von einem kompetenten Arzt beraten.

Die optimale Anti-Aging-Pflege

Nur eine optimal versorgte Haut ist vor Schadstoffen, Lichtstrahlung im Alltag und Klimaeffekten geschützt. Gleichzeitig führen Sie genügend Feuchtigkeit zu, beugen Falten und vorzeitiger Hautalterung vor. Natürlich spielt auch die Ernährung eine wichtige Rolle (siehe Seite 90).

Die folgenden Inhaltsstoffe der Kosmetika haben nachgewiesenermaßen einen Anti-Aging-Effekt auf die Haut. Achten Sie daher beim Kauf eines Produkts darauf, ob diese Stoffe deklariert sind:

➤ essenzielle Fettsäuren
➤ Phospholipide
➤ Hyaluronsäure
➤ Harnsäure
➤ Vitamin A (Palmitat)
➤ Beta-Karotin
➤ Provitamin B$_5$ (Panthenol)
➤ Vitamin B$_2$ (Riboflavin)
➤ Vitamin B$_6$
➤ Glutathionperoxidase
➤ Superoxiddismutase
➤ Vitamin C
➤ Vitamin E (Alpha-Tocopherol)
➤ Natriumsalz der Proglutaminsäure (Natrium-PCA)
➤ 17-Beta-Östradiol
➤ natürliches Progesteron

Hier müssen Sie aufpassen

Die folgenden Inhaltsstoffe tun Ihrer Haut nichts Gutes:

➤ Emulgatoren auf der Basis von Polyethylenglykolen (PEG) machen die Haut durchlässig, wodurch auch Schadstoffe einwandern können. Sie erkennen solche Stoffe an dem Wortbestandteil »PEG« oder an den Buchstaben »eth« in Verbindung mit einer Zahl, z. B. Ceteareth-33. Sie heißen auch Polyglykol, Polysorbat oder Copolyol.

➤ Halogenorganische Verbindungen lösen oft Allergien aus und stehen zum Teil im Verdacht, Krebs auslösend zu sein. Sie sind an den Wortbestandteilen »Bromo«, »Iodo« oder »Chloro« zu erkennen.

➤ Formaldehydabspalter können Allergien auslösen, die Haut reizen und Falten verstärken. Sie verbergen sich hinter den Bezeichnungen Imidazolidinyl-Harnstoff, Imidazolidinyl-Urea, Bronopol, 2-Brom-2-nitroprone–1,3-diol, Bronidox, 5-Brom-5-nitro-1, 3-Dioxan, Diazolidinyl-Harnstoff, Diazolidinyl-Urea und DMDM-Hydantoin.

➤ Chemische Fette und Erdölprodukte verschließen die Haut und können zu Austrocknung und Hautreizung führen. Sie erkennen sie an den Bezeichnungen Paraffin, Microcrystalline wax, Petrolatum, Mineral Oil oder Ceresin.

Durchblutung hält jung

Die Lebensweise spielt eine nicht unerhebliche Rolle für die Geschwindigkeit der Hautalterung. Das Bild der Haut spiegelt also weitgehend die Art wider, wie man durchs Leben geht. Neben einer ausgewogenen Ernährung und ausreichendem Schlaf ist auch die optimale Durchblutung der Haut wichtig. Wissenschaftler sind der Meinung, dass durchblutungsfördernde Maßnahmen, wie Bürstenmassagen und häufiger rascher Temperaturwechsel durch Brausen und Sauna, über eine verbesserte Durchblutung den Alterungsprozess der Haut verlangsamen können. Sicher ist auch, dass die schlechte Hautdurchblutung durch Rauchen (Nikotin!) geradezu gesetzmäßig zur typischen Raucherhaut führt, die durch eine graue Verfärbung, Erschlaffung und eine allmähliche Auszehrung gekennzeichnet ist. Dieses Phänomen beschränkt sich keinesfalls auf die Haut, sondern betrifft den gesamten Organismus einschließlich des Skeletts.

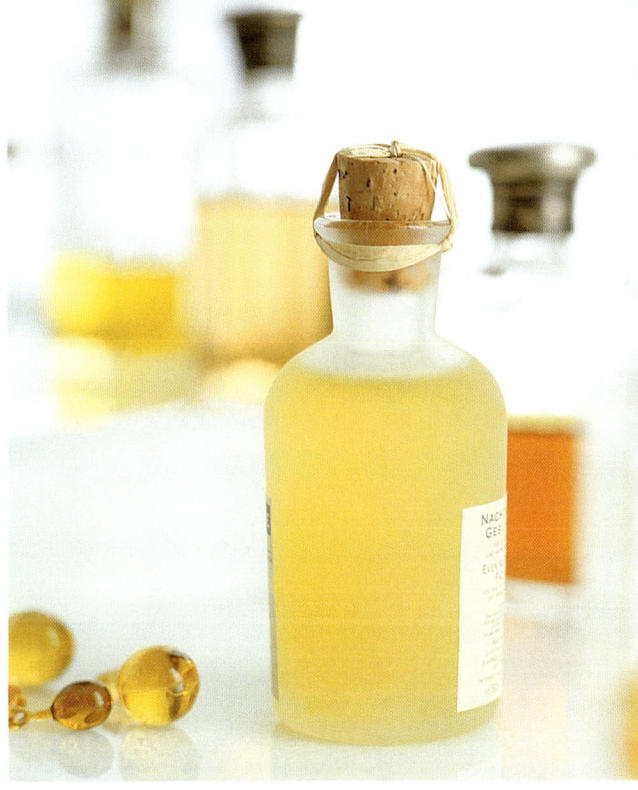

Wählen Sie ein Pflegeprodukt, das Ihnen gut tut, und bleiben Sie längere Zeit dabei. Ständiger Wechsel »stresst« die Haut (so genannte »Pröbchen-Akne«).

Bei seinen Mitmenschen kann man diesen Gewebsschwund recht eindrucksvoll bei langjährigen starken Rauchern feststellen, denn sie wirken regelrecht »geschrumpft«.

Wunderwaffe Fruchtsäuren?

Normalerweise wandern die Zellen aus den tieferen Hautschichten im 28-Tage-Rhythmus nach oben, verhornen und werden als Schuppen abgestoßen. Durch Alterung, Stress usw. werden die Zellen fauler, alles geht langsamer vonstatten.

117

INFO FALTEN GLÄTTEN

Neben Kosmetik und Schönheitschirurgie gibt es weitere wirksame
Methoden, um Falten zum Verschwinden zu bringen:

➤ **Falten unterspritzen:** Die Falte
wird künstlich gestützt, indem
man natürliche Stoffe, wie Kollagen, Eigenfett oder Hyaluronsäure, oder Kunststoffe wie Artecoll
ins Gewebe spritzt. Als Effekt
stülpt sich die Falte nach außen.

➤ **Falten unterlegen:** Ein Kunststoff-
faden (Gore-Tex) wird entlang der
Falte in die Haut eingezogen. Das
Bindegwebe kapselt den Faden
ein, die Falte verschwindet.

➤ **Goldnetz:** Ein Netz aus Goldfäden
wird unter der Haut eingezogen.
Die Haut wird zur Neubildung von
Bindegewebe stimuliert.

➤ **Blue Peel:** Bei dieser Tiefenschäl-
kur wird die Haut schichtweise mit
blau gefärbten Säuren verätzt und
abgetragen. Anhand der Intensität
der Blaufärbung kann der Arzt er-
messen, ob er bereits die Basal-
membran erreicht hat, wo die Kol-
lagenneubildung stattfindet.

➤ **Laser-Peeling:** Mit dem Laser wird
die Haut schichtweise verdampft.
Durch die Wärme schrumpfen die
kollagenen Fasern in der Haut und
straffen das Gewebe.

➤ **Dermabrasion:** Die Haut wird
schichtweise mittels schnell rotie-
render Schleifköpfe abgetragen.
Eine glatte Haut kann sich bilden.

Zudem nimmt die Produktion der Stütz-
fasern Kollagen und Elastin im Bindegewebe ab. Sie verändern auch ihre Struktur
und verklumpen, es entstehen Furchen
und Falten. Außerdem verliert die Haut
zunehmend ihre Fähigkeit, Feuchtigkeit
zu speichern. Die Folge: Die Haut wirkt
schlaff und müde.

Genau diesen Zustand soll der als Falten-
killer der 90er-Jahre gepriesene Wirkstoff
AHA (Alpha-Hydroxysäure, nach dem
Englischen: Alpha-hydroxy acid) beheben,
indem er die alte Haut abschält und neue
zum Vorschein kommen lässt.

Diese Alpha-Hydroxysäuren kommen
natürlicherweise in Früchten oder Milch
vor. Hautärzte nutzen die hautwirksamen
Säuren in Konzentrationen bis zu 70 Prozent seit 20 Jahren in der Aknebehand-
lung, bei krankhafter Schuppenbildung
oder bei Pigmentstörungen. Eher nebenbei wurde entdeckt, dass Fruchtsäuren
auch verschönende Wirkung haben. Die
Haut der Patienten wirkte straffer, zarter
und sah jünger aus.

Heute haben fast alle Hersteller, auch solche von Naturkosmetika, ein AHA-Pro-
dukt im Sortiment. Die Fruchtsäuren
dringen zwischen die Hornzellen der
obersten Hautschicht ein und lösen dort
die Kittsubstanz. Sie wirken also wie ein
chemisches Peeling und ätzen die alte
Hautschicht regelrecht ab. Trockene alte
Schüppchen werden dadurch schneller abgestoßen, frische, feuchtigkeitsreiche Zellen kommen an die Oberfläche. Auch wird
gleichzeitig die Zellneubildung in den tieferen Hautschichten stimuliert. Es kommt
ebenfalls zur Neubildung von festigendem
Kollagen. Die Fruchtsäuren kurbeln also

INFO | VITAMIN-A-SÄURE ALS FALTENKILLER

Ein recht aggressives Produkt, das den Fruchtsäuren (siehe Seite 117) vorausging, heute aber immer noch in manchen »Schönheitspraxen« verwendet wird, ist die Vitamin-A-Säure. Sie wird künstlich hergestellt, hat chemisch eine ähnliche Struktur wie Vitamin A und ist unter den Bezeichnungen Retinsäure, Tretinoin oder Retin-A im Handel. Als ca. 0,1-prozentige Salbe wirkt das stark Haut reizende Mittel wie eine Schälkur. Zuerst entzündet sich die Haut, dann erneuern sich die Zellen und sollen auch verstärkt Kollagen anlagern. Auch Blutgefäße sollen sich neu bilden können.

Die Anwendung dauert vier Wochen; in dieser Zeit sind keine UV-Strahlung und andere starke Klimaeinflüsse erlaubt, da die Säure die Haut während der Behandlung extrem empfindlich macht. Bereits wenige Tage nach der Anwendung rötet sich die Haut, schuppt sich und juckt über mehrere Wochen, so dass sogar eine Kortisonbehandlung erforderlich sein kann. Die Haut geht in großen Fetzen ab, und darunter kommen die ersehnten jungen, rosigen, neuen Hautschichten zum Vorschein. Damit die Wirkung anhält, muss die Haut regelmäßig weiter mit diesen Salben eingerieben werden.

In Deutschland bestehen gegen diese Art der Verjüngung mittlerweile große Bedenken. Da die Vitamin-A-Säure ab einer Konzentration von 0,05 Prozent nicht unerhebliche Nebenwirkungen hat, muss sie vom Arzt verschrieben werden.

den natürlichen Hautkreislauf wieder an. Tatsächlich wird die Haut dadurch auch kurzfristig glatter, geschmeidiger und samtiger.

Dieser Effekt muss jedoch täglich aufs Neue stimuliert werden und hält nur kurzfristig an. Der große Nachteil: Wie das Sonnenbaden führt er später zu einer schnelleren Alterung der Haut, da ja die Geschwindigkeit der Zellerneuerungsvorgänge und damit der Abnutzungserscheinungen gefördert wird. Es wird offensichtlich der Takt der biologischen Uhr in der Haut beschleunigt. Geht man von einer begrenzten Teilbarkeit der Hautzellen aus, so gilt: Wer »Gas gibt«, schöpft seine Ressourcen schneller aus und beschleunigt den Alterungsprozess.

Außerdem reagiert eine mit Fruchtsäuren behandelte Haut empfindlicher auf äußere Reize. Da die schützende Hornschicht durch dieses chemische Peeling dünner wird, reagiert die Haut empfindlicher auf UV-Strahlung, Sonnenlicht und andere Kosmetika. Auch dürfen solche Cremes keinesfalls in Kontakt mit den Schleimhäuten der Augen, Nase oder des Mundes kommen.

119

Jugend mit dem Skalpell

Etwa 350.000 Mal pro Jahr greifen kosmetische Chirurgen in Deutschland zu Skalpell und Nadel, um das Idealbild der Jugend wieder herzustellen. Ein junger Mensch hat eine glatte, straffe, elastische Haut. Falten werden durch gute Fettauspolsterung der Unterhaut vermieden. Altersflecken und sonstige Hauterscheinungen sind selten. Der Busen der Frau ist jugendlich straff und wohlgeformt. Übermäßige Fettanlagerungen fehlen normalerweise. Die Haare sind geschmeidig und füllig vorhanden.

Dieser Zustand soll mit den Operationen wieder hergestellt werden. Solche Maßnahmen sind medizinisch nicht erforderlich, sie dienen nur dazu, nach außen weniger Jahre offensichtlich werden zu lassen, als man tatsächlich schon gelebt hat. Doch das äußere Erscheinungsbild ist in der heutigen Gesellschaft ein wesentliches Kriterium bei der Beurteilung der Menschen untereinander. Jugendliches Aussehen ist gefragt wie nie zuvor und auch so mancher Karriere förderlich. Wer sich nach so einer äußerlichen Rundumerneuerung wohler und besser fühlt, dem muss man nicht unbedingt davon abraten, denn seelische Ausgeglichenheit ist für die Gesundheit und die Lebensfreude eines Menschen genauso wichtig wie das richtige Funktionieren der inneren Organe. Menschen, die sich in ihrer Haut wohl fühlen, sind meist gesünder, leistungsfähiger und geselliger als solche, für die der Blick in den Spiegel ein Albtraum ist. Allerdings ist jede Operation eine Verletzung des Körpers, keine Narkose ist ohne Risiko, und auch Silikonpackungen haben Nebenwirkungen. Zudem können nicht beliebig oft Falten wegoperiert werden. Vorbeugen ist also besser als Schneiden. Übrigens, wenn Ihre Körperformen nicht mehr ganz so straff sind: Legen Sie mehr Wert auf Ihre »Verpackung«, kaufen Sie sich schicke Kleider und Dessous. Auch so lassen sich optisch die Zeichen der Zeit wegmogeln. Und ein falsch eingekauftes Kleidungsstück werden Sie leichter wieder los als eine verpfuschte Operationsnarbe!

Haarausfall – ein kompliziertes Thema!

Vieles, was für Hautalterung gilt, trifft auch für den Haarausfall um die Lebensmitte zu. Gerade in den frühen Wechseljahren nehmen Frauen den Haarausfall bewusst wahr. Bei Männern driften die Geheimratsecken häufig schon viel früher Richtung Kopfmitte. Was steckt hinter diesen Veränderungen unserer Haare um die Lebensmitte? Wo liegen die Ursachen und was kann man dagegen tun?

Das Problem ist sehr komplex und die Wissenschaft kann leider trotz intensiver Forschung noch keine allzu großen Hilfen anbieten. Sicher ist, dass es sich um ein multifaktorielles Geschehen handelt, bei dem die erbliche Mitgift und das in den Haarwurzeln ablaufende genetische Programm eine Hauptrolle spielen. Männer, deren Väter schon frühzeitig ergrauten, tiefe Geheimratsecken entwickelten oder es gar bis zur Glatze brachten, haben gute Chancen, selbst Opfer ihrer genetischen Prägung zu werden und ein ähnliches Schicksal zu erleiden.

Warum Haare ausfallen

Die Gründe werden von der Wissenschaft erst allmählich entschlüsselt.

➤ Bei haarlosen Mäusen wurde vor kurzem das so genannte »hairless-Gen« identifiziert. Veränderungen in diesem oder einem verwandten Gen beim Menschen könnten erklären, warum auf manchen Familienfotos vom Großvater bis zum Enkel alle Männer einen lichten Scheitel aufweisen.

➤ Auch gesundheitliche Probleme können damit verbunden sein. Neueste Studien zeigen, dass häufiger Haarausfall und die Bildung von Geheimratsecken mit vorzeitiger Gefäßalterung, Insulinresistenz und Gefäßrisiken verknüpft sind.

➤ Häufig besteht ein Mangel an bestimmten Spurenelementen und Vitaminen, die der Haarboden zur Regeneration, kontinuierlichen Haarneubildung und Verankerung der Haare im Haarschaft benötigt.

➤ Den Ausschlag gibt jedoch meist ein hormonelles Ungleichgewicht: Bei Frauen fehlt es in der Kopfhaut an Östradiol, dem Nährstoff für die Haarwurzeln, so dass männliche Hormone (Androgene) im Haarboden die Oberhand gewinnen und den Haarausfall beschleunigen. Bei Männern ist das Enzym 5-Alpha-Reduktase im Haarboden überaktiv und produziert aus Testosteron zu viel Dihydrotestosteron, das den Haarausfall vorantreibt.

Strategien gegen den Haarausfall

Haarausfall kann ein vorübergehendes Problem sein und Monate nach einem traumatischen Erlebnis oder einer schweren Erkrankung auftreten. So lange dauert es nämlich, bis eine Haarwuchsstörung sich über das Ausfallen der Haare bemerkbar macht. Es lohnt sich also durchaus nachzudenken, was sich in den letzten Monaten im Leben abgespielt hat und den momentanen Haarausfall erklären könnte. Die Prognose eines solchen Haarausfalls ist überaus positiv, oft ist gar keine Behandlung nötig; das Problem löst sich meist von selbst, die Haarpracht wächst wieder nach. Die vorübergehende Anwendung von östradiolhaltigem Haarwasser kann die Wiederherstellung des hormonellen Gleichgewichts in der Kopfhaut und damit den Haarwuchs beschleunigen. Ist Haarausfall dagegen ein Dauerproblem oder wird der Haarverlust immer schlimmer, sollte ein spezialisierter Facharzt, meist ein Hautarzt (Dermatologe) auf-

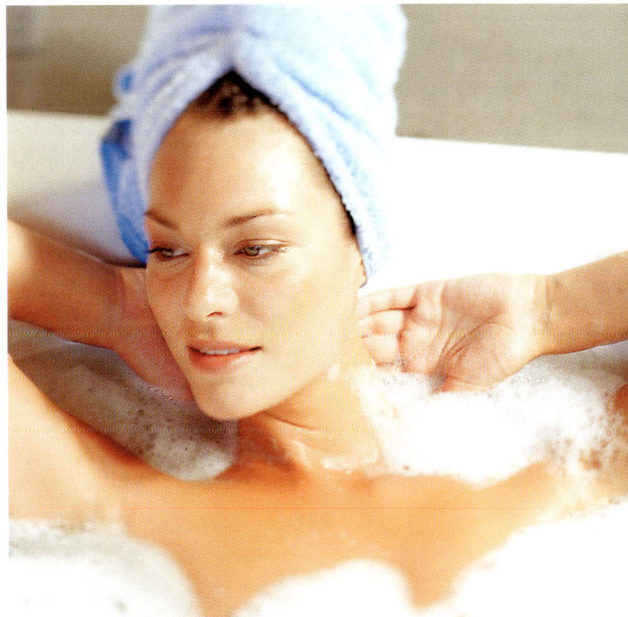

Vitaminhaltige Haarpackungen fördern den Haarwuchs, kräftigen das Haar und können die Haarstruktur regenerieren.

121

gesucht werden. Er kann prüfen, wo die Ursachen des Haarausfalles liegen und welche Behandlung aussichtsreich ist.

Diffuser Haarausfall bei Männern

Gegen diffusen Haarausfall am gesamten Kopf hilft die regelmäßige Anwendung von östrogenhaltigem Haarwasser. Ein neues Medikament steht seit kurzem mit der Substanz Minoxidil zur Verfügung. Ursprünglich als Blutdruckmittel entwickelt, stellte sich später auch eine Haarwuchs fördernde Wirkung heraus – bei einem Teil der Betroffenen erfolgreich. Wunder sollte man aber nicht erwarten. Männer mit voranschreitender Glatzenbildung können einen Behandlungsversuch mit dem Wirkstoff Finasterid unternehmen. Dieses auch für die Prostata nützliche Medikament hemmt das Enzym 5-Alpha-Reduktase und vermindert so die Bildung von Dihydrotestosteron aus Testosteron im Haarboden ab. Nach mehrmonatiger Einnahme des Mittels lässt sich bei einem Teil der Männer ein durchaus beachtlicher Zugewinn an wieder sprießenden Haaren konstatieren. Allerdings: Die Behandlung ist teuer, nicht ganz nebenwirkungsarm, und wirklich durchschlagende Erfolge sind rar! Nehmen Sie solche Präparate nur nach Anweisung durch einen kompetenten Arzt.

Diffuser Haarausfall bei Frauen

Frauen mit diffusem Haarausfall am Kopf, zunehmenden Geheimratsecken und vermehrter Behaarung an anderen Körperstellen (Kinn, Oberlippe, Brüste, Oberschenkel) haben meist zu viel Androgene (männliche Geschlechtshormone) bei relativem Mangel an Östrogenen. Die überschießende Androgenproduktion ist Folge einer Störung der Hormonbildung in den Eierstöcken und/oder Nebennieren. Hier sollte ein Hormonspezialist (Endokrinologe) oder Hautarzt konsultiert werden, der die erforderlichen diagnostischen Tests veranlasst. Je nach zu Grunde liegender Ursache kann die Androgenbildung durch eine bestimmte schwangerschaftsverhütende Hormonpille oder durch den Wirkstoff Dexamethason gebremst werden. Alternativ oder zusätzlich kann auch die Wirkung der Androgene an ihren Andockstellen auf der Zelloberfläche durch Spironolactone (synthetisches Steroid) blockiert werden. Nach drei- bis sechsmonatiger Behandlung lässt sich mit diesen Methoden der Haarwuchs an den unerwünschten Stellen zumindest teilweise zurückdrängen und Haarwachstum in den gewünschten Regionen in Gang bringen.

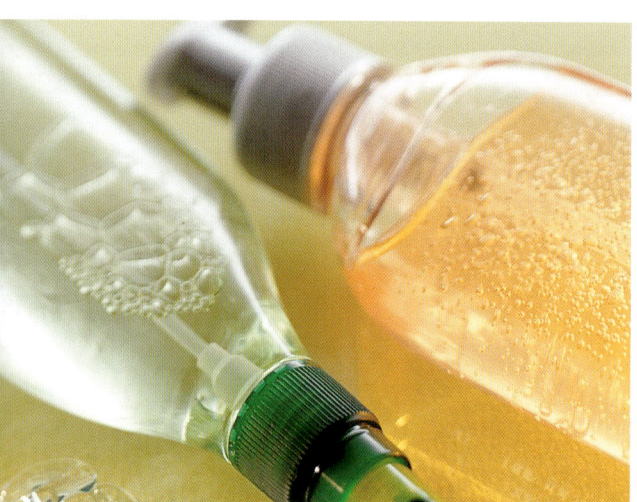

Shampoos und andere Haarpflegeprodukte mit Hormonzusätzen können verloren geglaubte Haarpracht wieder sprießen lassen.

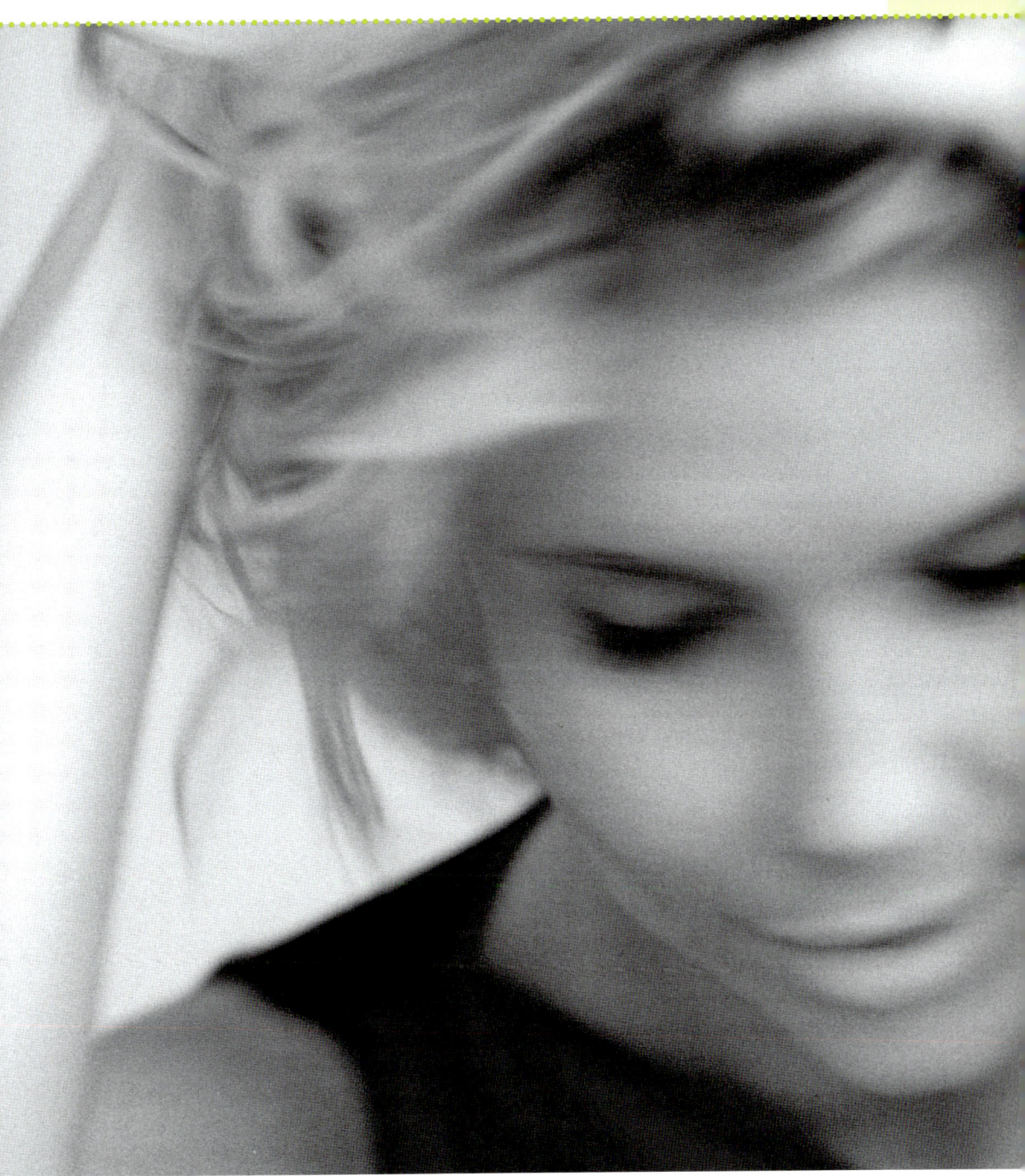

Schönes volles Haar – zu allen Zeiten und in allen Kulturen Sinnbild von Attraktivität und Jugend.
Zu seinem Erhalt ist tägliche Pflege aber unerlässlich. **123**

Die besten *Anti-Aging-Tipps* für Ihre Haut und Haare

1 Schützen Sie Ihre Haut von Jugend an vor den schädigenden Einflüssen von Sonne, Wind, Nässe und Kälte. Ihre Haut vergisst nichts! Sonnenbrände oder Kälteschäden heilen zwar wieder ab, hinterlassen im genetischen Programm der Haut jedoch ihre Fingerabdrücke. Die Haut von Kindern ist äußerst sonnenempfindlich. Sonnenbrände in der Kindheit sind eine nicht wiedergutzumachende Belastung der Haut für das spätere Leben und gelten als wesentlicher Faktor, der Hautkrebs begünstigt.

2 Kurze intensive Sonneneinstrahlung ist erlaubt, wenn Sie sich mit einem Sonnenschutzmittel mit hohem Lichtschutzfaktor, je nach Empfindlichkeit Ihrer Haut, oder einem hochwirksamen Sun-Blocker schützen. Ihr Hautarzt und Ihre Apothekerin können Sie bei der Auswahl optimaler Produkte beraten. Mittel mit chemischem Lichtschutzfilter brauchen mindestens 20 Minuten bis zu ihrer Entfaltung. Deshalb sollten Sie solche Sonnenschutzmittel bereits zu Hause auftragen. Sobald sich die Haut rötet, müssen Sie die Sonne meiden, bis die Reizung abgeklungen ist. Das kann bis zu 48 Stunden dauern. Kühlende Packungen mit Quark oder Joghurt lindern.
Vorsicht beim Aufenthalt am Meer und im Hochgebirge. Die Reflexion durch Wasser, Sand oder Schnee erhöht die Strahlung. Schützen Sie sich mit leichter, die Haut bedeckender Kleidung und einem breitkrempigen Hut. Bereits ein Hut mit zehn Zentimeter breiter Krempe vermindert die UV-Dosis im Gesicht bis zu 70 Prozent.

3 Verwenden Sie regelmäßig hochwertige Pflegeprodukte, möglichst mit natürlichen Inhaltsstoffen. Gönnen Sie Ihrer Gesichtshaut von Zeit zu Zeit eine auf Ihren Hauttyp abgestimmte Feuchtigkeitsmaske mit pflegenden Inhaltsstoffen oder den Besuch bei einer guten Kosmetikerin. Pflegen Sie Ihre Haut durch Anwendung von feuchtigkeitsspendenden Gesichtscremes, Massagen der Gesichtshaut oder Nachtcremes.

4 Wenn Sie sich überwiegend im Freien aufhalten, sollten Sie auf eine Tagescreme mit Lichtschutzfilter achten. Verbringen Sie dagegen die meiste Zeit in Räumen, benötigen Sie keinen Sonnenschutz in der Tagescreme.

5 Achten Sie auf hohe Anteile an Antioxidantien, Vitaminen und Hautnährstoffen in den Pflegeprodukten. Vitamin E ist ein wichtiger Radikalfänger im Körper und hilft so gegen Hautalterung. Vitamin C ist nicht nur ein exzellenter Radikalfänger, sondern es steigert auch die Kollagenproduktion in der Haut. Vitamin A regt die Zellerneuerung an und ist deshalb gerade für die reifere Haut empfehlenswert.

6 Sorgen Sie für vitaminreiche, ausgewogene Ernährung. Denken Sie daran: Schönheit und jugendliche Haut kommen insbesondere von innen. Eine gute Versorgung des Körpers mit Vitaminen, Spurenelementen, Mineralstoffen und Antioxidantien ist mindestens ebenso wichtig wie das Aufbringen dieser Substanzen auf die Haut.

7 Um ihre volle antioxidative Kraft entfalten zu können, benötigen die körpereigenen Schutzenzyme das Spurenelement Selen. Ein Selenmangel kann im Blut festgestellt werden. Ist dies der Fall, sollten täglich 100 bis 200 Mikrogramm Selen, am besten als Selen-

Methionin, zugeführt werden. Lassen Sie sich von Ihrem Arzt beraten! Selenhaltige Nahrungsmittel sind Meeresfrüchte, Fleisch, Hülsenfrüchte, Vollkorngetreide oder Paranüsse.

8 Frauen sollten auf ein ausgeglichenes Hormonsystem achten. Ein einfacher Bluttest bei einem Hormonspezialisten (Endokrinologe oder Frauenarzt) zeigt, ob ein Mangel an den wichtigsten Hormonen Östradiol, Progesteron, Wachstumshormon, DHEA oder Schilddrüsenhormonen vorliegt. Defizite dieser Hormone lassen Haut und Haare beschleunigt altern. Zum Ausgleich von Hormonmangelzuständen sollten Sie den Weg über die Haut gegenüber Tabletten vorziehen. So sind die Mittel besser dosierbar.
In Phasen der Hormonumstellung (nach der Schwangerschaft, zu Beginn der Wechseljahre) tritt häufig Haarausfall infolge eines Östrogenmangels in der Kopfhaut auf. Hier hilft die regelmäßige Anwendung eines östradiolhaltigen Haarshampoos oder Haarwassers.

9 Auch Männerhaut braucht Pflege und Schutz. Der Schuss Rasierwasser am Morgen reicht nicht aus. Mittlerweile gibt es vorzügliche Hautpflegesysteme, die gezielt für den Mann weiterentwickelt wurden. Fehlt es beim Mann an Östradiol, Wachstumshormon, DHEA oder Schilddrüsenhormonen, leiden auch bei ihm Haut und Haare. Lassen Sie Ihre Blutwerte beim Facharzt überprüfen und sich bei Mangelzuständen die optimale Hormonergänzung empfehlen.

10 Seelische Ausgeglichenheit, innere Zufriedenheit und ein guter Nachtschlaf sind wesentliche Garanten für Jugendlichkeit und Vitalität. Nur während wir schlafen, wird wieder Feuchtigkeit in die Unterhaut eingelagert. Außerdem werden Schäden der Hautzellen repariert. Die Poren öffnen sich, und die Zellen können optimal mit Sauerstoff versorgt werden. Ein weiteres Plus: Im Schlaf wird Wachstumshormon ausgeschüttet, das die Zellerneuerung ankurbelt; die Zellteilungsrate während der Nacht ist doppelt so hoch wie am Tag. Der Blick in den Spiegel nach einem guten Schlaf wird Sie von seinen segensreichen Effekten überzeugen.

11 Vermeiden Sie unbedingt Nikotin und Alkohol. Dadurch entsteht im Körper ein Heer an Radikalen, das der Haut den Krieg erklärt. Zudem gelangt durch den blauen Dunst statt Sauerstoff Kohlenmonoxid in die Zellen und verhindert durch seine Gefäß verengende Wirkung die ausreichende Versorgung der Haut mit Nährstoffen. Die Haut von Raucherinnen und Rauchern ist typischerweise fahl, müde und schlaff. Unterstützen Sie Ihre Haut durch Auflegen von feuchtigkeitsspendenden und die Durchblutung steigernden Masken.
Auch Stress und Ärger sollten Sie so weit wie möglich aus dem Weg gehen. In ihrem Gefolge entstehen freie Radikale, die die Haut schneller altern lassen. Was Sie gegen Stress tun können, siehe Seite 46.

12 Verwöhnen Sie sich und Ihre Haut von Zeit zu Zeit mit einer Lymphdrainage. Durch gezielte Massagegriffe, die nur von einer in dieser Technik geschulten Person durchgeführt werden sollten, kommt der träge Lymphfluss wieder in Gang. Dadurch kann die Lymphe ihrer Aufgabe wieder nachkommen, die Zellen mit Nähr- und Baustoffen zu versorgen und Schlackenstoffe abzutransportieren.

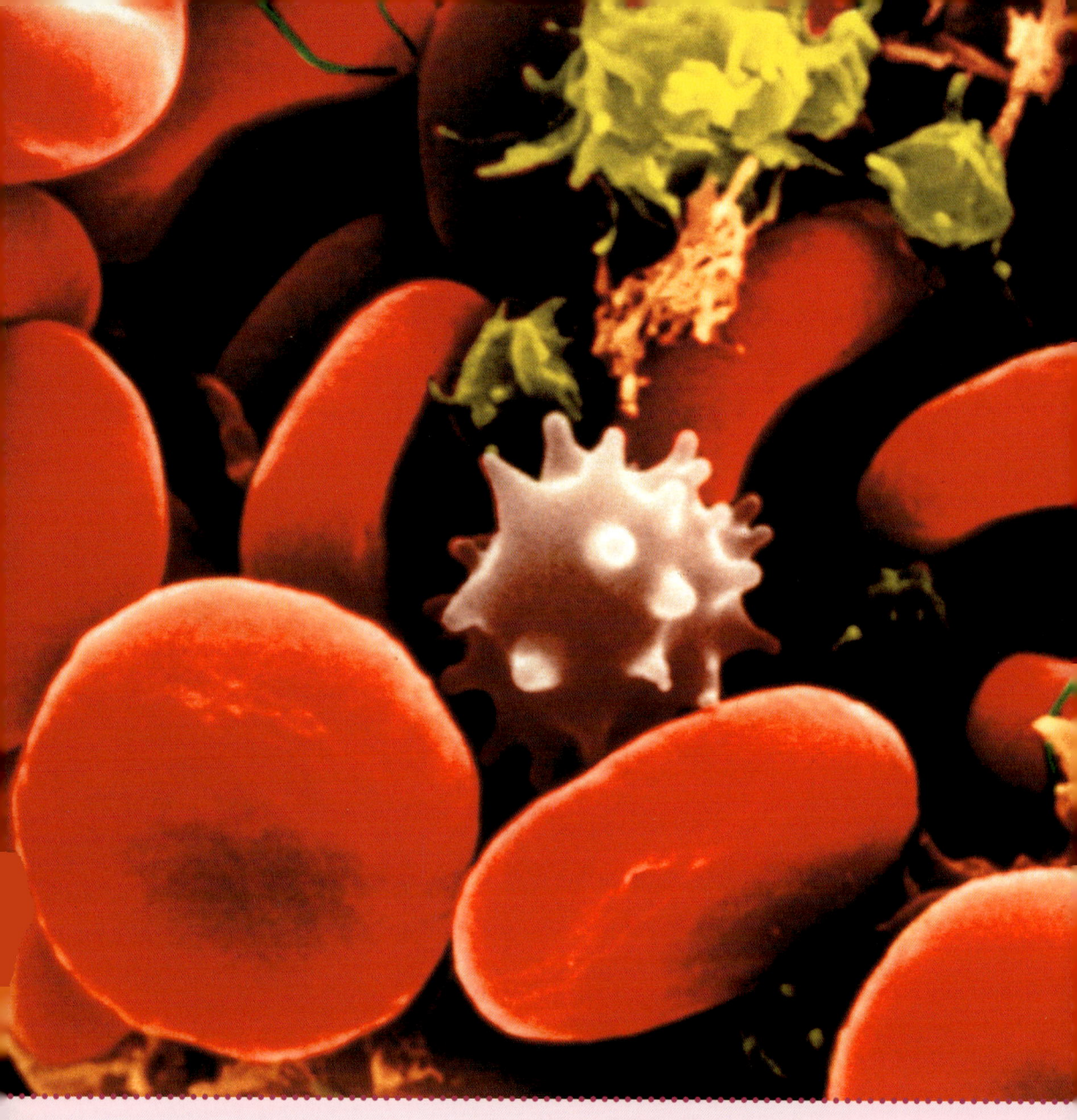

Immunsystem
und Hormone

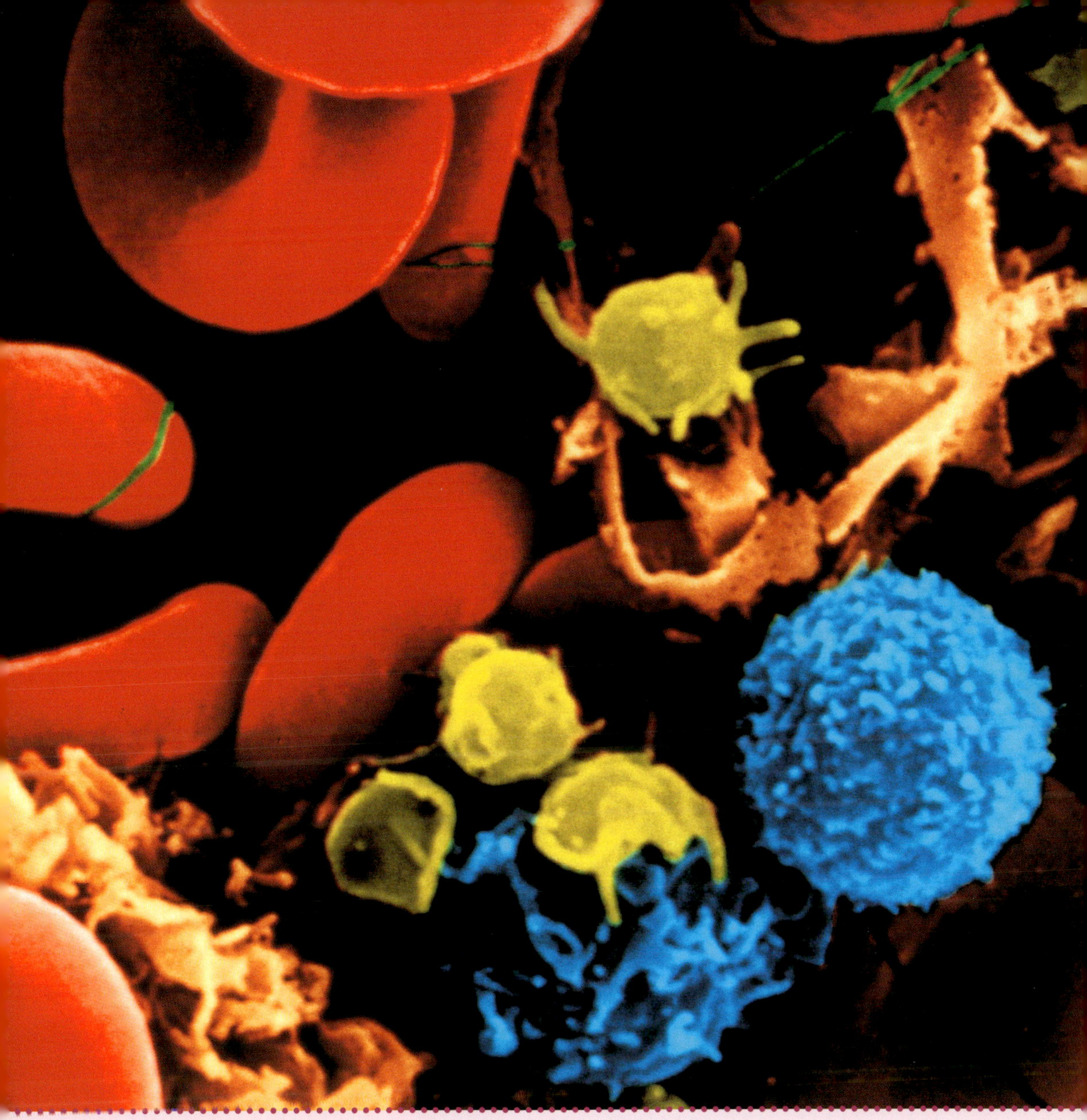

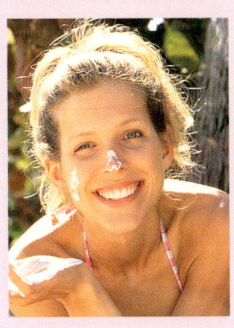

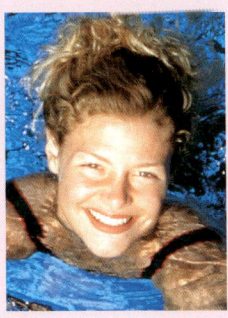

Wer lange jung und rüstig bleiben
möchte, muss vor allem zwei Systeme
im Auge behalten: Immunsystem und
Hormonsystem. Das Immunsystem
sorgt dafür, dass wir gesund bleiben
und dass alte und beschädigte Zellen
schnellstmöglich beseitigt und durch
neue ersetzt werden. Hormone geben
Schwung und Energie fürs Leben.

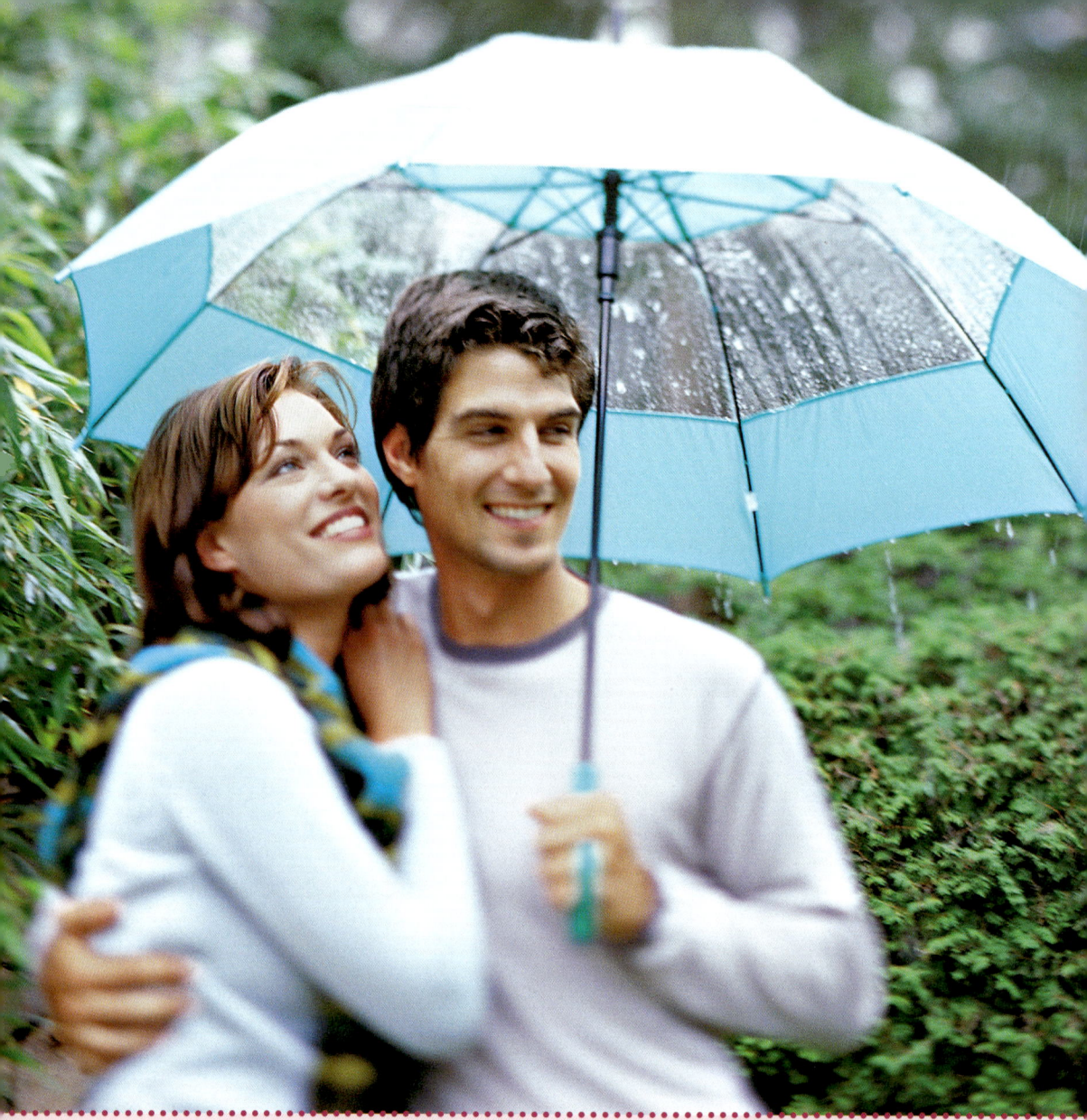

Immunsystem – Schlüssel zum Alter

Leben heißt permanente Auseinandersetzung mit der Umgebung: Krankheitserreger aller Art, Umweltschadstoffe oder auch »Müll« im Körper, wie etwa lädierte, alte oder gar entartete Zellen, müssen unschädlich gemacht werden. Für diesen Kampf hat die Natur vorgesorgt und uns mit einem unübertroffenen Verteidigungssystem ausgestattet: dem Immunsystem. Es schützt uns vor Feinden aller Art und erhält uns gesund – idealerweise ein Leben lang. Doch das Immunsystem kann noch mehr: Es hält uns jung! In der Tat: Je besser die innere Schutztruppe in Schuss ist, desto länger bleiben wir gesund und jugendlich.

Angeborenes und erworbenes Immunsystem

Das Immunsystem besitzt vier Grundfunktionen, die genetisch programmiert und somit bei jedem Menschen individuell ausgeprägt sind:

➤ Abwehr und Bekämpfung von Krankheitserregern aller Art;

➤ Toleranz gegenüber den eigenen Geweben und Organen, also dem »Selbst«, zum Schutz vor Autoimmunkrankheiten (Autoimmuntoleranz);

➤ Bekämpfung und Entsorgung von veränderten Bestandteilen des eigenen Organismus wie infizierten, überalterten und entarteten Zellen;

➤ Dosierung der Abwehrreaktionen, um allergische Reaktionen zu vermeiden.

Ob wir ein stark oder schwach entwickeltes Immunsystem haben, legen die Gene fest, wie gut es aber funktioniert, dafür können wir eine Menge selbst tun.

Das Immunsystem setzt sich aus angeborenen und adaptiv erworbenen Immunmechanismen zusammen. Das angeborene Immunsystem (antiinfektiöses Resistenzsystem) ist seit der Geburt vorhanden und umfasst die grundlegenden Abwehrreaktionen. Es funktioniert immer gleich und wirkt als Sofortschutz, indem es z. B. bei Kontakt mit einem Erreger die Schleimhäute anschwellen lässt, wie etwa bei einem Schnupfen. Das erworbene System (adaptives Immunsystem) entsteht in der Auseinandersetzung mit der Umwelt, wird also durch die lebenslange Auseinandersetzung mit Krankheitserregern trainiert. Hierher gehört z. B. der Schutz vor dem gleichen Erreger bei durchgemachter Krankheit oder bei einer Impfung.

Das Immunsystem erkennt und unterscheidet letztlich »Fremd« von »Selbst«. »Fremd« wird in der Regel eliminiert, »Selbst« dagegen toleriert. Das Immunsystem wird erst dann gegenüber Fremdstoffen aktiv, wenn diese die chemischen und physikalischen Barrieren der äußeren (Haut) oder inneren (Schleimhäute) Oberfläche überwunden haben.

Zum Immunsystem gehören das Knochenmark, die Thymusdrüse, Lymphknoten, Mandeln, Milz, der Darm und die Haut (siehe Abbildung Seite 130).

Die Kämpfer in der Abwehr

Immer wenn unerwünschte oder krank machende Stoffe in den Körper eindringen, wird im Blut ein großes Netzwerk von Zellen, Botenstoffen und Waffen aktiv: Das Immunsystem sorgt – meist recht erfolgreich – dafür, dass der Angreifer keine Chance hat.

Unspezifische Abwehr

Das Gefecht gegen die Störenfriede ist generalstabsmäßig organisiert. An vorderster Front stehen unspezifische, d. h. nicht gezielt gegen einen speziellen Erreger gerichtete Abwehrreaktionen, die sofort in Aktion treten können. Ihre Kämpfer sind:

➤ Fresszellen: Diese Zellen arbeiten wie eine Art Müllabfuhr, sie verschlingen und verdauen Eindringlinge einfach. Zu ihnen gehören die Phagozyten (Monozyten und Makrophagen) und die Granulozyten. Die Makrophagen haben zusätzlich die Fähigkeit der Zytotoxizität, sie können einen

129

Das Abwehrsystem des Körpers

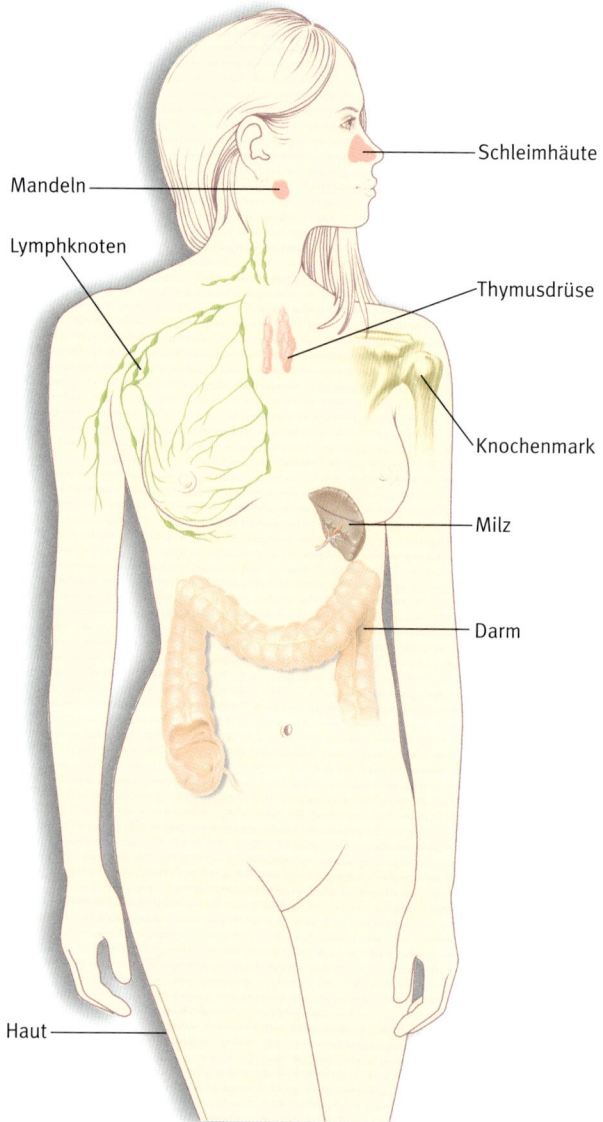

Schleimhäute

Mandeln

Lymphknoten

Thymusdrüse

Knochenmark

Milz

Darm

Haut

An der körpereigenen Abwehr sind verschiedene Organe beteiligt: Knochenmark, Thymusdrüse, Lymphknoten, Mandeln, Milz, Haut, Schleimhäute und Darm.

Feind mit Killermolekülen abtöten (zytotoxisch: zellschädigend). Nach einem erfolgreich von anderen Abwehrzellen durchfochtenen Kampf müssen die Fresszellen aufräumen: Abgetötete Erreger, lädierte Zellen oder Zelltrümmer sind zu beseitigen.

Sind die Fresszellen mit einer Kampfsituation überfordert, so senden sie einen »Hilferuf« aus: Dazu präsentieren sie den Oberflächencode des Eindringlings, die »Antigene«, auf ihrer Oberfläche, hissen gewissermaßen eine SOS-Flagge. Damit alarmieren sie die T-Helfer-Lymphozyten (siehe Seite 131).

➤ Komplementsystem: Diese Komponente der unspezifischen Abwehr funktioniert wie eine »chemische Keule«. Sie setzt sich aus etwa 20 miteinander reagierenden Eiweißstoffen zusammen. Diese Killermoleküle können Fremdzellen regelrecht zersetzen, vergleichbar der Wirkung eines aggressiven Putzmittels.

➤ Natürliche Killerzellen (NK-Zellen): Dringen Viren in den Körper ein, so nisten sie sich direkt in den für das jeweilige Virus typischen Zellen ein (z. B. Hepatitisviren in Leberzellen, Herpesviren in Speicheldrüsen- und Nervenzellen) und zwingen die Zelle dazu, neue Viren zu produzieren. Ein gesundes Abwehrsystem ist sogar solchen trickreichen Feinden gewachsen, denn eine virusinfizierte Zelle ist an ihrer Oberfläche charakteristisch verändert und sendet überdies spezielle Botenstoffe aus, die so genannten Interferone. Auf diese Lockstoffe reagieren die natürlichen Killerzellen, die auf die Beseitigung solcher virusbefallener Zellen spezialisiert sind. Eine weitere Aufgabe der natürlichen

Killerzellen ist die Beseitigung entarteter Zellen jeder Art (Tumorzellen etc.). Auch gegen manche Bakterien können sie tätig werden.

Spezifische Abwehr

Wird die vorderste Kampflinie nun mit den Feinden nicht fertig, so greift der Körper auf seine Spezialeinheiten zurück. Diese spezifische Abwehr ist eine gut geschulte Armee mit zahlreichen »Spezialisten« und perfekten Verteidigungsstrategien. Je nachdem, ob ein Erreger in die Körperzellen eindringt (z. B. Viren, manche Bakterien und Parasiten) oder ob er außerhalb der Zelle bleibt (die meisten Bakterien, Parasiten und Würmer), wird eine entsprechende Armee zusammengestellt und mit den passenden Waffen ausgerüstet.

➤ Zytotoxische T-Lymphozyten: Sie sind eine Unterart der weißen Blutkörperchen und kämpfen gegen die in die Zelle eingedrungenen Viren. Ihre Waffen sind Killermoleküle, chemische Kampfstoffe, mit denen die befallene Zelle komplett vernichtet wird.

➤ B-Lymphozyten: Sie werden von den T-Helfer-Lymphozyten mobilisiert, wenn im Blut schwimmende Erreger, wie etwa die meisten Bakterien, zu bekämpfen sind. Die B-Lymphozyten und die Plasmazellen des Blutes produzieren dann eine Unmenge identischer, entsprechend dem Aussehen des Feindes maßgeschneiderter Geschosse, die Antikörper oder Immunglobuline.

➤ Antikörper oder Immunglobuline: Sie sind Eiweißmoleküle, die sich an bestimmte Stellen auf der Oberfläche des Eindringlings (das so genannte Antigen) heften und damit dessen verhängnisvolle Reise durch den Körper stoppen. Der mit Antikörpern beladene Feind (Antigen-Antikörper-Komplex, auch Immunkomplex genannt) wird dann von Fresszellen (siehe Seite 129) entsorgt.

Beim Menschen unterscheidet man fünf Klassen von Immunglobulinen (Ig), deren Gehalt je nach Abwehrlage und aktueller Aufgabe variiert: IgG, IgA, IgM, IgE und IgD (siehe Info Seite 133). Bei erstmaligem Feindkontakt kommt es vorübergehend zur Bildung von IgM-Antikörpern, während des weiteren Verlaufs der Immunantwort zur Synthese von IgG-Antikörpern. Ein Arzt kann also anhand des Antikörperprofils den Ablauf einer Infektion erkennen und verfolgen.

➤ Die T-Helfer-Lymphozyten oder T-Helferzellen schalten die Immunreaktion an und ab und steuern sie dadurch. Sie können die »Hilferufe« der Fresszellen aufnehmen und in geeigneter Weise an die B-Lymphozyten weiterleiten.

TIPP | ABWEHRSTATUS

Leiden Sie häufig an eitrigen Infektionen der oberen Atemwege, sollten Sie vom Arzt Ihren Abwehrstatus testen lassen. Meist ist ein Antikörpermangel die Ursache. Die Immunglobulinklassen IgG, IgA, IgM und IgE können heute im Labor leicht quantitativ im Blut, in der Rückenmarksflüssigkeit (Liquor) oder im Speichel (IgA) bestimmt werden.

131

Wie der Körper Bakterien bekämpft

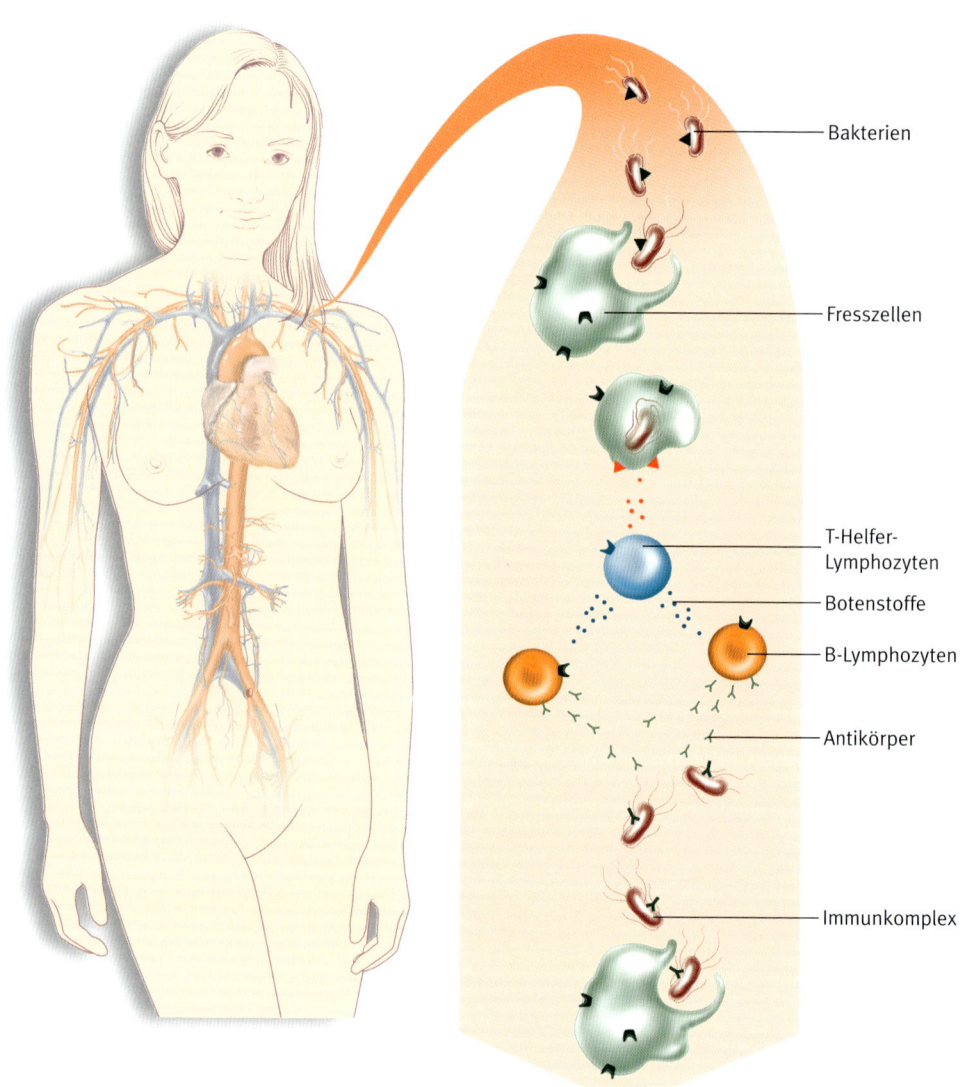

Bakterien

Fresszellen

T-Helfer-
Lymphozyten

Botenstoffe

B-Lymphozyten

Antikörper

Immunkomplex

*Der Abwehrkampf findet im Blut statt: Haben die Fresszellen im Blut schwimmende Bakterien
ausfindig gemacht und werden allein nicht mit ihnen fertig, senden sie einen Hilferuf aus. Dadurch
mobilisieren sie die T-Helfer-Lymphozyten, die ihrerseits den Hilferuf an die B-Lymphozyten weiterleiten. Die B-Lymphozyten produzieren der Oberflächenstruktur der Bakterien (Antigene)
entsprechende Antikörper, die mit den Bakterien einen Antigen-Antikörper-Komplex (Immunkomplex) bilden und in dieser Form von den Fresszellen entsorgt werden können.*

Feind oder Freund?

An bestimmten Strukturmerkmalen auf der Oberfläche eines Eindringlings erkennen die Immunzellen, dass sie einen Feind vor sich haben, und sie rüsten dagegen auf. Die geschilderten Immunreaktionen laufen ab (siehe ab Seite 129). Um so genannte Autoimmunreaktionen zu vermeiden, bei denen sich das Immunsystem gegen den eigenen Organismus wendet, tragen körpereigene Zellen ebenfalls ein individuelles »Markenzeichen« auf ihrer Oberfläche. Dieser Code ist den Lymphozyten bekannt, deshalb greifen sie eigenes Gewebe nicht an. Alle Lymphozyten, die möglicherweise eigene Strukturen angreifen können, werden während des Reifungsprozesses im Thymus (siehe Seite 134) vernichtet.

Immunologisches Gedächtnis

Die im Thymus heranreifenden so genannten naiven T-Lymphozyten sind jungfräulich. Sie hatten noch keinen Kontakt mit dem Feind bzw. dessen Antigenen. Nach Kontakt mit Antigenen werden diese naiven T-Lymphozyten aktiviert, ihre Oberflächenstruktur verändert sich, d. h., die T-Lymphozyten spezialisieren sich auf das Antigen, den »Code« des zu bekämpfenden Feindes, durch den sie aktiviert wurden. Die naiven T-Lymphozyten entwickeln quasi ein Gedächtnis für das Antigen des betreffenden Feindes. Diese nun als T-Gedächtniszellen bezeichneten Zellen (Memory-Zellen) speichern die Struktur des Antigens wie in einer Datenbank. In entsprechender Weise entstehen aus naiven jungfräulichen B-Lymphozyten ebenfalls Gedächtniszellen. Dieses

---

INFO ANTIKÖRPERKLASSEN

IgM-Antikörper zeigen an, dass eine frische Infektion erfolgt ist. Sie bekämpfen sehr effektiv Bakterien und Zellen.

IgG-Antikörper sind relativ langlebig und deshalb noch lange Zeit nach einer Infektion nachweisbar. Sie verstärken die Fähigkeit der Fresszellen, Bakterien und Viren aufzunehmen (Phagozytose). Zudem sind sie in der Lage, Gifte der Infektionserreger (Toxine) zu neutralisieren und Viren an ihrer weiteren Ausbreitung zu hindern.

IgA-Antikörper finden sich auf den Schleimhäuten des Organismus. Sie verhindern die Anheftung von Erregern bzw. die Aufnahme von Toxinen über den Darm oder die Bronchialschleimhaut, sind also ein Sofortschutz gegen Infektionen aller Art.

IgE-Antikörper sind für die Abwehr von Parasiteninfektionen (z. B. durch Würmer) besonders wirkungsvoll, da sie gemeinsam mit verschiedenen Spezialzellen die Abwehrreaktion enorm verstärken können. Andererseits sind spezifische IgE-Antikörper verantwortlich für die so genannte Soforttyp-Allergie, besonders der Schleimhäute der oberen Atemwege (z. B. Heuschnupfen).

IgD-Antikörper sind frische B-Zellen, die noch keinen Kontakt mit Antigenen hatten.

133

INFO | LYMPHOZYTENPOOL

Die Gesamtheit aller Lymphozyten eines Organismus, der Lymphozytenpool, setzt sich aus den naiven T- und B-Lymphozyten (bisher ohne Antigenkontakt) und den T- und B-Memory-Zellen (mit Antigenkontakt) zusammen. Die naiven Lymphozyten entstehen im Knochenmark, die T-Lymphozyten reifen im Thymus heran, die B-Lymphozyten in den lymphatischen Geweben des Darmtraktes. Die Memory-Zellen entstehen in den sekundären lymphatischen Organen wie Lymphknoten, Milz, Darmschleimhaut oder Mandeln. Alle Arten von Lymphozyten besitzen charakteristische Oberflächenmarker, eine Art individueller »Personalausweis«. Im Immunlabor ist es heute möglich, anhand dieses Ausweises die Lymphozyten qualitativ und quantitativ im Blut oder Gewebe zu bestimmen. Die Oberflächenmerkmale der T-Helferzellen sind die Marker CD3 und CD4, die der zytotoxischen T-Zellen die CD3- und CD8-Marker.

immunologische Gedächtnis ist von unschätzbarem Wert: Bei erneutem Kontakt mit dem gleichen Erreger wird dieser noch schneller, oftmals auch unbemerkt, bekämpft. Auf diesem Effekt beruhen das Prinzip von Schutzimpfungen und die Immunität nach durchgemachten Krankheiten, wie Masern oder Mumps.

Koordinatoren der Abwehr

Alle Abwehrreaktionen werden durch ein Riesenheer an Botenstoffen, den Zytokinen – oder, weil von Lymphozyten produziert, Lymphokinen – aufeinander abgestimmt. Zu den Zytokinen gehören beispielsweise Interleukine und Interferone. In diesen winzig kleinen Eiweißmolekülen sind bestimmte Nachrichten und Befehle verschlüsselt. In der Tat schwirren diese Informationsträger permanent und gezielt durch das Blut und sorgen für die Koordination und Feinabstimmung der Schutzmechanismen.

Unkontrolliert durch den Körper schwirrende Botenstoffe – was bei manchen Krankheiten der Fall sein kann – können psychische Beschwerden wie Müdigkeit und Depressionen auslösen.

Rolle von Thymus und Lymphe

Die Immunzellen müssen sowohl »ausgebildet« werden als auch durch den Körper wandern können. Dafür sind Spezialstrukturen zuständig.

Thymusdrüse

Diese eher unscheinbare Drüse hinter dem Brustbein wächst bis zur Pubertät und bildet sich dann langsam zurück. Sie ist die Trainingsstätte des Immunsystems:
➤ Im Thymus reifen die T-Lymphozyten heran und erhalten ihre Ausbildung. Sie »lernen« zwischen Fremd und Eigen zu unterscheiden. Jede körpereigene Zelle trägt ein individuelles Markenzeichen, eine Ansammlung fast einzigartiger Proteine auf ihrer Oberfläche, also einen persönlichen Ausweis. Dadurch ist sie als körpereigen gekennzeichnet. Dieser biologi-

sche Marker wird den T-Lymphozyten genau eingeprägt (siehe Seite 133).

➤ Ferner wird ihnen die Fähigkeit einprogrammiert, eine Million und mehr unterschiedlicher fremder Strukturen zu erkennen. So ist gewährleistet, dass sie nur unerwünschte Eindringlinge angreifen und die körpereigenen Bausteine unbehelligt lassen. Die biologischen Marker, die so genannten Histokompatibilitätsantigene, sind der Grund dafür, weshalb bei Transplantationen selbst unter verwandten Menschen Probleme auftreten, wie die Abstoßung von fremdem Gewebe.

➤ Daneben besitzt die Thymusdrüse noch eine endokrine Funktion, d. h., sie produziert Botenstoffe und Hormone, die für ein reibungsloses Funktionieren der Abwehrreaktionen sorgen.

Heute weiß man, dass auch das Gehirn die Botenstoffe der Thymusdrüse aufnehmen und verstehen kann. Beide Organe können sich regelrecht unterhalten, einander aktivieren oder hemmen.

INFO DAS LYMPHSYSTEM

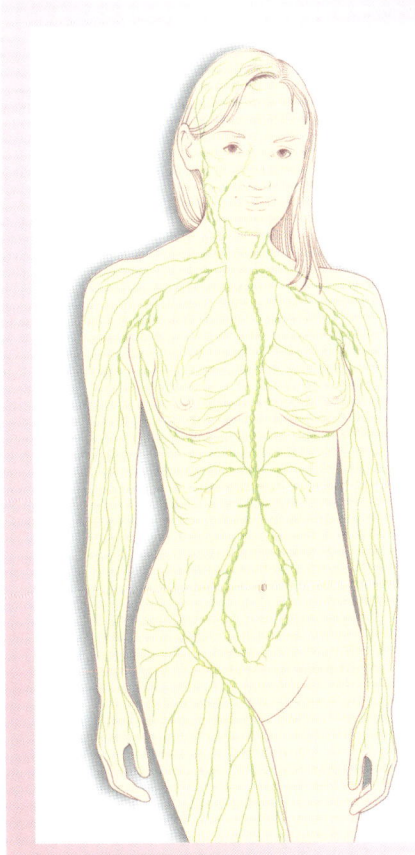

Die Lymphflüssigkeit entspricht dem Blutplasma, das die Adern in den Kapillaren verlässt und sich in den Zellzwischenräumen befindet. Die Lymphe fließt in speziellen Gefäßen, den Lymphbahnen. Neben dem Transport der Lymphozyten von deren Bildungsstätten in das Blut dient dieser »Saft« der Ernährung der Zellen und Gewebe und dem Abtransport von Schlacken. Zum Lymphsystem gehören auch die Lymphknoten, die Krankheitserreger aus der Lymphe filtern. Der Transport in den Lymphbahnen funktioniert ähnlich wie in den Venen über ein Klappensystem sowie durch Druck, der von der umgebenden Muskulatur und vom Puls der in der Nähe liegenden Arterien ausgeht. Auf der Aktivierung des Lymphbahnsystems beruht die wohltuende Wirkung einer Lymphdrainage.

Lymphe

Parallel zu den Blutgefäßen verlaufen die Lymphbahnen (siehe Abbildung Seite 135). Die darin enthaltene Flüssigkeit – die Lymphe – ist das Transportmittel für die T-Lymphozyten. Dieser farblose Saft wird im Milchbrustgang (Ductus thoracicus), dem stricknadeldicken Hauptlymphgefäß, gesammelt. Bei einem Erwachsenen bilden sich täglich etwa 1,5 Liter Lymphe. An verschiedenen Stellen an Rumpf und Kopf befinden sich am Zusammenfluss von Lymphgefäßen die Lymphknoten, etwa haselnussgroße Ansammlungen von B- und T-Zellen, die von einer bindegewebigen Kapsel umgeben sind. Sie filtern die Lymphe und sorgen so dafür, dass Krankheitskeime und Giftstoffe nicht über den ganzen Körper verteilt werden. Sie sind also die erste Station im Abwehrkampf des Organismus gegen seine Feinde.

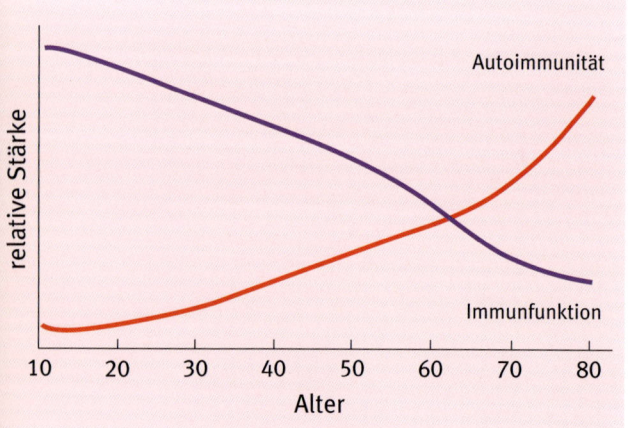

Mit steigendem Lebensalter nimmt die Stärke der Abwehr ab. Parallel dazu wird die Abwehr auch immer unschärfer: Es werden zunehmend eigene Strukturen angegriffen, d. h., die Auto-immunität nimmt zu.

136

Immunoseneszenz – wenn das Immunsystem altert

Die Wissenschaftler sind sich einig: Das Immunsystem lässt mit fortschreitendem Lebensalter nach und ist in späteren Jahren nicht mehr so leistungsfähig wie in jungen Jahren. Das Altern des Immunsystems nennt man Immunoseneszenz. So treten bei älteren Menschen besonders chronische Lokalinfektionen, aber auch systemische (den ganzen Organismus betreffende) Infektionen mit opportunistischen Erregern häufiger auf. Dies sind nicht krank machende Erreger, die erst nach einer immunschwächenden Erkrankung eine Krankheit auslösen können (pathogen werden), z. B. manche Darmbakterien (Escherichia coli) oder Hefepilze (Candida). Während Infektionen in der frühen Kindheit erstmalige Herausforderungen für das Immunsystem darstellen, werden im Alter eher latente Infektionen, die in einer frühen Lebensphase erworben wurden, wieder reaktiviert (siehe Seite 142). Weltweit sind Infektionen und ihre Komplikationen auch heute noch die Haupttodesursache bei alten Menschen.

Einfluss der Thymusdrüse

Den wichtigsten Beitrag zum Altern des Immunsystems liefert zweifellos die Rückbildung des Thymusorgans. Sie beginnt schon im frühen Erwachsenenalter. Bis zum Alter von 45 Jahren reduziert sich das Thymusgewebe bereits um ca. 85 Prozent, nach dem 60. Lebensjahr sind nur noch fünf Prozent Restgewebe vorhanden. Dadurch fehlt es der Immunantwort zunehmend an Präzision, d. h., die Unterscheidung zwischen Fremd und Eigen wird schwieriger.

Durch die Rückbildung verlieren die T-Zellen an Funktion und reagieren nicht mehr so rasch und so gut auf Erreger. Parallel dazu ändert sich auch die Anzahl an Botenstoffen (Zytokinen), die bei einem Abwehrkampf in Umlauf gesetzt werden, so dass oft Krankheitserreger wie ein Virus oder eine Krebszelle nicht mehr vollständig bekämpft werden.

Auch das immunologische Gedächtnis lässt nach (siehe Seite 133).

Dies geht zusätzlich auf Veränderungen im Hormonhaushalt zurück. Genauer: Das Verhältnis des Wohlfühlhormons DHEA (siehe Seite 189) zum Stresshormon Cortisol hat Einfluss auf die Immunreaktion. Während der Gehalt an DHEA im Alter stark abfällt, steigt der Spiegel an Cortisol sogar leicht an. Wenn das Verhältnis von Cortisol zu DHEA bei Kleinkindern mit 1.0 definiert wird, fällt es infolge des starken Anstiegs von DHEA bis zum 30. Lebensjahr auf ein absolutes Minimum ab, um danach wegen des nun abfallenden DHEA kontinuierlich anzusteigen. Dies hat erhebliche Auswirkungen auf das Immunsystem:

➤ DHEA steigert die Aktivität der natürlichen Killerzellen (NK-Zellen), d. h. deren zellschädigende Aktivität gegenüber Tumorzellen. Die NK-Zellen eliminieren wie Polizisten neu auftretende Tumorzellen. Man geht heute davon aus, dass im täglichen Leben immer wieder Zellen entarten, die jedoch von einem effizienten Immunsystem, d. h. von voll aktiven NK-Zellen, erkannt und vernichtet werden, bevor daraus ein Tumor entstehen kann.

➤ Zudem verbessert DHEA die Funktion der T-Zellen, was wahrscheinlich die erhöhte Bildung von Interleukin 2 zur Folge hat. Interleukin 2 steigert die Vermehrung

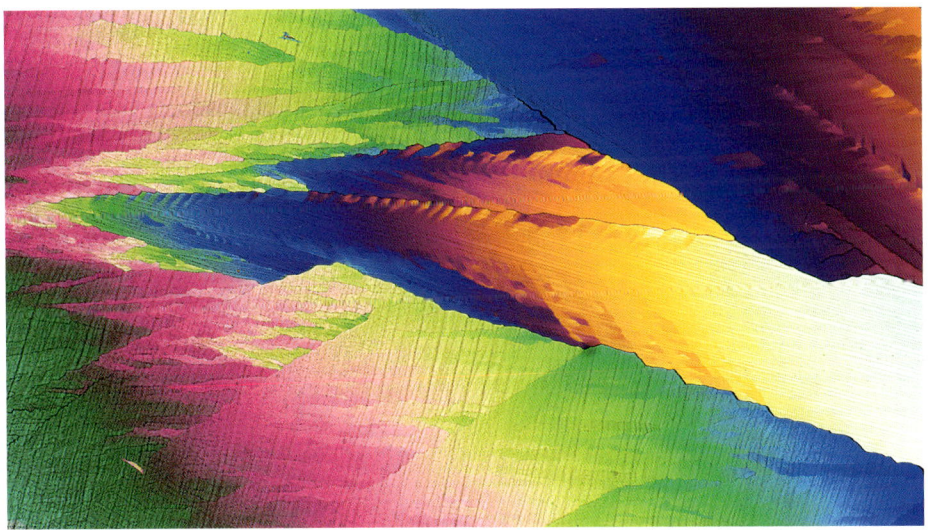

Das Hormon Dehydroepiandrosteron (DHEA) steigert die Aktivität der natürlichen Killerzellen und verbessert die Funktion der T-Zellen, hat also erhebliche Einflüsse auf das Immunsystem.

Während bei Jüngeren der naive T-Zellpool ca. 800 Zellen pro Mikroliter (µl) umfasst, fällt er bei 100-Jährigen auf nur noch 180 Zellen/µl ab. In jedem Alter gibt es im naiven T-Zellpool mehr CD4- als CD8-Zellen (siehe Seite 134). Allerdings nimmt der naive CD8-Pool überproportional ab, bei 100-Jährigen erreicht er im Schnitt nur noch zehn Prozent der gesamten naiven Zellen. Damit kann das Immunsystem kaum noch gegen neue Erreger ankämpfen. Dies erklärt z. B., weshalb eine Grippe im Alter tödlich sein kann.

Manchmal finden sich gerade bei 100-Jährigen erstaunlich »jugendliche« Konstellationen der T-Zellen. Ein Teil der 100-Jährigen erreicht fast Werte jüngerer Erwachsener. Der Grund hierfür dürfte in den Genen liegen.

Das Bestimmen der CD4- und CD8-Zellen in einem Immuncheck könnte Auskunft über Ihr biologisches Alter geben, d. h. ob Sie sehr alt werden oder nicht.

(Proliferation) von B-Zellen und aktiviert die Zytotoxizität (Fähigkeit, die Erreger abzutöten) der Makrophagen.

Trotz der frühzeitigen Rückbildung des Thymus bleibt bis ins hohe Alter hinein eine beträchtliche Anzahl an reifen T-Zellen erhalten, bedingt durch die Restaktivität der Thymusdrüse sowie durch Neu-

bildung in anderen Geweben. Auch sind die T-Zellen im Körper sehr langlebig. Dennoch werden die T-Zellen mit fortschreitendem Alter weniger, und sie werden auch reaktionsträger. Die Geschwindigkeit und das Ausmaß dieses Prozesses zeigen erhebliche individuelle Unterschiede. Auch der altersbedingte Abfall der Androgene (der männlichen Hormone) bringt die Abwehr aus dem Lot.

Einfluss der Zytokine

Das Spektrum der Botenstoffe des Immunsystems, der Zytokine, verändert sich im Alter. So steigt insbesondere der Gehalt an Interleukin 6 (IL-6) an; dieser Signalstoff erhält im Körper Entzündungen aufrecht. Das erklärt die erhöhte Entzündungsneigung im Alter, was u. a. Osteoporose und Arteriosklerose begünstigt. Eine Ursache für den Anstieg von Interleukin 6 sehen die Forscher im Abfall von Testosteron (dem männlichen Geschlechtshormon) in der Andropause beim Mann (siehe Seite 174) bzw. von Östradiol und Gelbkörperhormon (Progesteron) in der Menopause (siehe Seite 165) bei der Frau. Die Höhe des IL-6-Gehaltes im Blut von alten Menschen könnte ein besonders geeigneter immunologischer Biomarker des Alterns sein.

Eine Folge des erhöhten IL-6-Wertes ist auch der altersabhängige Anstieg von C-reaktivem Protein (CRP), einem Eiweißstoff, der bei Entzündungen im Körper zirkuliert und dessen Wert mit 0,012 Milligramm je Liter je Lebensjahr ansteigt. Nach Kontakt mit bestimmten Krankheitserregern aktiviert CRP weitere Abwehrreaktionen. Bei Patienten mit Atherosklerose sind durchweg höhere CRP-Werte zu beobachten. Werte über zwei Milligramm pro Liter sind bereits mit einem dreifach höheren Infarktrisiko verbunden. Aus diesem Grund sollte dieser Wert in Anti-Aging-Untersuchungen immer überprüft werden.

Einfluss der Killerzellen

Weitere Zeichen der Immunoseneszenz sind die veränderte Zahl und Zusammensetzung der natürlichen Killerzellen (NK-Zellen), deren Zahl zwar ansteigt, deren Einzelzellen allerdings nicht mehr so leistungsfähig wie früher sind. So haben Tumoren und Viren eine bessere Chance, sich auszubreiten, als in jüngeren Jahren. Die natürlichen Killerzellen und die CD8-T-Zellen (siehe Seite 134) sind die wichtigsten Schutztruppen des unspezifischen Immunsystems gegen mit Viren oder anderen Erregern infizierte, überalterte und entartete körpereigene sowie Fremdzellen. Sie sind daher bei der Tumorabwehr und Verhinderung von Tumormetastasen besonders wichtig. Deren Leistungsfähigkeit bestimmt damit entscheidend, ob wir im Alter gesund oder krank sind.

Bei gesunden Älteren ist die Gesamtzahl zirkulierender NK-Zellen signifikant erhöht. Dabei handelt es sich durchweg um reife, d. h. voll funktionsfähige Zellen, deren Kampfpotenzial insgesamt nicht beeinträchtigt ist. Der Unterschied zu jüngeren Menschen: Die Zellen sind nicht mehr so reaktionsfähig. Und genau diese Reaktionsträgheit scheint mit erhöhter Infektneigung gekoppelt zu sein, die tödlich sein kann. Wissenschaftliche Untersuchungen haben dies bereits belegt.

Einfluss der B-Zellen

Bei den B-Zellen sieht es ähnlich aus: Auch ihre Zahl und Leistungsfähigkeit nimmt mit dem Alter ab. Hierzu liegen jedoch in der Wissenschaft keine eindeutigen Aussagen vor. Besser kennt man die Veränderung der Immunglobuline (siehe Seite 131), der »Waffen« der B-Zellen: Die einzelnen Fraktionen verändern sich im Alter unterschiedlich. Während IgG und IgA im Blut ansteigen, bleiben IgM und IgE mengenmäßig unverändert. Unter den IgG-Subklassen steigt IgG4 nicht an, IgG1 und IgG3, die vorwiegend gegen bakterielle und virale Antigene gerichtet sind, sowie das gegen bakterielle Kapselantigene gebildete IgG2 sind dagegen dauerhaft erhöht. Auch dadurch wird die Abwehrreaktion »unscharf«.

Einfluss der Gene

Die moderne Altersforschung lässt keinen Zweifel: Menschen unterscheiden sich genetisch in ihrem Muster an Immun-Botenstoffen (Zytokinen). Daher reagiert auch jeder unterschiedlich auf entzündliche oder infektiöse Reize. Für fast alle Botenstoffe sind Genpolymorphismen oder -variationen bekannt, d. h., dass ein und dasselbe Gen nicht in allen Fällen bei jedem Menschen identisch vorliegt. Es können kleine Abweichungen vorkommen, die in der Regel die Funktion des Gens nicht oder nur wenig beeinflussen. Es kann jedoch auch vorkommen, dass durch derartige Genvariationen das Gen inaktiv wird oder dass das durch das Gen in Umlauf geschickte Protein, z. B. im Falle eines Enzyms, wesentlich aktiver ist als das normale Protein. Diese Genpolymor-

139

phismen bestimmen das individuelle Ausmaß einer entzündlichen Reaktion.
Zudem tragen Individuen, die zu überschießenden starken Entzündungsreaktionen neigen (so genannte hyperinflammatorische Typen), ein höheres Krankheitsrisiko und scheinen in ihrer Lebenserwartung eingeschränkt.

Weitere Einflüsse auf die Immunfunktion

➤ Die Ernährung spielt eine nicht zu unterschätzende Rolle bei der Effektivität des Immunsystems. Menschen mit latentem oder bestehendem Nährstoffmangel im Alter weisen in vielfacher Hinsicht eine eingeschränkte Immunitätslage auf. Sowohl Mineralstoffe (Zink, Selen) als auch Vitamine (Vitamin C, E, Beta-Karotin) verbessern die Vermehrungs- und Leistungsfähigkeit von T-Zellen.
➤ Das Fettmuster im Blut hat ebenfalls Einfluss auf die Immunfunktion im Alter,

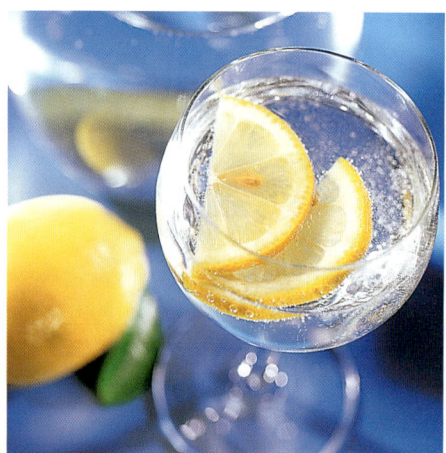

Vitamin C ist eine unentbehrliche Hilfe beim Abwehrkampf. Es unterstützt die Leistungs- und Vermehrungsfähigkeit der T-Zellen.

da die Reaktivität der Immunzellen wie aller anderen Zellen von der Durchlässigkeit ihrer äußeren Umhüllung (Membran) gesteuert wird. Maßgeblich dafür ist das Verhältnis von Cholesterin zu Phospholipiden (fettartigen Bausteinen aller biologischen Membranen) und freien Fettsäuren. Es wurde gezeigt, dass die eingeschränkte T-Zell-Vermehrung im Alter mit der Zunahme des schädlichen LDL-Cholesterins im Blut korreliert – also ein Grund mehr, dem Cholesterinspiegel Aufmerksamkeit zu schenken. Auch ein erhöhter Anteil an Omega-3-Fettsäuren in der Zellmembran macht diese durchlässiger für Botenstoffe. Dies verbessert die Kommunikation zwischen den Zellen.

Immunoseneszenz – ein Forschungsobjekt

Das Wesen der Immunoseneszenz ist derzeit noch nicht umfassend geklärt. Genetische Faktoren sind wahrscheinlich bedeutend. Untersuchungen an sehr alten Menschen (»Centenarian Studies« bei 100-Jährigen) haben gezeigt, dass deren Immunsystem viel weniger vom Alterungsprozess betroffen ist und sich funktionell in vielen Aspekten kaum von dem Jüngerer unterscheidet. Ob die beschriebenen immunologisch unauffälligen 100-Jährigen über eine spezielle Genausstattung mit langsamerer Funktionseinschränkung verfügen oder ob der umweltbedingte Verschleiß ihres Immunsystems geringer war, ist offen.
Aktuelle Überlegungen gehen dahin, dass das Immunorgan einen definierten Umfang besitzt und im Lauf des Lebens in unterschiedlichem Maß verbraucht wird.

Immunoseneszenz ist demnach das Ergebnis chronischer Antigenbelastung/-überlastung eines definierten immunologischen Repertoires. Häufige Infektionen würden nach dieser Theorie die Immunoseneszenz beschleunigen, ebenso Allergien und Schadstoffreaktionen.

Immunsystem der Haut

Das Haut-assoziierte Immunsystem (SALT/Skin-associated Lymphoid Tissue) ist ein spezialisiertes Immunorgan großer Ausdehnung. Neben den üblichen Immunzellen, wie T-Zellen, B-Zellen oder Makrophagen, verfügt es über einige für die Haut typische Zellen, wie Langerhanszellen und Keratinozyten.

➤ Langerhanszellen: Sie geben neben anderen Zellen den Impuls zur spezifischen Immunreaktion, indem sie über die Haut eingedrungene Antigene (Bakterien, Viren, Pilze, Allergene etc.) aufnehmen und zu den regionalen Lymphknoten transportieren. Nach Präsentation der Antigene in den lymphatischen Organen, wie Milz, Lymphknoten oder Mandeln, werden spezifische T- und B-Zellen in Umlauf geschickt, die wiederum in die Haut einwandern und dort die spezifische Immunabwehr bilden.

➤ Keratinozyten: Diese Zellen der Oberhaut zeichnen sich durch die Fähigkeit aus, nach Stimulation eine Vielzahl von Zytokinen (siehe Seite 134) zu produzieren. Teilweise erhalten sie eine Entzündung aufrecht, z. B. bei Sonnenbrand, teilweise unterdrücken sie eine Entzündung. Diese speziellen Waffen der Haut machen Sinn. Sie rüsten unsere Schutzhülle auf.

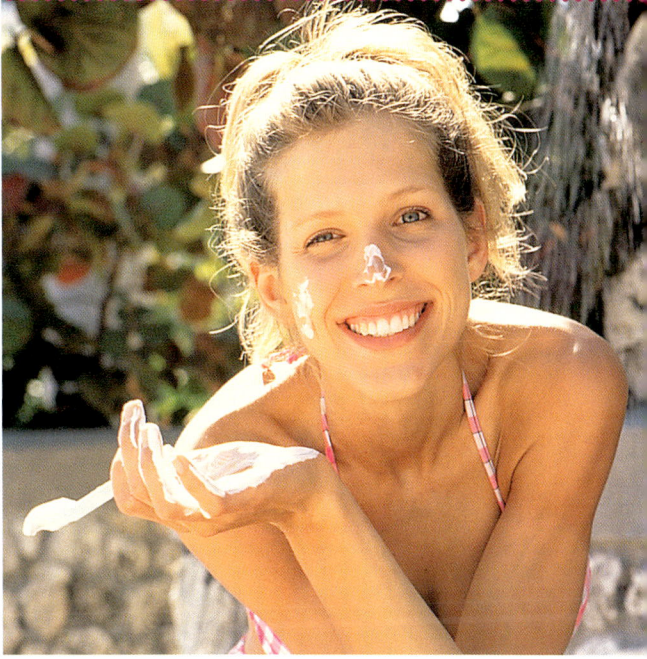

Vorsicht Sonnenbrand! Schützen Sie Ihre Haut immer mit einer Sonnencreme mit hohem Lichtschutzfaktor. So bleibt sie länger jung.

Alterung des Immunsystems der Haut

Die Immunoseneszenz des Haut-assoziierten Immunsystems wird zum einen durch den normalen Alterungsprozess, zum anderen aber auch stark durch Umwelteinflüsse bestimmt. Der wichtigste Umweltfaktor für die Haut ist die Sonnenstrahlung, insbesondere die kurzwellige UV A Strahlung, die unmittelbar dämpfend auf die Immunabwehr wirkt, während die längerwellige UV-B-Strahlung eher einen immunstimulierenden Effekt hat.

Die Zahl der Langerhanszellen scheint im Alter abzunehmen. Die Berichte hierzu sind jedoch widersprüchlich. Unzweifelhaft sind der Rückgang dieser Zellen in UV-exponierten Hautarealen und das

Nachlassen der Leistungsfähigkeit der Langerhanszellen im Alter, was z. B. die sich im Alter abschwächende Hautreaktion gegenüber Kontaktallergenen erklärt. Bezüglich der Keratozyten scheint lediglich gesichert zu sein, dass die Entzündungsbereitschaft der Haut zunimmt und es vermehrt zu Hauttumoren kommt. Wenig bekannt ist, ob dies eine Folge der altersbedingten Veränderungen der Zytokinbildung durch die Keratozyten ist.

Die mit dem Alterungsprozess nachlassende Immunfunktion wird als Ursache gehäufter Infektionen mit in der Zelle überlebenden Bakterien, Pilzen oder Viren angesehen. Außerdem dürfte eine »unscharf« gewordene Reaktionsweise des Immunsystems für die Zunahme von Tumoren der Epithelzellen (Deckzellen der Haut), wie Basaliomen (Hauttumoren) und Melanomen, verantwortlich sein, wobei zusätzlich die DNA-Schädigungen in Hautzellen durch UV-Strahlung und Umweltschadstoffe zu berücksichtigen sind.

Krankheiten des Immunsystems im Alter

Einige immunbedingte Krankheiten treten im Alter gehäuft auf. Dies spricht dafür, dass das Abwehrsystem mit zunehmenden Jahren schwächer wird.

Infektionen im Alter

Sicher haben Sie schon Folgendes beobachtet oder gar selbst erlebt: Kinder sind nach einem Infekt, etwa Masern, Mumps oder einer Grippe, erstaunlich schnell wieder auf den Beinen, bei jungen Erwachsenen dauert das Fitwerden schon länger,

INFO | INFEKTIONEN

Zahlreiche körperliche Veränderungen begünstigen Infektionen im Alter:
➤ Sauerstoffmangel in den Geweben bei Herz-Kreislauf-Erkrankungen
➤ Sekretstau und mangelnde Sekretbildung in den Bronchien und Lungen bei Funktionsstörungen
➤ Harnverhalten bei Prostatavergrößerung
➤ Störungen der Darmpassage
➤ Dünnerwerden der Haut und dadurch erhöhte Durchlässigkeit für Erreger
➤ Zuckerkrankheit
➤ Mangel- und Fehlernährung (z. B. zu wenig Vitamine)
➤ verminderte Flüssigkeitszufuhr durch geringeres Durstgefühl
➤ allgemeine körperliche Schwäche und Mattigkeit

doch beim alten Menschen erscheint die Krankheit als eine nicht enden wollende Leidenskette.

Infektionskrankheiten sind in der Tat ein großes Risiko für ältere Menschen. Im Gegensatz zu den Akutinfektionen in jungen Jahren herrschen in den fortgeschrittenen Lebensjahren die folgenden Typen vor:
➤ Reaktivierung von latenten Infektionen: Der Erreger lauert schon lange Zeit im Körper. Durch eine Abwehrschwäche wird er aktiviert. Beispiele sind Varicella-Zoster-Virus (Gürtelrose, siehe Seite 143), Herpes-encephalitis-Virus, Mykobakterien (Tuberkulose), Papillomaviren (Warzen,

Hauttumoren) oder Chlamydien (Atemwegsinfektionen).

➤ Lokalinfektionen durch opportunistische Erreger: Immer in der Umgebung vorhandene und normalerweise harmlose Erreger erzeugen bei Abwehrschwäche eine Infektion. Beispiele dafür sind Bronchitis, Bronchopneumonie (Form der Lungenentzündung), Harnwegsinfekte, Magenentzündungen, Herzmuskelentzündung, Darminfektionen, Infektionen der Haut und Schleimhäute durch Candida, Tuberkulose, echte Grippe (Influenza) oder Blasenentzündungen.

Verlauf der Infektionen

Viele Infektionen oder Entzündungen im Alter gehen mit geringem Temperaturanstieg und häufig fast symptomlos einher. Eine Erklärung dafür liefern die zu geringe oder nicht angemessene Ausschüttung von Fieber erzeugenden und die Infektion bekämpfenden Botenstoffen. Zehn Prozent der älteren Männer und sogar 20 Prozent der älteren Frauen scheiden mit dem Urin Bakterien aus, zeigen aber keine klinischen Symptome (so genannte asymptomatische Bakteriurie), wobei das Keimspektrum gegenüber symptomatischen Infektionen (mit klinischen Hinweisen) der ableitenden Harnwege nicht verändert ist.

Über die Hälfte der Patienten mit bakterieller Herzmuskelentzündung (Endokarditis) sind älter als 60 Jahre. Bakterielle Hirnhautentzündung (Meningitiden) sind im Alter häufiger, die Sterberate liegt dabei drei- bis fünfmal höher als bei jüngeren Patienten. Generell sind verborgene bakterielle Erkrankungen für das Alter typisch, wobei schon leicht erhöhte Temperaturen in Verbindung mit Herzrasen, Appetitmangel und Benommenheit als Alarmzeichen gelten müssen. Bereits hier sollten Sie zum Arzt gehen oder die Betroffenen zum Arzt schicken.

Auch die B-Lymphozyten werden schwächer und bilden ihre Kampfstoffe, die Antikörper, nur noch vermindert. Dadurch können sich akute Infektionen oft rasch ausbreiten und den Körper sehr schnell schwächen. Außerdem werden gehäuft Autoantikörper gebildet, die gegen den eigenen Körper kämpfen.

Infektionen im Alter – Beispiele

➤ Eine Besonderheit stellt die mit zunehmendem Alter immer häufiger werdende Gürtelrose (Herpes zoster) dar. Dabei handelt es sich nicht um eine frische erworbene Infektion, sondern um die Reaktivierung eines bereits während der Kind-

TIPP SYMPTOMATIK

Die Symptome einer Infektion im Alter sind anders als in jungen Jahren. So ist für Betroffene und oft auch für den Arzt nicht immer sofort erkennbar, dass eine Infektion vorliegt. Folgende Symptome sind für eine Infektion im Alter typisch:

➤ kaum Fieber
➤ mäßige Reaktionen im Blutbild
➤ geringes lokales Schmerzempfinden
➤ erhöhte Pulsfrequenz
➤ ausgeprägter Appetitmangel
➤ Benommenheit bis Apathie
➤ sehr lange Rekonvaleszenz

143

heit erworbenen Erregers, des Varicella-Zoster-Virus – Verursacher der Windpocken, einer typischen Kinderkrankheit. Dieses Virus lebt während des gesamten Lebens im Zentralnervensystem und kann von dort aus über die Bahnen des jeweiligen Nervs in die Haut gelangen und sich hier bis zum Vollbild der Gürtelrose vermehren. Diese Erkrankung zeigt an, dass das Immunsystem der betroffenen Person nicht in der Lage war, dieses Virus zu unterdrücken. Gefürchtet ist die Gürtelrose im Alter wegen der oft folgenden Neuralgie, einem außerordentlich heftigen, sehr therapieresistenten Schmerzsyndrom.

➤ Das erstmalige Auftreten von Autoimmunerkrankungen ist bei über 70-Jährigen selten, jedoch treten autoimmune Bindegewebserkrankungen (u. a. die rheumatoide Arthritis) noch im fünften und sechsten Lebensjahrzehnt gehäuft auf.

➤ Infektionen im Alter zeigen sich oft im Magen-Darm-Trakt. Es kommt häufiger zu Durchfällen infolge einer Virusinfektion (Calici-, Astro- und Rotaviren). Als Grund wird der vermehrte Einsatz von Antibiotika im Alter und eine Schwächung der lokalen Immunabwehr vermutet.

Allergien im Alter

Allergisch bedingte Erkrankungen lassen mit zunehmendem Alter an Intensität nach. Ein erstmaliges Auftreten von Allergien ist im Alter eher selten. Gehäuft finden sich jedoch Unverträglichkeiten gegenüber Arzneimitteln, Nahrungsmittelzusätzen und Umweltfaktoren, die im Alter allerdings überwiegend pseudoaller-

INFEKTIONEN IM ALTER

Tödlich verlaufende Infektionen nehmen im Alter zu.

Infektion	Relative Sterblichkeit
Lungenentzündung	3
Infektionen der Harnwege und Fortpflanzungsorgane	5–10
Herzinnenhautentzündung	2–3
Bakterielle Hirnhautentzündung	3
Tuberkulose	10
Gürtelrose	> 10
Blutvergiftung	3
Gallenblasenentzündung	2–8
Blinddarmentzündung	10–20

Die relative Sterblichkeit drückt aus, dass die Wahrscheinlichkeit, im Alter an einer der betreffenden Krankheit zu sterben, verglichen mit Jüngeren um den genannten Faktor x höher ist.

gischer Natur sind, d. h. keine überschießende Reaktion des Immunsystems darstellen. Das klinische Bild einer Pseudoallergie kann aber demjenigen einer echten Allergie sehr ähnlich sein. Es handelt sich dabei um Unverträglichkeitsreaktionen, die ohne Beteiligung des Immunsystems in der Haut und in den Schleimhäuten ablaufen, wobei die Verursacher (Pseudoallergene) direkt die Freisetzung von Entzündungsfaktoren (u. a. Histamin) stimulieren.

Tumoren im Alter

Ein weiteres Indiz für die zunehmend schwächer werdende Immunfunktion im Alter ist die Häufung von Tumoren. Man geht davon aus, dass durch genetische Prägung und Umwelteinflüsse täglich Zellen entstehen, die wegen anlagebedingter und zusätzlich erworbener genetischer Veränderungen potenzielle Tumorzellen sind. Das intakte Immunsystem verfügt über eine Reihe äußerst effizienter Mechanismen, wie die natürlichen Killerzellen, solche entarteten Zellen aufzuspüren und zu eliminieren. Diese Fähigkeit lässt offenbar im Alter nach und dürfte eine Ursache für das erhöhte Tumorrisiko darstellen. Tumorerkrankungen des Immunsystems selbst betreffen im Alter überwiegend das B-Zellsystem. Am häufigsten treten dabei chronische lymphatische Leukämien und Plasmozytome (Tumorgeschehen im Knochenmark) mit relativ langen Krankheitsverläufen auf.

Aktuelle Erhebungen an Zwillingen in Skandinavien zur Entstehung von Tumoren im Alter haben gezeigt, dass dabei genetische Faktoren wenig, Umweltfaktoren

dagegen die größte Bedeutung haben. Lediglich bei hormonabhängigen Tumoren, wie Prostatakarzinom (42 Prozent genetisches Risiko) und Brustkrebs (27 Prozent genetisches Risiko), sowie bei Dickdarmkrebs (35 Prozent genetisches Risiko) ist der Anteil genetischer Faktoren erheblich. Die Funktionseinbußen des Immunsystems im Alter dürften vorwiegend durch Lebensweise und Umweltfaktoren bedingt sein. Doch dagegen kann man etwas tun! **145**

Tatsächlich wurden in den letzten Jahren Hinweise dafür gefunden, dass bereits die Einnahme von Vitaminen und Hormonen in Verbindung mit einer gesunden Lebensweise die Immunfunktionen im Alter erheblich verbessern und so vor Tumoren schützen können.

Das Immunsystem unterstützen

Damit das Abwehrsystem ein Leben lang zuverlässig seine Aufgabe erfüllt, benötigt es gute »Pflege und Wartung«. Überlassen Sie die Leistungsfähigkeit Ihrer inneren Schutztruppe nicht nur Ihren Genen, Sie können selbst eine Menge für Ihren persönlichen Rundumschutz tun. Im Folgenden erfahren Sie, wo Sie Ihre Abwehrkräfte unterstützen können.

Sport und Immunsystem

Die körperliche Aktivität (Muskeltätigkeit, verbesserte Sauerstoffzufuhr) hat zweifelsohne eine positive Wirkung auf das Immunsystem. Dies trifft vor allem für regelmäßiges aerobes Ausdauertraining in Form von Schwimmen, Radfahren, Skilanglauf oder auch Jogging zu. An drei bis fünf Tagen pro Woche je 15 bis 30 Minuten gelten als völlig ausreichend. Auch Krafttraining hat positive Effekte auf das Abwehrgeschehen.

Extrembelastungen dagegen führen zu Einschränkungen der spezifischen Immunfunktionen, sowohl auf humoraler (B-Zellen) als auch auf zellulärer (T-Zellen) Ebene. Im Immunsystem wird bei übermäßiger Langzeitbelastung die ausreichende Bildung von IgA unterdrückt. Die Antikörper dieser Klasse treten bevorzugt

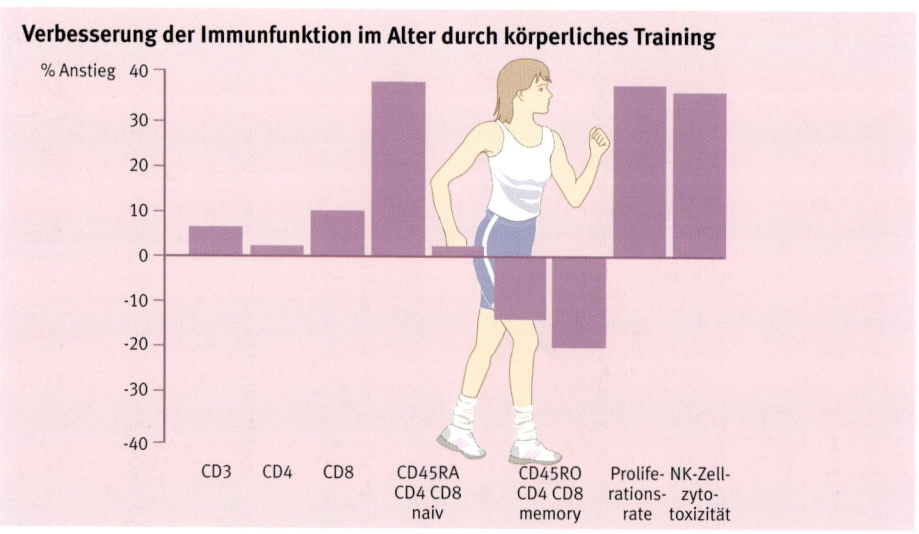

Verbesserung der Immunfunktion im Alter durch körperliches Training

Durch regelmäßiges Ausdauertraining (dargestellt ist die Situation nach sechsmonatigem Training) kommt es zu einer Zunahme wichtiger Zellen für das Immunsystem. Besonders auffällig ist die Steigerung der jungen naiven Zellen sowie der natürlichen Killerzellen. Dies bestätigt die Beobachtung, dass trainierte ältere Menschen besser vor Infekten und Krebs geschützt sind als untrainierte.

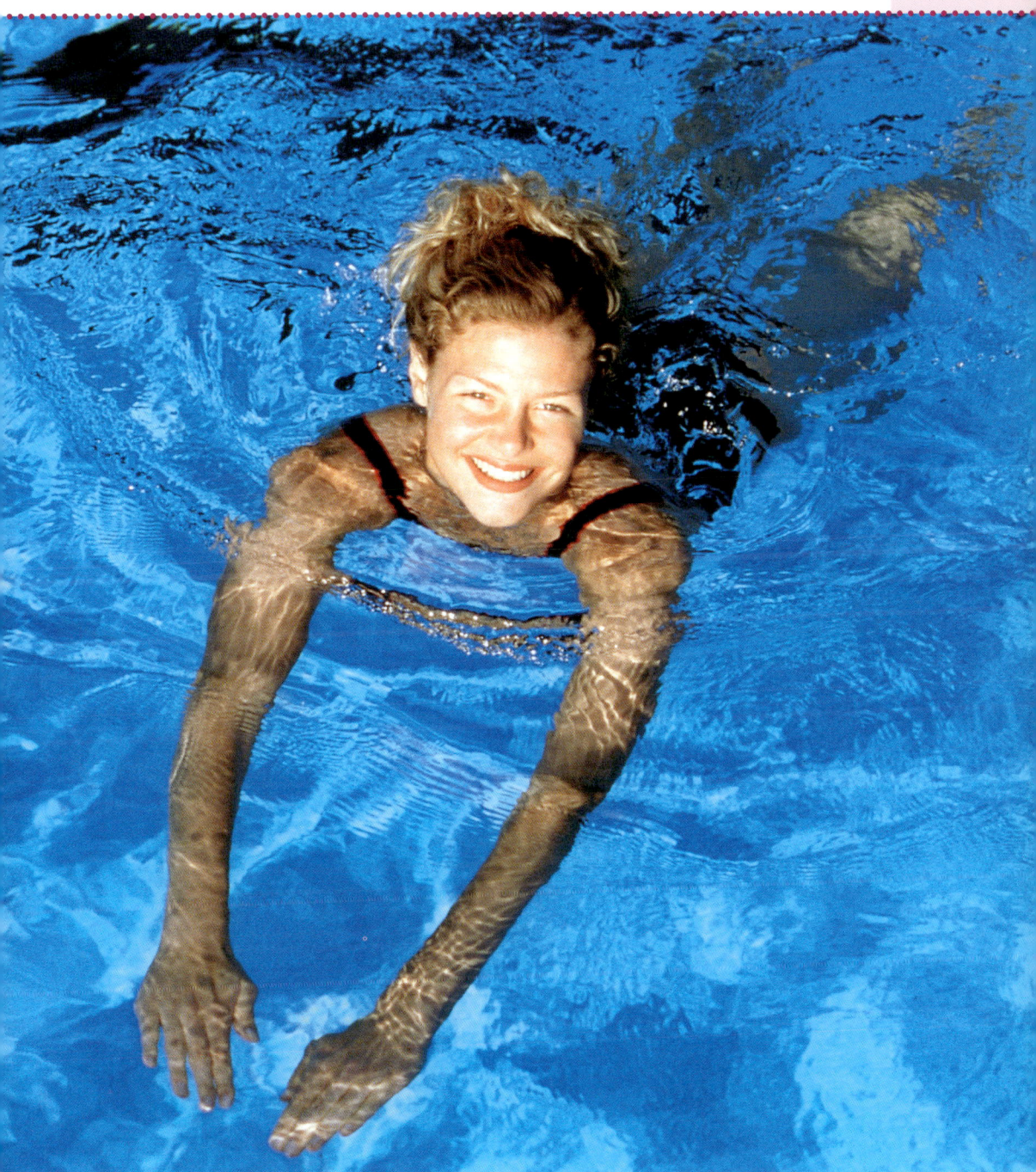

Ausdauersportarten wie Schwimmen beeinflussen das Immunsystem positiv. Die Immunfunktion wird verbessert und die Fähigkeit der natürlichen Killerzellen, Erreger abzutöten, verstärkt.

an der Oberfläche von Schleimhäuten auf. Extremsportler sind daher typischerweise häufig erkältet. Außerdem ist ihr Risiko, eine Tumorerkrankung zu entwickeln, ca. zehnmal höher als bei Personen mit normalen IgA-Werten.

Auswirkungen auf die Abwehr

Im Alter sind die Basiszahl und -funktion der Lymphozyten und die erreichbare Zellzahl und Aktivitätszunahme geringer als bei Jüngeren.

➤ Körperliche Belastung (z. B. Fahrradergometrie, höchstens 50 Prozent der maximalen Kapazität, 20 Minuten) steigert bei Jüngeren wie auch im Alter sowohl die Zahl der im Blut zirkulierenden Lymphozyten als auch deren Aktivität (Lymphozytenproliferation).

➤ Bei regelmäßiger körperlicher Aktivität ändert sich die Gesamtzahl der Immunzellen im Blut nicht. Die Verteilung von CD4- und CD8-Zellen (siehe Seite 134) bleibt unverändert. Der Anteil naiver T-Zellen steigt geringfügig an.

➤ Längeres, moderates Training führt jedoch zu einer signifikanten Verbesserung der Immunfunktion der T-Zellen.

Diese Trainingseffekte bei älteren Personen erklären die Beobachtung, dass ältere Athleten oder über lange Zeit aktive Personen gegenüber Untrainierten über eine stärkere NK-Zytotoxizität (siehe Seite 130) und bessere T-Zell-Funktion verfügen, also letztlich vor Tumoren und schweren Infekten besser geschützt sind.

Hormone und Immunsystem

Alle Reaktionen des Immunsystems werden durch verschiedene Hormone maß-

geblich beeinflusst, ganz besonders durch Hormone, deren Konzentration im Alter abnimmt, wie HGH, Östrogene, Androgene, Melatonin und DHEA. Die Glucocorticoide (Stresshormone) fallen dagegen im Alter nicht ab, so dass ihre Bedeutung für das Immunsystem, besonders im Vergleich zu DHEA, zunimmt. Dies zeigt die enge Vernetzung von Hormon- und Immunsystem. Mehr zu Hormonen ab Seite 162.

Fitmacher fürs Immunsystem

Im Alter nimmt die Häufigkeit von Fehlernährung und die Entwicklung von Nährstoffdefiziten zu. Die Ursache ist einseitige Ernährung, aber auch ein erhöhter Bedarf an den Nährstoffen Kohlenhydraten, Eiweiß und Fetten sowie Zusatzstoffen (siehe Seite 83) infolge verminderter Verwertung. Heute geht man davon aus, dass ein Drittel der älteren Menschen mindestens Defizite an einem Nährstoff aufweisen. Bei gesunden über 90-Jährigen wurde in ca. 50 Prozent der Fälle ein Mangel an Vitamin B_6, Selen und Zink festgestellt, während Vitamin A (27 Prozent), Vitamin B_{12}, E und Folat (zehn Prozent) und Coenzym Q10 in ca. 40 Prozent der Fälle vermindert waren.

Nährstoffmangel im Alter verstärkt die Folgen des natürlichen Alterungsprozesses des Immunsystems. Zudem hat er wesentlich weiter reichende Folgen als bei Jüngeren. Zum Beispiel ist der im Alter ohnehin erhöhte Anteil unreifer T-Zellen bei Spurenelementmangel noch höher als bei Jüngeren mit vergleichbarem Defizit. Gleiches gilt für naive T-Zellen. Dies bedeutet, dass Krankheitserreger leichteres Spiel haben und sich besser und schneller im Körper ausbreiten können. Sie werden auch nicht so schnell von den Abwehrtruppen aufgespürt. Nähr- und Zusatzstoffmangel potenziert also die unvermeidlichen Folgen des Alterns.

Verschiedene Studien haben gezeigt, dass eine optimierte Nährstoffzufuhr im Alter durch maßvolle Nahrungsergänzung die Häufigkeit von Atemwegsinfektionen und den Antibiotikabedarf reduziert. Heute gilt Nährstoffmangel weltweit als die wichtigste und häufigste Ursache von Immundefiziten. Bereits der Mangel eines einzigen dieser Nährstoffe kann die Immunabwehr erheblich beeinträchtigen. Lassen Sie es nicht so weit kommen!

Zink

Zink ist für das richtige Funktionieren des Immunsystems besonders wichtig. Es ist sowohl für die unspezifische Immunabwehr als auch für die spezifische Immunität (Antikörper und B-Zellen, siehe Seite 131) unersetzlich.

Folgen von Zinkmangel:

➤ Teile des inneren Abwehrheeres arbeiten nur noch mit halber Kraft, so etwa die Phagozyten und manche T-Zellen.

➤ Die Thymusdrüse bringt weniger Hormone (Thymulin) in Umlauf.

➤ Die natürlichen Killerzellen sind nicht mehr so angriffslustig.

➤ Zahlreiche für das reibungslose Funktionieren des Abwehrkampfes wichtige und von Zink abhängige Enzymsysteme sind gedrosselt.

All diese Veränderungen führen zu erheblichen Schwächen und Löchern im persönlichen Schutzwall.

Die Zinkaufnahme nimmt im Alter ab und fällt bei vielen Älteren unter die täglich empfohlene Menge von zwölf bis 15 Milligramm. Ein wichtiger Zinklieferant über die Nahrung sind Austern, aber auch

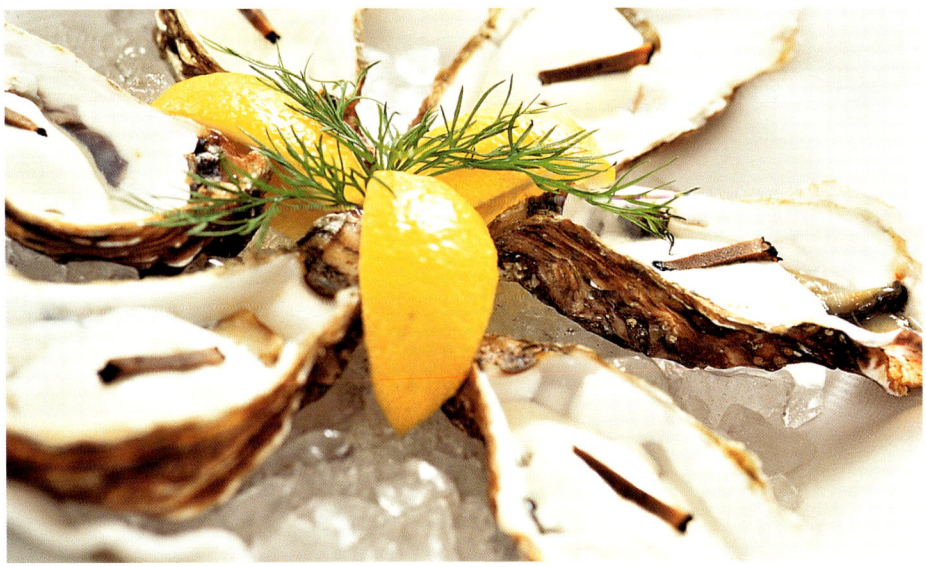

Ein Mahl mit Austern – dank reichlich Zink ein Plus für das Immunsystem.

Muskelfleisch, Garnelen, Fisch, Milchprodukte und Hülsenfrüchte sind reich an diesem Mineral.

Lassen Sie von einem Arzt Ihren Zinkstatus überprüfen. Die Zinkkonzentration im Blutserum ist jedoch kein optimaler Marker für die tatsächliche Zinkversorgung. Besser ist die Bestimmung von Zink in den roten oder weißen Blutkörperchen. Eine Ergänzung mit 15 bis 50 Milligramm Zink pro Tag (in Form von Zinkacetat, -sulfat oder -picolinat) kann das Immunsystem in einigen Teilen entscheidend stärken, was man an erhöhten Mengen einzelner Schlüsselzellen messen kann. Menschen mit Zinkmangel sind typischerweise häufig erkältet.

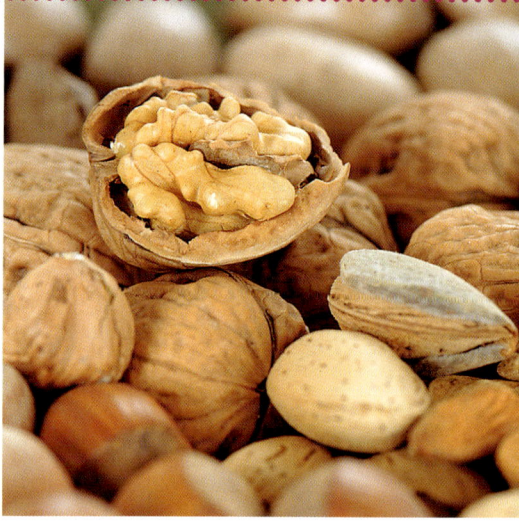

Nüsse liefern das wichtige Spurenelement Selen. Doch achten Sie auf die Kalorien – eine Hand voll entspricht einer kleinen Mahlzeit.

Selen

Selen gehört zu den essenziellen Spurenelementen, es besitzt herausragende Bedeutung für die zelluläre Immunfunktion. Im Alter werden häufig erniedrigte Blutwerte gemessen. Die optimale Konzentration für Selen ist allerdings bis heute nicht sicher bekannt. Zur Sättigung des wichtigsten Selen-abhängigen Enzyms, der Glutathionperoxidase ist eine Selenaufnahme von mindestens 0,9 Mikrogramm pro Kilogramm Körpergewicht und Tag erforderlich. Die empfohlene tägliche Aufnahme liegt bei 20 bis 100 Mikrogramm, wird aber häufig unterschritten, denn in Deutschland gilt vor allem der Süden als Mangelversorgungsgebiet (unter 30 Mikrogramm/Tag).

Eine hohe Selenzufuhr von 200 Mikrogramm/Tag und mehr schützt vor Krebs, bis zu 450 Mikrogramm/Tag wird als sicher eingestuft, erst ab 900 Mikro-

gramm/Tag wirkt Selen toxisch. Achten Sie also bei Selenpräparaten immer auf die Dosierungsempfehlungen, und weichen Sie nicht davon ab.

Selen aktiviert vor allem diejenigen Teile des Immunsystems, die auf die Bekämpfung von Viren, Tumoren und funktionslos gewordenen Zellen und Entzündungen spezialisiert sind. Daraus ergeben sich viele Indikationen für eine optimale Selenergänzung: Virusinfektionen, UV-Schädigung der Haut, Tumorprävention und -begleittherapie, chronisch-entzündliche Erkrankungen wie Asthma, Arthritis, Atherosklerose, Schuppenflechte sowie körperliche Belastung/Überlastung. Der gehäufte Selenmangel im Alter stellt eine zusätzliche Indikation für den vorbeugenden Einsatz von Selen dar. Selen kann viele Folgen der Alterung des Immunsystems abschwächen. Selenquellen in der Nahrung sind Fisch, Fleisch, Nüsse und Sesam. Da viele Pflanzen auf selenarmen Böden gezogen werden, ist die Selenkonzentration häufig nicht hoch genug.

Vitamin A/Beta-Karotin

Das fettlösliche Vitamin A wird zu ca. 90 Prozent in der Leber gespeichert. Im Blut ist es an das Retinol-bindende Protein (RBP) gebunden. Vitamin A ist essenziell für die Funktion der Schleimhäute als Schutzbarriere. Die erhöhte Verletzbarkeit der Schleimhäute im Darm und in den Atemwegen macht für häufigere und schwerere Virusinfekte anfällig.

Beta-Karotin, die Vorstufe von Vitamin A, wird überwiegend zur Ergänzung eingesetzt. Umfangreiche breit angelegte Studien ergaben einen Anti-Tumoreffekt der Beta-Karotin- (Magenkrebs) bzw. Vitamin-A-Supplementierung (Brustkrebs), der jedoch in mehreren anderen Studien

INFO|LIPIDPEROXIDATION

Darunter versteht man die Schädigung von Fetten (Lipiden) durch hoch reaktiven Sauerstoff (oxidativer Stress, siehe Seite 59). Lipide zirkulieren im Körper einerseits im Blut, wie LDL-Cholesterin oder HDL-Cholesterin, andererseits stellen die Lipide die Grundstruktur der Zellmembranen, in die Proteine wie Oberflächenrezeptoren oder Transportproteine eingelagert sind. Durch oxidativen Stress kommt es zur Oxidation von Lipiden, vor allen Dingen zur Oxidation von ungesättigten Fettsäuren.

nicht bestätigt werden konnte. Nach der »Physicians Health Study« ist allerdings nach inzwischen über zwölfjährigem Beobachtungszeitraum an über 22.000 Teilnehmern die Feststellung gesichert, dass Beta-Karotin (50 Milligramm jeden zweiten Tag) bei Älteren die Aktivität der NK-Zellen um 30 bis 40 Prozent steigert, ohne die Zahl dieser Zellen zu beeinflussen. Bei jüngeren Menschen ist kein derartiger Beta-Karotin-Effekt nachweisbar.

Vitamin A kommt in tierischen Produkten wie Fischleberöl, Eiern, Milch und Milchprodukten und Salzwasserfischen als Retinol vor, in Gemüse und Obst, wie Karotten, Petersilie, Spinat und Aprikosen, als Karotinoid.

Vitamin E

Vitamin E ist das wichtigste fettlösliche Antioxidans, das u. a. die Oxidation von Membranen verhindert und die Lipidperoxidation (siehe Info) hemmt. Ein Beispiel für oxidierte Lipide ist oxidiertes LDL-Cholesterin, maßgeblicher Faktor für die Entstehung der Arteriosklerose. Denn nicht LDL-Cholesterin selbst, sondern erst das oxidierte LDL-Cholesterin stellt das Hauptrisiko für die Entwicklung der Arterienverkalkung dar.

Außerdem ist die Oxidation von Lipiden auch mit einer Verschlechterung der Zellmembranfunktion oder mit Einschränkung der Nervenleitfähigkeit verbunden. Da sich gerade im Gehirn ein sehr hoher Anteil an Lipidmembranen befindet, sind vor allem Gehirnstrukturen gegenüber oxidativem Stress (siehe Seite 59) gefährdet. Man weiß heute, dass Alzheimer und Parkinson durch oxidativen Stress stark

151

beeinflusste Erkrankungen sind (siehe Seite 212 und 216).

Eine ausreichende Versorgung mit Vitamin E beugt Atherosklerose, neurodegenerativen Erkrankungen und grauem Star vor. Dieses Vitamin ist in kalt gepressten Pflanzenölen, Nüssen, vor allem Walnüssen, Getreide und Gemüse enthalten. Vitamin-E-Mangelerscheinungen im Alter sind jedoch eher die Ausnahme.

Der Einfluss von Vitamin E auf das Immunsystem im Alter ist eingehend untersucht. Durch hoch dosierte Ergänzung mit Vitamin E wird offensichtlich eine erhebliche Verbesserung der alterstypischen zellulären Immunitätslage erreicht und damit ein besserer Schutz vor bakteriellen Infektionen erzielt.

Die Vitamin-E-Effekte sind dosisabhängig, eine optimale Wirkung wurde mit 200 bis 400 IE/Tag Vitamin E (1 mg dl-Tocopherol entspricht 1 IE Vitamin E) erreicht, höhere Dosen bringen keine zusätzlichen bzw. sogar geringere Effekte. Zu niedrige Dosen sind offensichtlich wirkungslos. Lassen Sie sich hierzu von Ihrem Arzt beraten. Er wird in Abhängigkeit von Ihrem persönlichen Gesundheitszustand die optimale Dosierung für Sie finden.

Vitamin B$_6$

Die wichtigste biologisch aktive Form des Vitamins B$_6$, Pyridoxalphosphat (PLP), kontrolliert zahlreiche biologisch bedeutende Enzymsysteme. Ein Vitamin-B$_6$-Mangel wurde nur bei ca. zehn Prozent der gesunden, unabhängig lebenden älteren Menschen festgestellt, jedoch bei mehr als 50 Prozent der Heimbewohner. Das liegt vermutlich an der Ernährung in Heimen. Vitamin B$_6$ ist hitze- und sauerstoffempfindlich und wird in Heißhaltebehältern leicht zerstört.

Eine Ergänzung mit Vitamin B$_6$ wird in Dosen bis zu 100 Milligramm/Tag gut toleriert, Megadosen wirken vor allem auf das Nervensystem ungünstig und machen die Haut lichtempfindlich. Eine Ergänzung in üblicher Dosierung von zwei bis fünf Milligramm pro Tag verbessert die Immunfunktion deutlich. Vitamin B$_6$ kommt in Leber, Fleisch, Fisch und Milchprodukten vor; auch mit Vollkorngetreide, Kartoffeln, Hülsenfrüchten oder Bananen kann man den Bedarf decken.

Vitamin C

Ascorbinsäure (Vitamin C) gilt als bedeutendstes wasserlösliches Antioxidans. Ein ausgeprägter Vitamin-C-Mangel ist im Alter eher die Ausnahme. Die aktuellen Empfehlungen zur täglichen Aufnahme gehen bis zu 100 Milligramm, bei Rauchern bis zu 150 Milligramm. Besser ist jedoch, das Rauchen aufzugeben!

Vitamin C verbessert die Immunfunktion praktisch auf allen Ebenen: Es stärkt die zelluläre Immunabwehr, d. h., es verbessert die Funktion der T-Zellen und unterdrückt Entzündungsreaktionen. Dadurch arbeiten vor allem die Fresszellen besser, der Abwehrkampf ist schneller beendet. Die antiviralen Eigenschaften – vor allem von hoch dosiertem Vitamin C – sind jedoch heftig umstritten. Der vielfach unterstellte positive Einfluss von hoch dosiertem Vitamin C auf Erkältungskrankheiten wurde bisher in wissenschaftlichen Untersuchungen nicht bestätigt. Jedoch kann Vitamin C (zusammen mit Vitamin

E) bei mäßig hoher Dosierung (200 Milligramm/Tag) die Freisetzung des Stresshormons Cortisol signifikant verringern, das die Abwehr stark unterdrückt.

Vitamin B_{12} und Folat

Diese Vitamine sind unentbehrlich für die Synthese des Erbmaterials DNA und müssen deshalb gerade zellbildenden Geweben, wie dem Knochenmark (Blutzellen), ausreichend zur Verfügung stehen. Etwa zehn Prozent aller unabhängig lebenden älteren Menschen haben einen Vitamin-B_{12}- bzw. Folsäuremangel mit erniedrigten Serumwerten, bei 20 bis 40 Prozent der Fälle wird ein funktioneller Mangel bei normalen Serumkonzentrationen vermutet. Dieser Mangel liegt einerseits an einseitiger Ernährung sowie der im Alter nachlassenden Fähigkeit, Vitamin B_{12} aus der Nahrung zu resorbieren, andererseits aber auch am erhöhten Bedarf des Älteren, denn er braucht im Vergleich zu jungen Menschen mehr Vitamine, um den gleichen Effekt zu erzielen.

Vitamin-B_{12}-Mangel zeigt sich an verschiedenen Stellen des Immunsystems: Unter anderem wird die Aktivität der NK-Zellen unterdrückt und bestimmte Immunzellen erleiden Funktionseinbußen, was mitverantwortlich für das verstärkte Tumorgeschehen bei B_{12}-Mangel im Alter sein könnte. Das heißt, Personen mit erniedrigtem Vitamin-B_{12}-Spiegel entwickeln häufiger Tumoren als Personen mit normaler Vitamin-B_{12}-Versorgung. Vitamin B_{12} ist fast ausschließlich in tierischen Produkten wie Fleisch, Fisch, Eiern, Milch und Milchprodukten enthalten.

Vitamin D

Vitamin D ist das wichtigste Vitamin für den Knochenstoffwechsel. Es fördert außerdem die Bildung von Antikörpern, verbessert also den Schutz gegen bakterielle Infektionen, da es den Kalziumstoff-

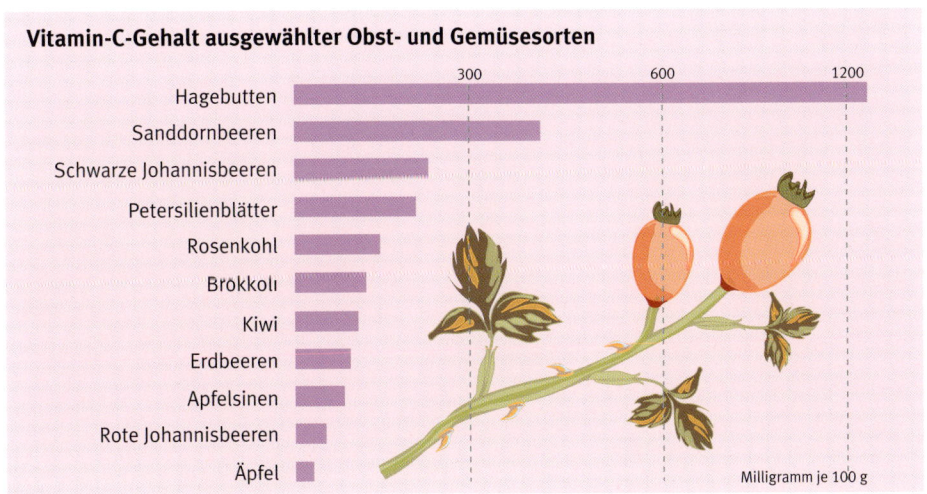

Vitamin-C-Gehalt ausgewählter Obst- und Gemüsesorten

Hagebutten
Sanddornbeeren
Schwarze Johannisbeeren
Petersilienblätter
Rosenkohl
Brokkoli
Kiwi
Erdbeeren
Apfelsinen
Rote Johannisbeeren
Äpfel

300   600   1200

Milligramm je 100 g

Vitamin C ist ein Alleskönner für das Immunsystem. Sie sollten es täglich zu sich nehmen. Es wird aber durch Sauerstoff leicht zerstört, deshalb bei Obst und Gemüse auf Frische achten. **153**

wechsel unterstützt; zum richtigen Funktionieren benötigen die Immunzellen Kalzium. Darüber hinaus hemmt Vitamin D die Entstehung von Dickdarmtumoren wie auch anderer Tumoren.

Vitamin D umfasst mehrere Verbindungen, von denen die wenig aktive Vorstufe von Vitamin D, 25-Hydroxy-Vitamin-D_3 (Cholecalciferol), in der Haut durch UV-Einstrahlung in die aktive Form 1,25-Dihydroxy-Vitamin-D_3 (Calcitriol) umgewandelt wird. Durch veränderte Essgewohnheiten und geringere UV-Exposition ist Vitamin-D-Mangel im Alter verbreitet – zu 55 Prozent bei unabhängig Lebenden und zu ca. 40 Prozent bei Heimbewohnern. Im Winter kann der Mangel bis zu 90 Prozent der Älteren erfassen. Vitamin-D-Mangel kann die Reaktivierung der Tuberkulose mit z. T. schweren Verläufen begünstigen.

In der Nahrung ist Vitamin D in Fisch (vor allem in Hering, Lachs und Sardinen), Fischleberöl, Eigelb oder Avocado enthalten. Da neben dem Immunsystem auch der Knochenstoffwechsel von Vitamin D abhängt, sollte auf eine gute Vitamin-D-Versorgung geachtet werden.

Freie Fettsäuren (FFS)

Die Nahrung ist heute reich an Fetten, allerdings vorwiegend an Cholesterin und gesättigten Fettsäuren. Seit einigen Jahren wird zunehmend wahrgenommen, dass die Mittelmeerkost (siehe Seite 88) das Leben verlängert, Herz und Gefäße schützt und vor Tumoren des Magen-Darm-Trakts bewahrt. Zu den besonderen Merkmalen dieser Kost gehören die mehrfach ungesättigten Fettsäuren, die Omega-6- (aus Pflanzenölen) und Omega-3-Fettsäuren, die besonders reichlich in Fischöl und fettreichen Seefischen, wie Lachs, Hering oder Makrele, enthalten sind. Als optimal wird ein Verhältnis Omega-6 zu Omega-3 von 4:1 in der Nahrung angesehen. Vor allem die Omega-3-Fettsäuren besitzen erheblichen Einfluss auf das Immunsystem. Die wichtigsten sind die Eicosapentaensäure (EPA) und die Docosahexaensäure (DHA). Ihre Umwandlungsprodukte wirken dämpfend auf Entzündungen. Regelmäßige Fischölzufuhr sorgt dafür, dass Entzündungsprozesse nicht entgleisen und zu schweren Krankheiten wie rheumatoider Arthritis, Schuppenflechte oder chronisch-entzündlichen Darmerkrankungen führen. Ferner konnte gezeigt werden, dass die Verabreichung von Omega-3-Fettsäuren (vier Gramm/Tag) im Alter durch Hemmung des Knochenabbaus eine wertvolle Schutzwirkung vor Osteoporose entfaltet.

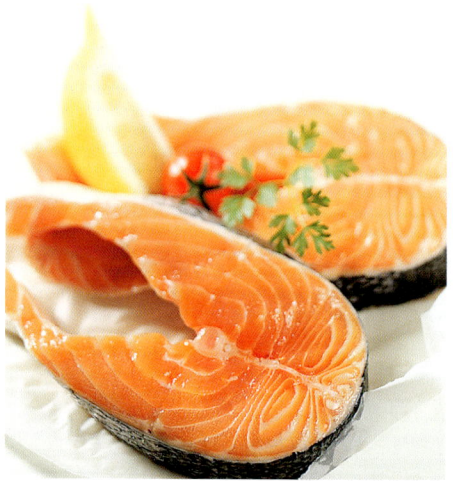

So gut kann gesunde Kost sein. Lachs liefert reichlich Fettsäuren, die das Herz schützen.

Aminosäuren

Aminosäuren sind Bausteine der Eiweiße. Einige können vom Körper gebildet werden (nicht essenzielle Aminosäuren), andere müssen mit der Nahrung zugeführt werden, da sie der Körper nicht oder nur in unzureichender Menge selbst herstellen kann (essenzielle Aminosäuren). In jedem tierischen Eiweiß sind alle Aminosäuren enthalten, auch manche pflanzliche Nahrungsmittel, wie Soja, sind sehr eiweißreich. Einige Aminosäuren sind für das richtige Funktionieren der Abwehr besonders wichtig.

Arginin

Diese nicht essenzielle Aminosäure hat eine Reihe sehr bedeutsamer immunologischer Wirkungen. Es steigert unmittelbar die Aktivität der natürlichen Killerzellen und die Bildung anderer Lymphozytenpopulationen. Neben seinen immunologischen Wirkungen ist Arginin in der Lage, die Ausschüttung von wichtigen Hormonen, wie Wachstumshormon und Insulin, zu stimulieren. Diese Effekte gehen wahrscheinlich auf einen von Arginin gelieferten Stoff zurück, das Stickoxid (NO). Dieses Gas ist seit einigen Jahren als sehr wichtiger Neurotransmitter (Überträgerstoff von Nervensignalen) erkannt, der im Körper zahlreiche Funktionen regelt, insbesondere in den Bereichen Durchblutung und Hormone.

Bei älteren Menschen ist eine Arginin-Ergänzung hoch wirksam. Die orale Verabreichung von zehn bis 20 Gramm/Tag kann die Leistungsfähigkeit der Immunzellen erheblich erhöhen und die Wundheilung verbessern. Per Infusion kann diese Wirkung noch gesteigert werden. Eine Therapie mit Arginin gehört jedoch in die Hände eines Fachmanns.

Argininreiche Lebensmittel sind alle pflanzlichen Lebensmittel, insbesondere aber Erdnüsse.

Glutamin

Diese nicht essenzielle Aminosäure wird vorrangig in der Leber, Niere und Skelettmuskulatur gebildet. Es ist mit ca. 35 Prozent des Gesamt-Aminosäurepools die mengenmäßig wichtigste Aminosäure im Blut. Die Stickstoffgruppe in Glutamin wird besonders von Strukturen mit enorm hoher Umsatzgeschwindigkeit benötigt, wie Blut- oder Darmschleimhautzellen. Deshalb wird Glutamin auch als Stickstoff-Shuttle bezeichnet. Gerade in der Darmschleimhaut sind Immunzellen stark angereichert; sie werden vielfach auch als Darm-Immunorgan, Darm-assoziiertes oder Darmschleimhaut-(Mucosa-)assoziiertes Immunsystem bezeichnet. Es handelt sich dabei um eine starke Anreicherung von Zellen des Immunsystems und der Lymphknoten, die vielfach als eigenständiges Gesamtorgan betrachtet werden. Zudem dient Glutamin als Baustein für das wichtigste intrazelluläre Antioxidans Glutathion (siehe Seite 157). Es schützt neben Arginin auch vor der altersbedingten Auszehrung des Körpers und damit vor Energiemangel des Immunsystems. Im Alter kommt es vor allem auf Grund veränderter Ernährungsbedingungen gehäuft zu Glutaminmangel. Letzterer ist nebenbei eines der wichtigsten Probleme bei übermäßigem Hochleistungstraining. Der Mangel kann durch Einnehmen der

155

Aminosäure ausgeglichen werden. Die orale Gabe von Glutamin stärkt einerseits die Darmschleimhaut und verbessert dadurch insbesondere das Darm-assoziierte Immunsystem; die unspezifische Abwehr wird gestärkt. Andererseits stellt Glutamin für viele rasch wachsende Tumoren einen wesentlichen Energielieferanten dar. Eine Therapie mit Glutamin gehört daher in die Hände eines Fachmanns. Glutaminreiche Lebensmittel sind alle pflanzlichen Lebensmittel, insbesondere aber Kartoffeln.

Glycin

Diese nicht essenzielle Aminosäure ist die kleinste Aminosäure. Sie dient der Entgiftung von Schadstoffen und körpereigenen giftigen (toxischen) Stoffwechselendprodukten, d. h., in der Leber und anderen Organen werden diese Abbauprodukte an Glycin gekoppelt und anschließend vorwiegend über die Nieren ausgeschieden. Eine zweite wichtige Funktion von Glycin ist die eines Neurotransmitters. Eine dritte Funktion ist die Wirkung auf so genannte Entzündungszellen des Immunsystems, wie Makrophagen, Monozyten oder Granulozyten. Es hemmt die Aktivität dieser Entzündungszellen und ist daher hilfreich bei Infektionen, entzündlichen Erkrankungen oder auch bei toxisch-entzündlichen Reaktionen. Eine Gabe erscheint daher bei chronisch-entzündlichen Erkrankungen und bei Schädigungen durch Minderdurchblutung oder Gifte sinnvoll. Unabhängig von diesen Effekten ist Glycin ein Baustein des wichtigsten zellulären Antioxidans Glutathion (siehe Seite 157), so dass sich eine Mangelversorgung mit

Glycin auch auf die antioxidative Kapazität der Immunzellen ungünstig auswirkt. Glycin ist in allen pflanzlichen Lebensmitteln enthalten.

Oxidativer Stress und Immunsystem

Die Balance zwischen Oxidantien und Antioxidantien ist auch für die Immunabwehr von herausragender Bedeutung. Oxidativer Stress (siehe Seite 59), d. h. Überschuss an oxidativen gegenüber antioxidativen Faktoren, führt zu einer nachhaltigen Schädigung der Immunzellen. Die Zellen des Immunsystems reagieren besonders empfindlich auf oxidativen Stress, da sie sich schnell vermehren und daher ein höheres Risiko von Genschäden aufweisen. Zudem ist der Anteil mehrfach ungesättigter Fettsäuren in der Umhüllung der Immunzellen höher als in anderen Zellen, so dass sie über einen höheren antioxidativen Schutz verfügen müssen. Schließlich tragen manche Immunzellen wie Monozyten/Makrophagen selbst zum oxidativen Stress bei, da sie mit Sauerstoffradikalen gegen Bakterien kämpfen. Die Aktivierung der Makrophagen führt z. B. innerhalb kürzester Zeit (30 Sekunden) zum etwa zehnfachen, die Stimulation von Granulozyten zum hundertfachen Anstieg des Sauerstoffverbrauchs mit Bildung von freien Radikalen.
Eine der schwerwiegendsten Folgen von oxidativem Stress für das Immunsystem ist die Einschränkung der T-Zell-Funktion hinsichtlich der Bekämpfung von Tumoren und schweren Infektionen (Aids). Zu dieser Einschränkung kommt es bei unkontrollierten Entzündungsreaktionen im

Körper. Fängt man aber durch eine zu reichliche Antioxidantiengabe alle Radikale im Körper ab, so ist das für die Abwehr ebenfalls ungünstig. Eine sorgfältige Dosierung ist daher angesagt.

Glutathion

Dies ist das wichtigste zelluläre Antioxidans, es wird mit steigendem Alter kontinuierlich weniger produziert. Bei alten Menschen im Heim/Krankenhaus ist der Abfall ausgeprägter als bei unabhängig lebenden Menschen gleichen Alters. Glutathion dämpft Entzündungsprozesse und schützt vor oxidativem Stress (siehe Seite 59). Bei Tumoren, aber auch bei schweren Infektionen (Aids), kommt es in der Regel zum zellulären Glutathionmangel. Glutathion kann mit der Nahrung nicht zugeführt werden, sondern muss im Körper aus seinen Bausteinen, Glutamin, Cystein und Glycin, gebildet werden.

Soll man das Immunsystem im Alter stimulieren?

Das Immunsystem lässt sich durch verschiedene Pflanzenpräparate, wie Echinacea, Eleutherococcus (Sibirischer Ginseng) oder Luffa (Schwammgurke), unspezifisch stimulieren (siehe Seite 159). Bei älteren Menschen muss eine solche Maßnahme sorgfältig erwogen werden. Eine allgemeingültige Empfehlung ist deshalb nicht möglich. In jedem Fall muss das jeweilige körperliche Befinden des alten Menschen analysiert und die Indikation für eine unspezifisch-immunstimulierende Maßnahme individuell und sorgfältig gestellt werden. Vorsicht ist insbesondere dann

INFO | **IMMUNPOWER**

Mit den im Folgenden genannten Möglichkeiten können Sie Ihr Immunsystem stimulieren:

➤ Spezifische Immunstimulation: Impfstoffe zum Aufbau einer spezifischen Immunität (z. B. gegen Tetanus/Diphtherie, Grippe, Lungenentzündung)

➤ Unspezifische Immunstimulation: Pflanzenextrakte (Echinacea, Mistel); Eiweiß-(Peptid-)präparate (Thymus, Milz, Leber) tierischen Ursprungs

➤ Synthetische Peptide (Thymushormone)

➤ Bakterienspaltprodukte, inaktivierte Bakterien

➤ Zink ⎤ nur
➤ Selen ⎢ wirksam
➤ Vitamine ⎢ bei Mangel-
➤ Hormone (DHEA) ⎦ zuständen

geboten, wenn aus der Krankengeschichte (Anamnese) hervorgeht, dass Autoimmunerkrankungen vorliegen könnten oder in der Vergangenheit bestanden haben. Denn bei Autoimmunerkrankungen liegt bereits eine Stimulation des Immunsystems vor, und zwar in der Regel eine chronische Überstimulation, bei der im Gegensatz zur normalen Stimulation körpereigene Zellen angegriffen werden. Immunstimulierende Maßnahmen erhöhen aus diesem Grund das Risiko, dass der Krankheitsprozess einer Autoimmunerkrankung aktiver abläuft, die Krankheit also gravierender wird.

157

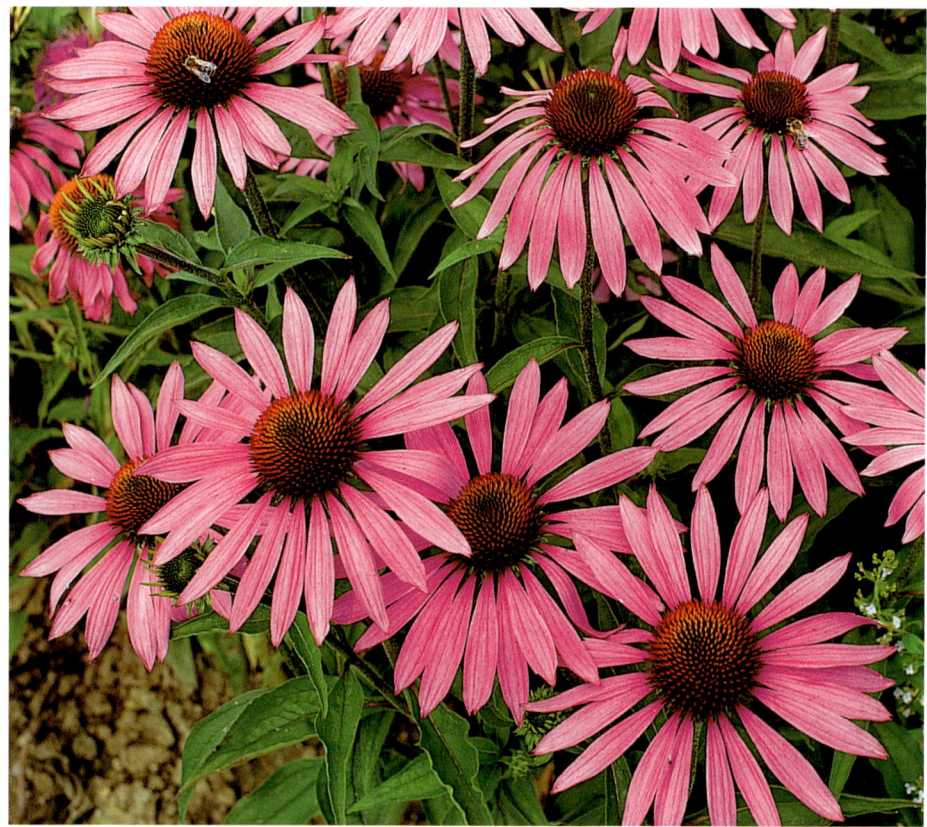

Aus den Wurzeln des Roten Sonnenhutes, einer uralten indianischen Heilpflanze, gewinnt man ein wichtiges Mittel zur Steigerung der unspezifischen Abwehrkräfte.

Sinnvoll erscheinen immunstimulierende Maßnahmen immer dann, wenn nach gehäuft auftretenden oder akuten Infekten der oberen Atemwege eine lange Rekonvaleszenzphase mit Beeinträchtigung der Lebensqualität folgt. Durch Stimulation des Immunsystems kann dann der bestehende Infekt rascher überwunden werden.

Wann sind Impfungen im Alter angezeigt?

➤ Immer wiederkehrende akute, eitrige Entzündungen der Nasenschleimhaut, der Nasennebenhöhlen sowie der Bronchien können auf einen bestehenden Antikörper- bzw. Immunglobulinmangel hinweisen. Solche Defizite können im Blut relativ einfach nachgewiesen werden. Bei Werten um oder unter 700 Milligramm IgG pro 100 Milliliter Serum und einer bestehenden Infekthäufung ist eine Gabe von menschlichem (humanem) Gammaglobulin (spezielle Form der Immunglobuline), im Abstand von vier Wochen intramuskulär verabreicht, die Therapie der Wahl.

➤ Bei häufigen Infekten der oberen Atemwege sind zunächst lokale Immunstimulatoren mit verschiedenen abgetöteten Bakterien und deren Bestandteilen empfehlenswert. Hierzu werden Sprays oder verkapselte Präparate angeboten.

➤ Bei wiederkehrenden Infektionen des Harnapparates und der Geschlechtsorgane (Urogenitalsystem) ist neben der möglicherweise notwendigen Antibiotikatherapie eine präventive Behandlung mit abgeschwächten Krankheitserregern der Blase zu empfehlen.

➤ Bei chronischen Darmproblemen ist eine orale Verabreichung von lebenden, nicht krank machenden Bakterien als Therapieversuch angezeigt.

Bei allen Maßnahmen ist zu berücksichtigen, dass die lokalen Immungewebe der Schleimhäute von oberem Atemtrakt, Darm und Urogenitalsystem miteinander kommunizieren. Die Folge: Eine lokale Immunstimulation des einen Systems bewirkt auch eine entsprechende Stimulierung in den anderen Schleimhäuten.

Stärkung des unspezifischen Abwehrsystems

➤ Therapieverfahren wie Eigenblutbehandlung sowie Echinacin- und Mistelpräparate sind geeignet, das unspezifische Abwehrsystem, insbesondere die Aktivitäten der Fresszellen, wie Monozyten/Makrophagen und Granulozyten, zu stimulieren. Aktiviert werden dabei die Phagozytosefähigkeit, d. h. die Fähigkeit der Fresszellen, Fremdstoffe, infektiöse Erreger und andere Antigene aufzunehmen, im Zellinneren abzutöten und unschädlich zu machen, sowie die Produktion von

INFO | **IMPFEN IM ALTER**

Da das Immunsystem im Alter immer schwächer wird, sind gerade dann Impfungen sinnvoll und stellen einen wichtigen Schutz vor Infekten dar. Dazu gehören:

➤ Aufrechterhaltung des Impfschutzes gegen Tetanus und Diphtherie mit einer Impfung alle zehn Jahre.

➤ Jährliche Grippeschutzimpfung im Zeitraum September/Oktober und bei besonders infektanfälligen Personen mit einer Wiederholung im Januar des Folgejahres. Diese Empfehlung gilt für alle über 60-Jährigen, insbesondere für Patienten mit Herz-Kreislauf-, Lungen-, Nieren- und Stoffwechselerkrankungen.

➤ Bei infektanfälligen Personen und Patienten mit chronischen Herz- und Lungenerkrankungen ist die Impfung mit Pneumokokkenimpfstoff alle fünf Jahre zu empfehlen.

Alle aufgeführten Impfstoffe haben neben dem Schutz vor dem jeweiligen Erreger einen weiteren Vorteil: Das Immunsystem wird allgemein trainiert und stimuliert. Die gegenüber solchen Impfungen bei vielen Ärzten und Therapeuten bestehenden Vorbehalte und Ängste der Patienten sind u. E. unbegründet. Der Nutzen der Impfungen überwiegt bei weitem das Risiko der äußerst selten auftretenden Komplikationen!

INFO **ACHTUNG!**

Eine unspezifische Immunstimulation mittels Spritzen (parenteraler Weg) stellt immer einen erheblichen Eingriff in den Stoffwechsel dar. Der Organismus kann auf vielfältigste Weise reagieren, die nicht immer der Gesundheit zuträglich sind.

Folgende Gefahren bestehen:

➤ Allergische Reaktionen durch Pflanzenextrakte, bakterielle Komponenten, Peptide – besonders nach Therapiepausen

➤ Überstimulation (Gegenregulation bei zu häufiger und hoch dosierter Behandlung)

➤ Auftreten oder Wiederkehren von Autoimmunerkrankungen

➤ Aktivierung von chronischen Entzündungen (z. B. Arthrosen)

überwiegend immunstimulierenden Zytokinen (siehe Seite 134). Die Wirkungsdauer solcher Behandlungsverfahren ist zeitlich begrenzt; sie sollte eine Woche möglichst nicht überschreiten.

Die genannten Therapieverfahren sind als Reizkörpertherapie aufzufassen, wobei durch das Setzen eines Reizes das Immunsystem zu einer Immunantwort in unspezifischer Weise »gezwungen« wird und dann auch gegen Fremdstoffe oder Erreger besser in Gang kommt, gegenüber denen es zuvor möglicherweise nicht ausreichend stimuliert werden konnte. Reizkörper sind beispielsweise abgetötete Bakterien. Die Reizkörpertherapie ist durchaus

geeignet, verlängerte Rekonvaleszenzphasen nach akuten Infektionen zu verkürzen. Doch Vorsicht: Einige der Zytokine können latente Infektionen, wie sie besonders bei Infektionen mit Viren der Herpesgruppe vorliegen, wieder aktivieren. Die Art und das Ausmaß der Aktivierung sind individuell unterschiedlich, denn das Ansprechen auf Immunstimulantien ist zum Teil genetisch bedingt. Wenn bei einer unspezifischen Reiztherapie eher eine Verschlechterung als eine Verbesserung eintritt, sollte man an diese Zusammenhänge denken.

Zurückhaltung ist auch geboten, wenn bei den entsprechenden Patienten Hinweise auf eine aktive Arthrose vorhanden sind. Eine unspezifische Immunstimulation gehört also immer in die Hände eines erfahrenen Arztes.

➤ Chemische Immunstimulantien aus der Retorte haben meist klar definierte Indikationsgebiete und sind für unspezifisch immunstimulative Maßnahmen im Alter nicht geeignet. Das Gleiche gilt für alle Zytokinpräparate.

➤ Pflanzliche Immunverstärker und Immunstimulatoren und solche auf Peptidbasis sind bei oraler Zufuhr relativ unbedenklich, gelten jedoch in ihrer Wirksamkeit als unsicher. Bei einer Injektionsbehandlung mit diesen Präparaten sind allergische Reaktionen zwar selten, jedoch nie sicher auszuschließen. Außerdem besteht hier die Möglichkeit einer Überstimulation bei zu häufiger und zu hoch dosierter Behandlung. Dies führt zu einer Gegenregulation des Immunsystems in Richtung Unterdrückung, also genau zum Gegenteil des Behandlungsziels.

Die besten *Anti-Aging-Tipps* für ein starkes Immunsystem

Lassen Sie es mit zunehmendem Alter nicht zu einer Abwehrschwäche kommen! Beugen Sie durch eine gesunde Lebensweise und Nahrung, neben den empfohlenen medizinischen Präventivmaßnahmen, vor. Mit den folgenden Empfehlungen bleibt Ihr Immunsystem ein zuverlässiger Schutzwall – ein Leben lang!

1 Achten Sie auf kalorienmäßig ausreichende Ernährung, wobei Sie besonderes Augenmerk auf die ausreichende Zufuhr von hochwertigem Eiweiß, frischem Gemüse und Obst sowie Vitaminen, Mineralstoffen legen sollten. Ungenügende Mengen an Vitalstoffen haben eine beschleunigte Alterung des Immunsystems zur Folge. Die Abwehrreaktionen werden »unschärfer«. Vermeiden Sie Übergewicht (regelmäßige Gewichtskontrolle!).

2 Nehmen Sie täglich mindestens zwei Liter Flüssigkeit in Form von Tee, Mineralwasser, Fruchtsäften und Milch zu sich.

3 Schränken Sie den Konsum von Genussmitteln, wie Kaffee und Alkohol, ein. Verzichten Sie auf Nikotin. Dadurch werden verstärkt freie Radikale im Körper gebildet, die die Immunzellen angreifen und schädigen können.

4 Achten Sie auf regelmäßige körperliche Bewegung mit Spaziergängen, Gymnastik und moderatem Ausdauertraining, je nach Beschaffenheit des Kreislaufs und des Gelenk-/Stützsystems. Welchen Einfluss Sport auf das Immunsystem hat, lesen Sie ab Seite 146.

5 Achten Sie auf ausreichend Nachtschlaf unter Frischluftzufuhr. Die Mindestschlafmenge sollte sechs Stunden betragen. Davon sollte wenigstens eine Stunde vor Mitternacht sein. Während des Schlafens regeneriert sich der Körper und mit ihm das Immunsystem.

6 Legen Sie großen Wert auf Körperhygiene und Sauberkeit im Wohnbereich.

7 Pflegen Sie soziale Kontakte, und nutzen Sie kulturelle Angebote; soziale Isolation führt leicht zu depressiven Verstimmungen und pessimistischer Lebenseinstellung. Negative Gedanken schwächen das Immunsystem, denn sie führen zur Ausschüttung des Stresshormons Adrenalin.

8 Vermeiden Sie permanenten Stress bzw. bauen Sie ihn ab. Geeignete Methoden dafür sind z. B. Yoga, Autogenes Training oder Muskelentspannung nach Jacobson.

9 Nutzen Sie regelmäßige medizinische Präventivmaßnahmen, wie jährliche ärztliche und Laboruntersuchungen zur Früherkennung von Stoffwechsel- (Diabetes, Fettstoffwechsel) und Herz-Kreislauf-Erkrankungen (Bluthochdruck). Gehen Sie zudem zu regelmäßigen Vorsorgeuntersuchungen hinsichtlich Brust-, Gebärmutter-, Prostata-, Dickdarm- (okkultes Blut) und Lungenkrebs (Raucher!). Lassen Sie regelmäßig solche Organe untersuchen, die im Fall einer Erkrankung mit erhohtem Tumorrisiko verbunden sind: z. B. den Magen bzw. die Speiseröhre bei Sodbrennen und chronischer Magenschleimhautentzündung sowie die Leber bei chronischen Lebererkrankungen.

10 Informieren Sie sich über die bei Ihnen notwendigen und sinnvollen Impfungen, und lassen Sie diese durchführen!

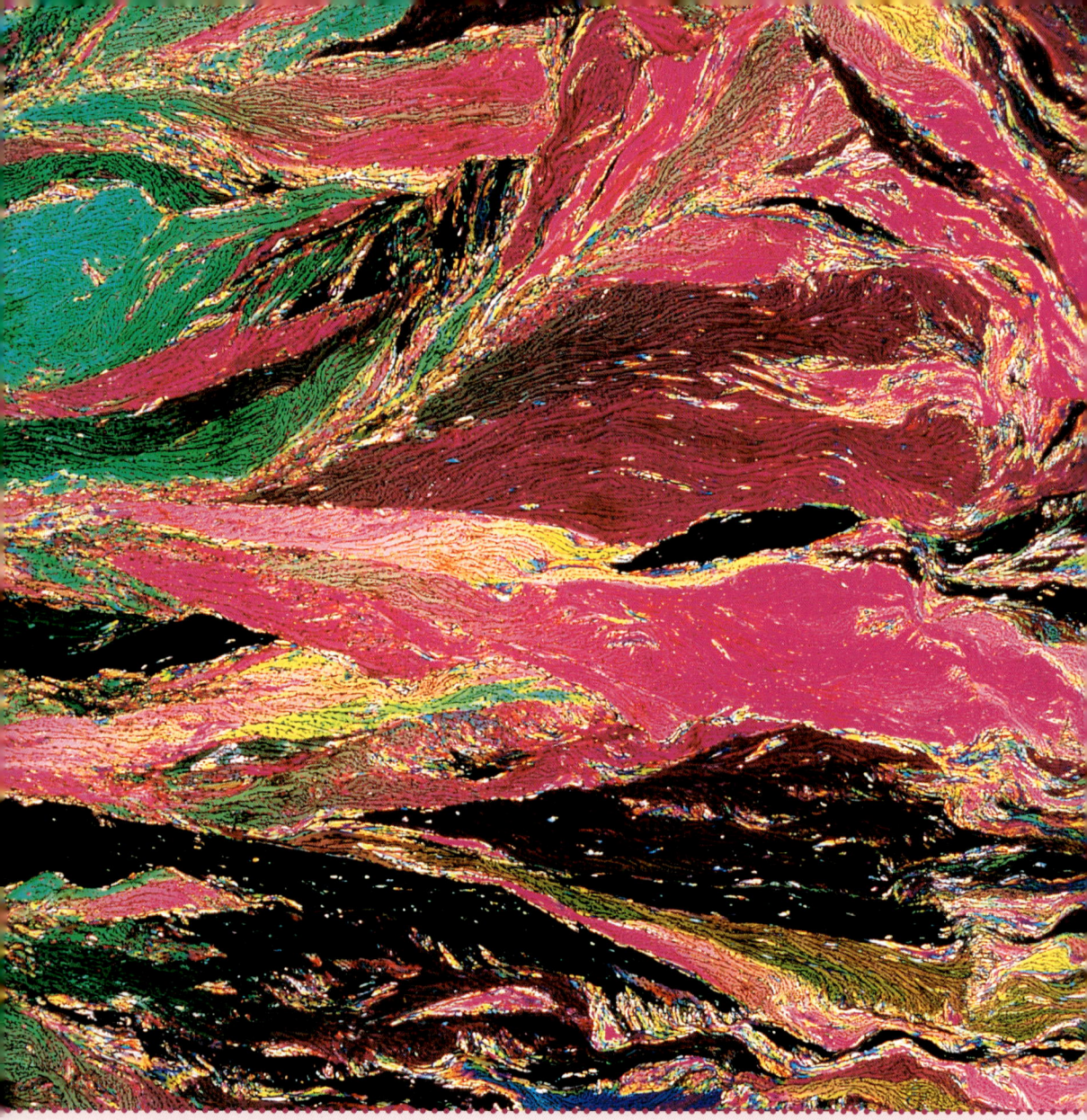

Hormone – Regisseure des Lebens

Das Leben genießen, glücklich sein, schöne Haut und Haare, aber auch Empfindungen von Stress, Wut oder Angst: All das ist das Werk der Hormone. Stimmt die Bilanz der Hormone, fühlen wir uns super – und sehen auch so aus. Mit zunehmendem Alter sinken im Körper manche Hormone ab, in erster Linie die weiblichen und männlichen Geschlechtshormone sowie das Wachstumshormon und das Nebennierenhormon DHEA. Hier kann die Anti-Aging-Medizin helfen. Sie hat die Einflüsse der Hormone auf den Alterungsprozess analysiert und festgestellt: Der Hormonspiegel lässt sich jung halten.

Botenstoffe im Körper

Hormone sind kleine Substanzen, die in verschiedenen Drüsen und Geweben produziert werden und bereits in winzigsten Konzentrationen starke Reaktionen im Körper hervorrufen. Sie sind quasi die »Regisseure des Lebens« und ein wichtiges Kommunikationsmittel im Organismus. Sie bestimmen Überlebensvorgänge wie Hunger, Durst oder Fortpflanzung, rufen psychische Regungen wie Niedergeschlagenheit, Herzrasen, Trauer, Wut oder Glücksgefühle hervor, entscheiden, ob Sie dick oder dünn sind, eine fette oder trockene Haut haben, ob Sie schlafen können oder nicht. Letztlich gehorchen alle Organe dem Kommando der Hormone. Sie steuern nahezu alle Lebens- und Stoffwechselvorgänge in unserem Körper: Ohne Hormone kämen unsere Körperfunktionen in kürzester Zeit zum Erliegen. Dies macht klar, warum ein Zuviel oder Zuwenig an bestimmten Hormonen unseren Organismus schnell aus dem Gleichgewicht bringen kann.

Die Ausschüttung und Verteilung der Hormone wird sorgfältig gesteuert und kontrolliert. Ob wir uns wohl fühlen oder nicht, hängt also entscheidend davon ab, ob das richtige Hormon im richtigen Moment in der richtigen Konzentration am richtigen Ort ist. Auch wenn für ein gutes Gefühl im Körper die Hormonbilanz in der Summe stimmen muss, gibt es doch einige dieser Kommunikationsstoffe, die mehr für Ihr Wohlbefinden tun können als andere. Dazu mehr auf den folgenden Seiten. Lernen wir zunächst unsere überaus komplizierte Hormonfabrik kennen.

Die Hormonsysteme des Körpers im Überblick

Die ganze Hormonfabrik ist hierarchisch strukturiert: Der Hypothalamus, ein etwa bohnengroßer Teil des Gehirns, hat ständig den totalen Überblick über die gesamte Hormonsituation im Körper. Er registriert jede Hormonschwankung und gibt bei Bedarf umgehend seine Kommandos, indem er seine Kuriere, die Hormone, in Bewegung setzt. Außerdem hat er engen Kontakt zur benachbarten Großhirnrinde und zum limbischen System, einer Nervenstruktur an der Unterseite des Vorderhirns: Hier werden alle von außen einwirkenden Reize, wie Kälte, Wärme, Lärm, Sinneseindrücke (Großhirnrinde) und unsere Gefühle, Gedanken und Empfindungen (limbisches System), registriert und verarbeitet. Deshalb fangen wir z. B. bei Hitze an zu schwitzen, erröten in bestimmten Situationen oder bekommen vor Angst Durchfall.

Vom Hypothalamus gelangen die Boten zuerst zur Hypophyse, der Hirnanhangdrüse. Von dort laufen die Kommandos weiter zu den einzelnen Hormon produzierenden Drüsen, etwa den Nebennieren, der Schilddrüse, den Eierstöcken oder den Hoden (siehe Tabelle Seite 166). Die Drüsen wiederum wirken mittels Hormonen auf die ausführenden Organe, z. B. Herz, Leber, Nieren, Magen, Darm oder Lunge. Gleichzeitig gelangen über den Blutkreislauf diese Hormone auch ins Gehirn zur Hypophyse, was dem Appell »Befehl ausgeführt« entspricht. Durch diese Rück-

163

Hormonsystem von Mann und Frau

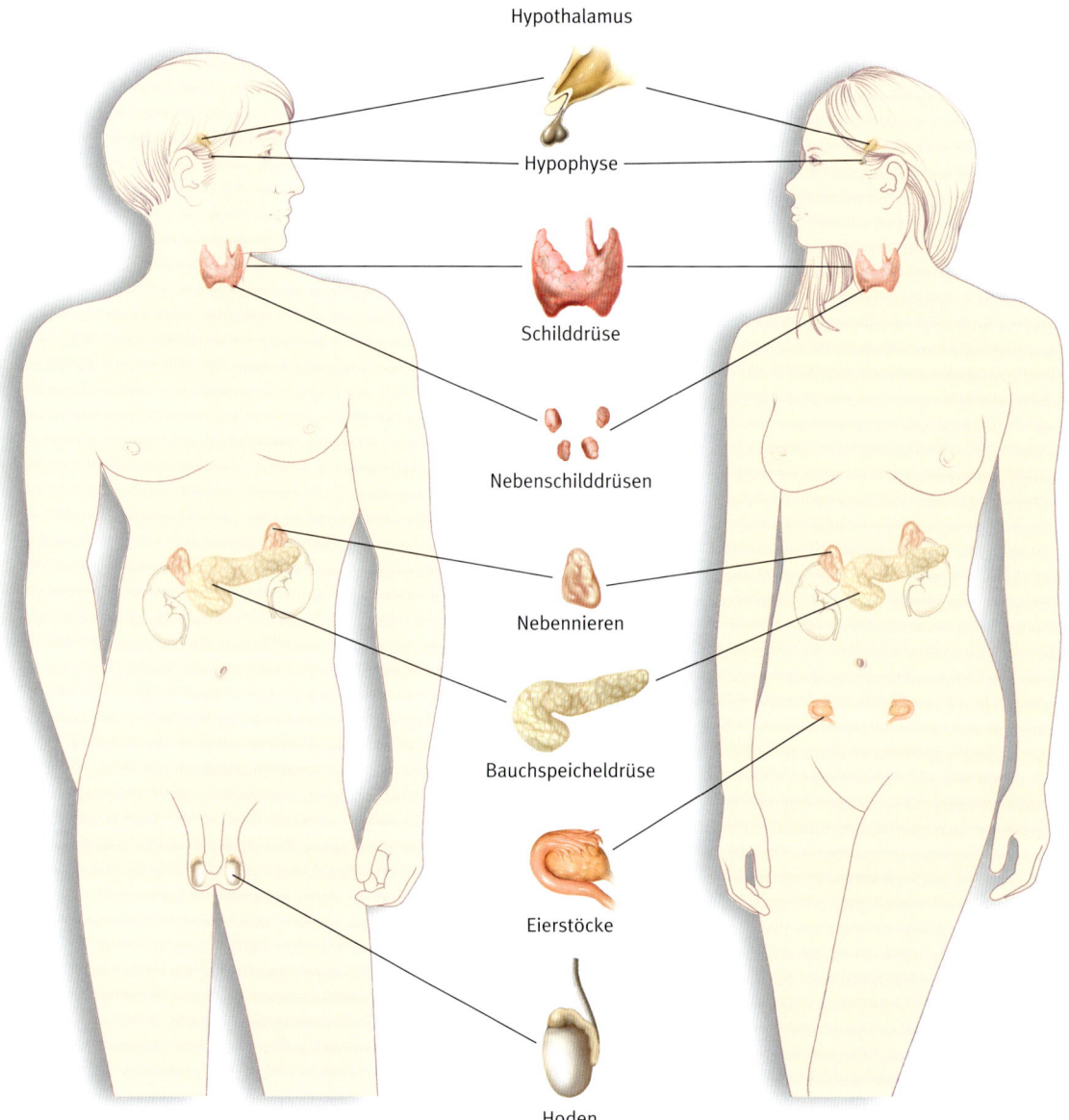

Hypothalamus

Hypophyse

Schilddrüse

Nebenschilddrüsen

Nebennieren

Bauchspeicheldrüse

Eierstöcke

Hoden

Die Steuerungszentrale aller Hormonvorgänge im Körper ist der Hypothalamus. Von dort gelangen die Botenstoffe zur Hypophyse und dann weiter zu den einzelnen Hormon produzierenden Drüsen: Schilddrüse, Nebennieren, Bauchspeicheldrüse und Keimdrüsen (Eierstöcke bzw. Hoden). Diese beeinflussen über Hormone die ausführenden Organe im Körper, wie Leber, Magen oder Gehirn.

164

koppelung wird die Produktion des betreffenden Hormons gestoppt.

Damit die Kommunikation in diesem System perfekt funktioniert und die Botschaft auch genau beim richtigen Adressaten ankommt, hat die Natur vorgesorgt und ein raffiniertes Erkennungssystem eingeführt. Jede Zelle besitzt eine Art Schloss, einen Rezeptor, zu dem nur das richtige Hormon wie ein Schlüssel passt. Hormone können sich also nicht verirren.

Hormone und Altern

In jungen Jahren läuft die innere Hormonfabrik auf Hochtouren: Wir fühlen uns wohl, sind leistungsfähig, können gut schlafen und uns auch kleinere Exzesse leisten. Der Körper steckt z. B. ein paar durchgemachte Nächte in Folge, zu viel gutes Essen oder zu wenig Bewegung locker weg.

Doch das ändert sich mit den Jahren. Denn mit fortschreitendem Lebensalter lässt die Hormonproduktion nach. Am stärksten fällt dies bei Frauen auf, wenn sie zwischen dem 47. und 52. Lebensjahr in die Wechseljahre kommen.

Aber auch sonst sind Zeichen nachlassender Hormonpower zu spüren: Die Laune schwankt, das Gewicht lässt sich schwerer halten und Übergewicht schlechter abbauen, Schlafstörungen stellen sich ein, die Gesundheit wird anfälliger. Doch hier können Sie aktiv werden. Die moderne Altersforschung kennt die hormonellen Veränderungen im Alter mittlerweile sehr genau und weiß, wie man gezielt eingreifen kann. Keine Angst vor Altersbeschwerden, sichern Sie sich mit unseren Hormontipps ein langes Wohlbefinden.

Frauen in den Wechseljahren

Alle vier Wochen wird in einem Eierstock der Frau eine Eizelle zur Befruchtung reif. Wird diese nicht befruchtet, werden sie und das umgebende Schleimhautgewebe der Gebärmutter abgestoßen, es kommt zur Monatsblutung. Dieser Zyklus ist hormonell gesteuert: In der ersten Zyklushälfte sorgen die Östrogene (vor allem Östradiol) für das Heranreifen des Eies, in der zweiten Zyklushälfte bauen die so genannten Gestagene (am wichtigsten Progesteron) die Gebärmutterschleimhaut für eine mögliche Schwangerschaft auf.

Etwa zwischen dem 47. und 52. Lebensjahr einer Frau kommt es zum Verlust der monatlichen Blutung (Menopause), die Fortpflanzungsphase geht zu Ende. Zuerst klingt die Gestagenbildung ab, danach fallen die Östrogene aus. Diese hormonellen Veränderungen sind oft mit einer Reihe von vegetativen Störungen begleitet: Hitzewallungen, Schweißausbrüche, Schwindel, Nervosität, Reizbarkeit, Schlaflosigkeit oder Depressionen machen manchen Frauen ganz schön zu schaffen. Neben einer einfühlenden ärztlichen Beratung kann hier eine Hormonbehandlung helfen.

Viele Frauen fühlen sich beim Thema »Wechseljahre und Hormone« unwohl, sind verunsichert und geradezu ängstlich. Oft ist ein Mangel an (oder ein Überangebot an widersprüchlichen) Informationen schuld. Möglicherweise ist auch einmal eine kurze Phase der Hormoneinnahme schief gegangen, weil infolge falscher Anwendung Nebenwirkungen aufgetreten sind. Hormone werden dann pauschal abgelehnt und nie wieder eingenommen.

165

DIE WICHTIGSTEN HORMONE IM KÖRPER

Hormon	Produktionsort	Wirkung im Körper
Somatotropin (Wachstumshormon)	Hypophyse (Hirn-anhangdrüse)	Kurbelt Wachstumsprozesse im Gewebe, in den Muskeln, Knochen und im Stoffwechsel an.
Thyroxin (T4) Trijod-thyronin (T3)	Schilddrüse	Sorgen für Power und Energie, für die optimale Verwertung von Nährstoffen und halten dadurch den Körper lebendig.
Parathormon	Nebenschilddrusen	Registriert die Kalziumverteilung, z. B. in Knochen und Zähnen, reguliert den Kalziumhaushalt.
Insulin, Glukagon	Bauchspeicheldrüse	Regulieren gemeinsam den Blutzuckerspiegel. Insulin senkt, Glukagon erhöht den Zuckergehalt im Blut.
Aldosteron	Nebennierenrinde	Sorgt für einen ausgeglichenen Wasserhaushalt, steuert insbesondere den Kalium- und Natriumgehalt im Körper.
Cortisol	Nebennierenrinde	Bremst Entzündungen im Körper und hilft, den Stress erträglich zu machen. Bewahrt so Herz, Kreislauf und Psyche in Krisensituationen vor Schaden. Erzeugt bei Überproduktion gefährliche Nebenwirkungen.
Adrenalin, Noradrenalin	Nebennierenmark	Stresshormone; versetzen in kritischen Situationen den Körper in Sekundenschnelle in Alarmbereitschaft: Herz, Kreislauf, Nerven, Gehirn – alles läuft auf Hochtouren, die letzten Energiereserven werden mobilisiert.
Vasopressin (ADH)	Hypophyse	Sorgt dafür, dass der Körper ausreichend, aber auch nicht zu viel Wasser speichert.
Luteinisierendes Hormon (LH)	Hypophyse	Löst bei der Frau den Eisprung aus, kurbelt beim Mann die Hormonproduktion in den Hoden an.
Prolaktin	Hypophyse	Wirkt unterstützend in der Schwangerschaft und sorgt vor der Entbindung für die Entwicklung der Milchdrüsen.
Follikel-stimulierendes Hormon (FSH)	Hypophyse	Ist für das Heranreifen der Eibläschen bei der Frau, der Samenzellen beim Mann zuständig.
Testosteron (wichtigstes männliches Androgen)	Hoden	Macht dem Mann Lust auf Liebe, stärkt außerdem den typisch männlichen Knochen- und Muskelaufbau.
Testosteron	Nebennieren	Stimuliert auch die Frau sexuell.
Östrogene (es gibt über 30 Hormone in dieser Gruppe, das wichtigste ist Östradiol)	Eierstöcke, Fettgewebe	Östrogene schaffen alle Voraussetzungen für Sex und Schwangerschaft, sind für typisch weibliche Merkmale – Figur, Haut, Haar – verantwortlich, schützen Herz und Knochen und stabilisieren das seelische Gleichgewicht.
Gestagene (vor allem Progesteron)	Gelbkörper (Eibläschen der Eierstöcke)	Sorgen mit dafür, dass sich ein befruchtetes Ei in der Ge-bärmutter einnistet, und wirken schwangerschaftserhal-tend; wirken als Nervenbotenstoff im Gehirn.
Oxytocin	Hypophyse	Fördert bei der Entbindung die Wehen und stimuliert Lust auf Nähe, Zärtlichkeit, Erotik.
Melatonin	Zirbeldrüse	Fördert und unterhält den Schlaf bei echten Schlaf-störungen.

Dabei muss man wissen: Ob Hormone gut vertragen werden und ihren Nutzen bestmöglich entfalten können, hängt entscheidend von der Auswahl, der Dosierung und der Art der Anwendung ab. Hormone sind keine »Nahrungsergänzungsmittel zum Wohlfühlen«, sondern hochwirksame Substanzen. Sie müssen mit großer Sachkenntnis und Erfahrung angewandt und dürfen keinesfalls selbst verordnet werden. Eine genaue Erhebung der Vorgeschichte, eine umfassende Beratung und eine optimale, individuell abgestimmte Verabreichung sind dabei von größter Bedeutung. Nur so sind diese Wirkstoffe die Garanten für Gesundheit und Vitalität.

Auf die segensreichen Wirkungen von Hormonen sollten Sie deshalb keineswegs vorschnell und uninformiert verzichten! Begeben Sie sich aber nur in die Hände eines ausgewiesenen Spezialisten! Nicht jede Frau benötigt eine Hormonergänzung, und manche Hormone sollte man unter bestimmten Umständen eher meiden.

Phyto-Östrogene

Aus Pflanzen, insbesondere aus Sojagewächsen gewonnene Östrogene sind in jüngerer Zeit sehr populär und für viele Frauen zu Favoriten bei der Behandlung von Wechseljahresbeschwerden geworden. Diesen Phyto-Östrogenen (phyto = griechisch für Pflanze) wird im Gegensatz zu körpereigenen Östrogenen nichts Schlechtes nachgesagt, im Gegenteil, sie sollen überaus günstige Eigenschaften besitzen. Andererseits wird immer wieder die Frage gestellt, ob Phyto-Östrogene überhaupt genügend wirksam sind und es mit den körpereigenen oder synthetisch nachge-

bauten Östrogenen an Wirkkraft aufnehmen können.

Im Vergleich zu den körpereigenen und synthetischen Östrogenen sind Phyto-Östrogene schwach wirksam. Mit einem 100- bis 1000-fach geringeren Wirkpotenzial bessern sie die Wechseljahresbeschwerden bei manchen Frauen, während sie bei anderen nicht ausreichen. Geht es also nur um die Besserung des klimakterischen

TIPP | PHYTO-ÖSTROGENE

➤ Achten Sie beim Kauf eines Präparates darauf, dass die zwei Hauptgruppen für Phyto-Östrogene, Isoflavone und Lignane, enthalten sind (z. B. in konzentriertem Sojaextrakt).

➤ Nutzen Sie die natürlichen Lieferanten für Phyto-Östrogene; beste Quellen sind Sojabohnen (echte Sojasprossen), Sojaflocken, Sojamehl, Miso, Tofu, Tempeh, Sojadrink, Sojasoße, aber auch Flachsamen, Linsen, Erbsen, Ginseng, grüner Tee, Kuhmilch und Bier.

➤ Empfohlene Tagesdosis: 50–60 mg (entspricht dem asiatischen Tagesdurchschnitt). Diese Menge erreichen Sie z. B. mit:
  – 80 g Tofu
  – 1/4 l Sojadrink oder Sojajoghurt
  – 4 EL frisch geschrotetem Leinsamen (mit reichlich Wasser einnehmen!)
  – 4 EL Kürbiskernen
  – 250 g Shiitakepilzen
  – 250 g Mungbohnen

167

INFO HORMONCREMES

Mit abnehmender Östrogenproduktion bei der Frau verändert sich auch die Haut: Sie wird trockener, dünner und empfindlicher, gleichzeitig auch faltiger. Sehr verlockend wäre es, das fehlende Hormon über Kosmetika in die Haut zu bringen. Doch hier drohen Risiken: Über die Haut gelangt immer eine kleine Menge der Hormone in den Körper, es kann zu Nebenwirkungen kommen. Daher sind synthetische Hormone in frei verkäuflichen Kosmetika verboten.

Als Alternative bieten manche Kosmetikhersteller Anti-Aging-Serien mit Phytohormonen an. Auf Grund ihrer schwachen Wirkung sind Nebenwirkungen durch die Phytohormone nicht zu erwarten, gleichzeitig können sie – so die Meinung mancher Wissenschaftler – die Hautalterung verzögern. Diese Kosmetika sollten Isoflavone der Sojabohne, Shiitakepilze, Ginseng oder Traubensilberkerze enthalten (Zutatenliste beachten!). Doch erwarten Sie von solchen Cremes keine Wunder: Die Haut wird in erster Linie von innen ernährt. Bei falscher Ernährung zeigt selbst die beste Creme keine Wirkung. Ein wirksamer Ersatz für die Hormonergänzung in und nach den Wechseljahren sind solche Cremes natürlich nicht.

Syndroms, d. h. des facettenreichen Beschwerdenkomplexes infolge des von den Eierstöcken nicht mehr ausreichend produzierten Hormons, kann zunächst durchaus ein Versuch mit Phyto-Östrogenen gemacht werden.

»Echte« Östrogene

Die körpereigenen und synthetisch hergestellten Östrogene wirken dagegen stärker und weitreichender als aus Pflanzen gewonnene Hormone. Das körpereigene Hormon Östradiol schützt die Knochen vor zunehmendem Knochenmasse- und Stabilitätsverlust, bewahrt so vor der Entwicklung der Osteoporose und vor den alterstypischen und schmerzhaften Knochenbrüchen von Wirbelsäule, Oberschenkelhals (Hüftknochen) oder Unterarm. Darüber hinaus schützen körpereigene oder synthetisch hergestellte Östrogene vor Verschleißprozessen in den Blutgefäßen, im Herzen und Gehirn, leisten also in puncto koronare Herzkrankheit, arterielle Verschlusskrankheit, Herzinfarkt, Hirninfarkt (Schlaganfall), aber auch im Hinblick auf geistigen Abbau (Demenz) und Morbus Alzheimer eine wirksame Prophylaxe. Ob Phyto-Östrogene in dieser Hinsicht ebenfalls wirksam sind, ist wissenschaftlich nicht belegt.

Umgekehrt dürfen auch die möglichen Risiken der synthetischen Östrogene nicht unterschätzt werden. Das Risiko, dass durch eine klassische Östrogenergänzung Brustkrebs auftritt, ist zwar im Durchschnitt nur geringfügig erhöht, kann aber im Einzelfall durchaus erheblich sein. Diese Tatsache wird auch von Befürwortern der Östrogentherapie nicht bestritten.

INFO | PHYTO-ÖSTROGENE

➤ Sie schützen vor Brustkrebs und Prostatakrebs und erklären zumindest teilweise das niedrige Brust- und Prostatakrebs-Risiko in Japan.

➤ Sie lindern Wechseljahrsbeschwerden.

➤ Ein Nutzen für Knochen, Herz und Gefäße ist wahrscheinlich, aber nicht bewiesen.

➤ Sie senken das Gesamt-Cholesterin um bis zu 25 Prozent.

➤ Sie senken das schädliche LDL-Cholesterin und erhöhen das »gute« HDL-Cholesterin.

Allerdings muss man auch bedenken, dass die Studien, in denen sich ein erhöhtes Brustkrebsrisiko durch Östrogene abzeichnete, nahezu ausschließlich auf der Zufuhr equiner, d. h. aus Pferdeurin gewonnener Östrogene beruhen, die hoch dosiert in Tabletten gepresst zur Anwendung kamen. Da Östrogene bei Aufnahme über den Magen-Darm-Trakt rasch zur Leber transportiert und dort größtenteils abgebaut werden, müssen sie von Anfang an in relativ hohen Dosen verabreicht werden. Zwangsläufig entstehen dabei in hohen Konzentrationen Abbauprodukte (Metaboliten) der Östrogene, deren weitere Wege und Wirkeffekte im menschlichen Körper erst ansatzweise bekannt sind. Ob von Pferden stammende Östrogene, die in großen Mengen im weiblichen Organismus zirkulieren, neben Nutzen auch Schaden anrichten können, vermag bis heute niemand mit Sicherheit zu beurteilen.

Außerdem muss ein weiterer, möglicherweise sehr entscheidender Aspekt berücksichtigt werden: In Deutschland erkrankt jede zehnte Frau an Brustkrebs (Mammakarzinom), und vier von zehn Betroffenen sterben daran. Angesichts dieser Zahlen ist die Angst vor diesem Schicksal verständlich. Bis heute gibt es keinen direkten Anhaltspunkt, dass Östrogene Brustkrebs auslösen; allenfalls beschleunigen sie sein Wachstum. Im Kampf gegen den Brustkrebs sollte man auf regelmäßige Vorsorgeuntersuchungen setzen. Bei rechtzeitiger Entdeckung sind die Heilungschancen nämlich sehr gut. Und hier könnten Östrogene helfen, wie von zahlreichen Experten betont wird: Östrogene haben nämlich einen so genannten differenzierungsfördernden Effekt auf das Brustgewebe, bringen also ein sich ohnehin entwickelndes Mammakarzinom früher zur Entdeckung und verbessern durch die rechtzeitige Operation die Überlebenswahrscheinlichkeit der betroffenen Frauen.

Östrogenergänzung maßgeschneidert

Was beim Thema Östrogene und Hormonergänzung allzu leicht vergessen wird: Jede Frau ist einzigartig und hat unterschiedlich aktive Enzymsysteme! Auch lebt jede Frau anders. Eine Hormonpille zu entwickeln, die für jede Frau zu jeder Zeit passt, ist nicht möglich. Daher ist das Fachwissen des Arztes gefragt, um das individuell richtige Präparat in der richtigen Dosierung zu finden. Wenn z. B. eine Frau über die typischen Symptome einer Östrogenüberdosierung (Brustspannen, Ödemneigung, Gewichtszunahme) klagt,

169

sollte man nicht vorschnell die Hormontherapie grundsätzlich in Frage stellen. Der bessere Weg ist eine individuell und niedrig dosierte, über die Haut zugeführte Hormonergänzung, entweder als Hormonpflaster oder als gänzlich individuell dosierbares Östradiolgel. Wenn erforderlich, kann auch Gelbkörperhormon dazu verordnet werden. Auf diese Weise lassen sich genügend hohe Östradiolspiegel im Körper erreichen, ohne dass man Nebenwirkungen oder Risiken in Kauf nehmen muss. Dieses moderne Konzept der Östrogen- und Progesteronergänzung gilt heute als optimaler Weg auf dem schmalen Grat zwischen Nutzen und Risiko in und nach den Wechseljahren. Phyto-Östrogene kommen diesem Konzept recht nahe, sind aber häufig nicht wirksam genug, um die nutzbringenden Östrogenwirkungen vollständig ausschöpfen zu können.

Phyto-Östrogene bei Risikopatientinnen

Andere Empfehlungen gelten hingegen für Patientinnen mit hohem Brustkrebsrisiko (Erkrankung in der unmittelbaren, nicht angeheirateten Verwandtschaft oder nach Brustkrebserkrankung und entsprechender Nachbehandlung). Hier gelten Östrogene traditionell als nicht zweckmäßig. In den früher üblichen Anwendungsformen ist dies auch berechtigt, denn hoch dosierte, stark wirksame Östrogene gelten als Wachstumsfaktoren für Brustkrebs. Weil Phyto-Östrogene nur schwach, aber wie Östrogene wirken, heften sie sich an die Andockstellen (Rezeptoren) für Östrogene und hindern damit die körpereigenen Östrogene daran, ihre Wirkung in der

betreffenden Zelle zu entfalten. Diese schwache östrogenartige Wirkung ohne die starken Östrogeneffekte auf das Brustgewebe könnte sich neuesten Befunden zufolge als Erfolgsgeheimnis herausstellen. Hinzu kommt noch, dass es zwei unterschiedliche Typen von Östrogenrezeptoren gibt – den klassischen Typ Alpha und den erst kürzlich entdeckten Typ Beta –, die in verschiedenen Geweben unterschiedlich verteilt sind. Da im Brust- und Prostatagewebe überwiegend Typ-Beta-Rezeptoren und im Knochen- und Herz-Kreislauf-System hauptsächlich Typ-Alpha-Rezeptoren vorhanden sind, hemmen die überwiegend über Rezeptoren des Typs Beta agierenden Phyto-Östrogene nur die Rezeptoren im Brustgewebe, lassen jedoch die Wirkung der körpereigenen Östrogene am Knochengewebe, Herzen und an den Blutgefäßen unberührt. Inzwischen gilt der Rat: Wenn Wechseljahrsbeschwerden und Risiken für Kno-

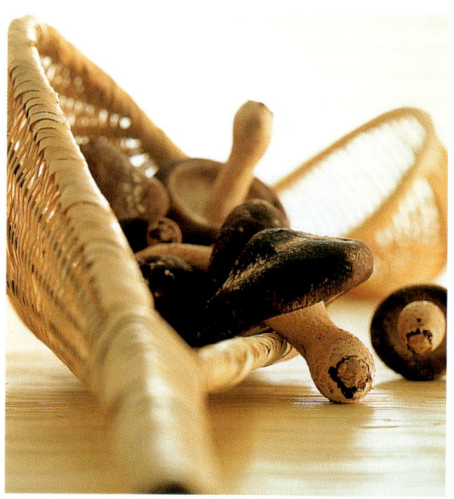

Die Shiitakepilze aus Japan pushen das Immunsystem und den Hormonhaushalt.

chen, Herz, Kreislauf und Gehirn bestehen, sollten Frauen mit Brustproblemen, Brustkrebs in der engsten Verwandtschaft (Mutter, Schwester, Tochter) und Frauen mit Brustkrebs (oder großer Angst davor) Phyto-Östrogene anwenden! Hohe Konzentrationen an Phyto-Östrogenen sind in Sojaprodukten enthalten. Schützende Phyto-Östrogene, so genannte Soja-Isoflavone, sind insbesondere Genistein, Daidzein und Glycitin, aber auch Polyphenole, wie sie z. B. in Hülsenfrüchten und im grünen Tee enthalten sind. Auch andere potente Antioxidantien können die Krebs hemmende Wirkung der Isoflavone und Lignane unterstützen. Entsprechende Produkte sind im Handel (z. B. Reformhaus, Apotheke) frei erhältlich. Lassen Sie sich von Ihrem Arzt oder Apotheker beraten.

Designer-Östrogene bei Risikopatientinnen

Eine ähnliche Therapiestrategie wie die der schwach wirksamen Phyto-Östrogene verfolgt ein hochmodernes, allerdings chemisches Behandlungsprinzip. So genannte Designer-Östrogene sollen positive Östrogenwirkungen fördern und potenziell ungünstige minimieren. Dies wird durch den Einsatz von Substanzen erreicht, die sich gezielt an bestimmte Unterformen der Östrogenandockstellen (Rezeptoren) binden und je nach Gewebetyp die günstigen Effekte maximieren. Diese Medikamente werden deshalb als »Selektive Östrogen-Rezeptor-Modulatoren« (SERMs) bezeichnet. Zu diesen zählt als Prototyp und Oldtimer Tamoxifen, das vielen Frauen mit Östrogenrezeptor-positivem Brustkrebs routinemäßig verordnet wird. Moderne Nachfolgepräparate (Raloxifen) sind bereits auf dem Markt, werden derzeit aber hauptsächlich zur Prävention und Therapie der Osteoporose verordnet; sie dürften jedoch künftig auch zur Vorbeugung von Brustkrebs Bedeutung erlangen.

So beugen Sie Brustkrebs vor

Jede Frau sollte gegenüber Brustkrebs wachsam sein! Schließlich ist jede zehnte Frau irgendwann in ihrem Leben davon betroffen. Die Augen davor zu verschließen, ist keine gute Strategie. Das Risiko, an Brustkrebs zu erkranken und daran zu sterben, lässt sich nämlich durch gezielte Maßnahmen drastisch reduzieren. Neben einer jährlichen Vorsorgeuntersuchung beim Frauenarzt und einer in festen Abständen durchgeführten hoch auflösenden Mammographie sollten Sie den Empfehlungen des NCP-Programms (Nutritional Cancer Prevention) folgen. Diese Maßnahmen sind allesamt auch gleichzeitig ideale Anti-Aging-Strategien:

➤ Bauen Sie Übergewicht ab: Im Fettgewebe werden durch das dort reichlich vorkommende Enzym Aromatase im großen Stil hochwirksame Östrogene gebildet. Dies begünstigt langfristig die Entwicklung von hormonabhängigen Tumoren (Gebärmutter, Brust), aber auch Tumoren in Dickdarm und Gallenblase.

➤ Schränken Sie den Konsum an tierischen Fetten ein: Reichlicher Fettkonsum begünstigt Übergewicht und geht deshalb mit erhöhtem Brustkrebsrisiko einher. Vermeiden Sie versteckte Fette in Fleisch, Wurst, Milch und Milchprodukten, und reduzieren Sie den Konsum von Süßigkeiten und Schokolade. Bevorzugen Sie Olivenöl, essen Sie zweimal die Woche Fisch und/oder ergänzen Sie Fischöl, das reich an gesunden Omega-3-Fettsäuren ist.

➤ Essen Sie regelmäßig frisches Obst und Gemüse: Diese sind reich an Vitaminen, Spurenelementen, Antioxidantien, sekundären Pflanzenstoffen (Stoffen, die in den Pflanzen als Farbstoffe, Abwehrstoffe gegen Schädlinge oder Krankheiten sowie Wachstumsregulatoren wirken) und Ballaststoffen. Dies senkt Ihr Krebs- und Verschleißrisiko und beugt beschleunigten Alterungsprozessen vor. Essen Sie mindestens fünf Portionen Obst und Gemüse pro Tag, möglichst auch in Form von Rohkost! Eine Portion kann durch ein Glas Obst- oder Gemüsesaft ersetzt werden.

➤ Gleichen Sie Ihren Östrogenhaushalt mit Phyto-Östrogenen aus. Essen Sie bewusst mehr Sojaprodukte sowie Hülsen-

früchte, Kohl und Brokkoli. Diese Nahrungsmittel sind reich an Isoflavonen, Lignanen und Antioxidantien, die wahrscheinlich eine Krebs verhindernde Wirkung haben. Zusätzlich sind günstige Effekte auf Wechseljahrsbeschwerden, den Knochenstoffwechsel, die Blutfette und das Herz-Kreislauf-System zu vermuten.

➤ Trinken Sie Alkohol nur mäßig: Alkohol verzögert den Abbau der Östrogene. Bei erhöhtem Brustkrebsrisiko gilt als Faustregel: So wenig Alkohol wie möglich, vor allem keine hochprozentigen Getränke. Gegen ein Glas guten Rotweins ist aber nichts einzuwenden, enthält Rotwein doch reichlich antioxidative Inhaltsstoffe.

➤ Seien Sie regelmäßig körperlich aktiv: Dadurch werden das Immunsystem stimuliert, Herz, Kreislauf und Stoffwechsel angeregt, überflüssige Pfunde abgebaut

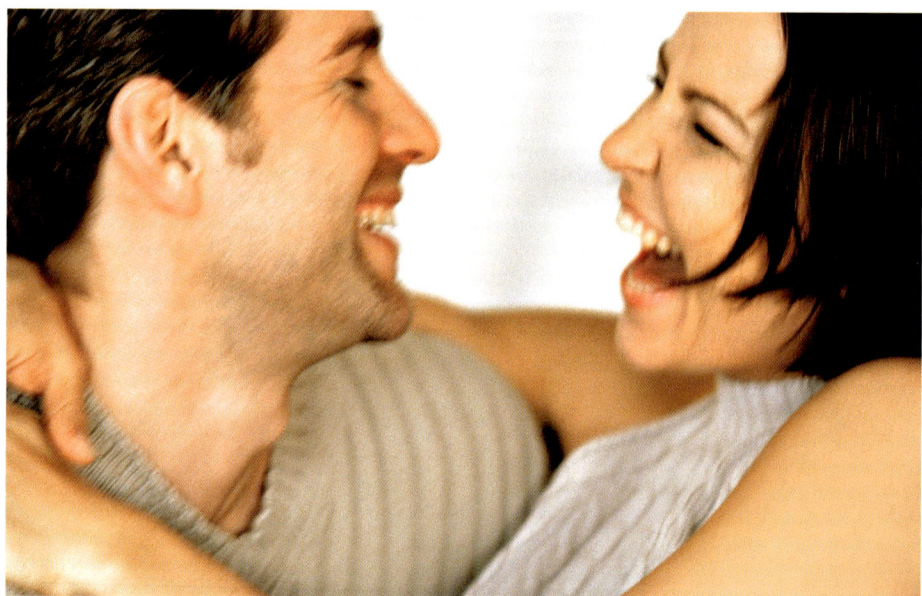

Die Wissenschaftler sind sich einig: Glückliche Menschen mit optimistischer Lebenseinstellung haben einen ausgeglichenen Hormonhaushalt. Sie sind vitaler und bleiben länger jung.

und Gelenke, Muskeln und Sehnen in Schwung gebracht. Pro Woche sollten Sie aber mindestens dreimal 30 Minuten trainieren, um die gewünschte Wirkung zu erzielen. Ideal sind Ausdauersportarten, die Spaß machen: zügiges Gehen, Radfahren, Inlineskaten, Schwimmen, Joggen, etc. Zum Knochenerhalt ist vor allem regelmäßiger Kraftsport günstig.

Hormone natürlich stimulieren

Auch wenn die Wissenschaft viele Details des Hormonhaushalts kennt und mit maßgeschneiderten Präparaten bei Defiziten nachhelfen kann – eines kann sie nicht: die natürlichen Hormonstimulantien ersetzen. Dazu gehören eine Lebensführung, die Spass macht, regelmäßig Schlaf, Bewegung – und das so genannte Bewusstsein von Glück. Wissenschaftler sind der Meinung, dass Menschen, die glücklich und optimistisch durchs Leben gehen, nicht nur länger leben, sondern auch gesünder bleiben. Das hat auch etwas mit dem Hormonhaushalt zu tun.

Doch wie bringt man Freude und Glück in das Leben? Ganz einfach: Hören Sie auf Ihre Bedürfnisse. Die Natur hat Verhaltensweisen, die »überlebenswichtig« sind, mit positiven Emotionen besetzt. Wer genießt nicht ein gutes Essen oder fühlt sich nach dem Schlafen fit und munter? Finden Sie heraus, was Ihnen gut tut, und »bauen« Sie solche »Wohlfühlinseln« in Ihr Leben ein. Hier einige Vorschläge:

➤ Investieren Sie in sich selbst, indem Sie sich Gutes tun. Gönnen Sie sich z. B. regelmäßig eine Massage, einen Besuch in einer Schönheitsfarm, im Fußballstadion oder einen Einkaufsbummel.

➤ Reservieren Sie einen Abend nur für sich, und tun Sie, was Ihnen Spaß macht, z. B. ins Theater gehen, ein Buch lesen, Sport treiben oder einfach nichts tun.

➤ Gehen Sie ab und zu mit netter Gesellschaft schön essen.

➤ Genießen Sie das Zusammensein mit Freunden und Familie.

➤ Schmieden Sie Urlaubspläne und freuen Sie sich darauf.

(Weitere Tipps siehe Seite 191)

INFO | HORMONE

Was Hormonen schadet

➤ Rauchen, Dauerstress, fettes Essen, Zucker, große Mengen an Alkohol, unregelmäßige Lebensführung.

Was Hormonen gut tut

➤ Ausgewogene Ernährung, Lachen, Liebe, Spaß am Leben.

➤ Dopen Sie sich auf natürliche Weise. Sport in jeder Form treibt die Hormone an: Joggen, Radfahren, Wandern, Inlineskaten etc., jede Art von Ausdauertraining an der frischen Luft hält die Power- und Glückshormone auf Trab. Vorsicht aber vor Übertreibung: Bei Hochleistungssport oder Überforderung sinken manche Hormone ab.

➤ Eine gute Hormonübung nach asiatischer Auffassung ist der Sonnengruß, eine Folge von Dehn- und Streckübungen für den ganzen Körper. Morgens geturnt, ergeben sie ein herrliches Energiepolster für den Tag.

Männer in der Andropause

Seit einigen Jahren streiten Mediziner verschiedener Fachrichtungen über mögliche Wechseljahre beim Mann. Zweifelsohne kommt auch der Mann in einen »Wechsel seiner Jahre« und erlebt einschneidende Hormonveränderungen, wenngleich sie weniger abrupt einsetzen als bei der Frau. Diese kritischen Jahre zwischen 45 und 60 gehen nicht spurlos an ihm vorüber. Doch alle Probleme des alternden Mannes zu therapieren, ist nicht einfach: Zu vielfältig sind die Beschwerden, zu gering ist oft die Erfahrung der Ärzte. Die Probleme im Alter reduzieren sich keinesfalls auf Fragen der Erektion, Libido und Potenz. Die für den Alterungsprozess verantwortliche Problematik ist ungleich komplexer: Faktoren wie ungünstige Lebensführung, Fehlernährung und körperliche Inaktivität, wachsende Defizite an Hormonen, Vitaminen, Spurenelementen und Antioxidantien, Einwirkung von Schadstoffen und die zunehmenden organischen und psychischen Einbußen sind sorgfältig abzuklären. Hinzu kommen noch die spezielle genetische Veranlagung, die familiäre Krankenvorgeschichte (Familienanamnese) und die persönlichen Lebensrisiken. Erst aus diesem Gesamtbild kann ein individuell optimiertes Anti-Aging-Konzept für den Mann entwickelt werden.

Mann, Hormone und Alter

Beim Mann sinken zwischen dem 30. und 65. Lebensjahr die Serumkonzentrationen einer Reihe von Hormonen um 30 bis 80 Prozent im Vergleich zum jugendlichen Referenzbereich ab (siehe Info Seite 175).

Beim gesunden jüngeren Mann werden pro Tag vier bis acht Milligramm Testosteron produziert. Den Daten der Massachusetts Male Aging Study zufolge sinken bei Männern ab dem 50. Lebensjahr – allerdings mit erheblicher individueller Variabilität – die Serumspiegel für Gesamttestosteron pro Jahr um 0,4 Prozent,

INFO | **SYMPTOME**

- ➤ Leistungsminderung, Müdigkeit, Antriebsschwäche
- ➤ Libidomangel, Erektionsstörungen
- ➤ Gedächtnisstörungen, kognitive Defizite
- ➤ Konzentrations- und Aufmerksamkeitsstörungen
- ➤ Schlafstörungen
- ➤ Vegetative Symptome (Schwitzen, Hitzeschübe)
- ➤ Ängstlichkeit, Schwinden von Durchsetzungsfähigkeit und Selbstvertrauen
- ➤ Gemütsveränderungen, depressive Stimmungslage
- ➤ Blutarmut (Anämie)
- ➤ Gelenkbeschwerden, Rückenschmerzen
- ➤ Angina pectoris, Kreislaufbeschwerden
- ➤ Anschwellen des Brustgewebes (Gynäkomastie)
- ➤ Fetteinlagerung in das Bauchgewebe (viszerale Adipositas)
- ➤ Alterung des Immunsystems (Immunoseneszenz, siehe Seite 136)
- ➤ Veränderungen von Haut und Sekundärbehaarung

INFO | **ANDROPAUSE**

> Die folgenden wichtigen Hormone sinken in der Andropause ab:
> ➤ Bioaktives bzw. freies Testosteron (weniger ausgeprägt auch Gesamttestosteron)
> ➤ Dehydroepiandrosteron (DHEA) und dessen Sulfatform (DHEAS)
> ➤ Pregnenolon (Zwischenprodukt bei der Synthese aller Steroidhormone, wie Nebennierenrinden- oder Sexualhormone)
> ➤ Wachstumshormon und insulinähnliche Wachstumsfaktoren (IGF-1)
> ➤ 25-Hydroxy-Vitamin D$_3$
> ➤ Melatonin
> ➤ Östradiol (individuell variabel)
> ➤ Progesteron

Krebs oder Malignomen (bösartigen Gewächsen) und unter Glucocorticoidbehandlung oder Chemotherapie sogar noch beträchtlich höher liegen. Die reduzierte Bildung und Ausschüttung des Hormons Testosteron aus den Hoden wird Testopause genannt.

Symptome und Beschwerden in der Andropause

Mit steigendem Lebensalter, meist zwischen dem 45. und 65. Lebensjahr, treten bei Männern zahlreiche Beschwerden auf, die einerseits mit hormonellen Defiziten, andererseits aber auch mit davon unabhängigen Veränderungen, wie privaten und beruflichen Problemen, Fehlernährung, körperlicher Inaktivität, Stress, Alkohol, Nikotin und anderen Schädigungen, zusammenhängen, aber auch Ausdruck sonstiger organischer bzw. psychischer Erkrankungen sein können. Solche

die für das an Albumin (ein Eiweiß) gebundene Testosteron um ein Prozent und die für das freie Testosteron um 1,2 Prozent. Einen ausgeprägten Testosteronmangel (Gesamttestosteron unter 12 Nanomol/Liter) weisen im 50. bis 60. Lebensjahr etwa 30 Prozent, im 60. bis 70. Lebensjahr ca. 40 bis 50 Prozent aller sonst gesunden Männer auf. Bei Männern mit Mehrfacherkrankungen (Herzinsuffizienz, koronarer Herzkrankheit, chronischen Lungenerkrankungen, Diabetes mellitus, Stoffwechselstörungen) kann dieser Anteil sogar 60 bis 70 Prozent erreichen und bei schweren chronischen Erkrankungen wie dialysepflichtiger Niereninsuffizienz, chronischer Polyarthritis (entzündlichen Veränderungen an mehreren Gelenken),

INFO | **ACHTUNG!**

> Diese Gesundheitsrisiken können in der Andropause auftreten:
> ➤ Beschleunigte Atherosklerose (Veränderungen der Gefäßinnenschichten)
> ➤ Herzinfarkt
> ➤ Schlaganfall
> ➤ Fettsucht (Bauchfett)
> ➤ Bluthochdruck
> ➤ Herzinsuffizienz
> ➤ Insulinresistenz und Zuckerkrankheit (Diabetes)
> ➤ Osteoporose
> ➤ Bösartige Gewächse (Malignome)

INFO TIPPS...

... gegen vorzeitige Andropause:

➤ Gewicht reduzieren, stattdessen Muskeln aufbauen

➤ Ernährung verbessern, den Energie- und Fettgehalt senken

➤ die körperliche Fitness steigern

➤ Umweltgifte wie Rauchen, Alkohol, Ozon, Toxine oder Elektrosmog vermeiden

➤ Schlaf verbessern (Schlaf zwischen 23 und 3 Uhr ist besonders wertvoll)

➤ mit Stress besser umgehen lernen (Entspannungstechniken)

➤ stabile Beziehungen zu Mitmenschen aufbauen

➤ Risikofaktoren/-konstellationen durch Ausgleich von Hormondefiziten und Defiziten bei Vitaminen und Spurenelementen behandeln, antioxidative Kapazität verbessern

Beschwerden dürfen nicht pauschal dem allgemeinen Alterungsprozess zugeordnet und als schicksalhaft akzeptiert werden. Vielmehr sollte eine differenzierte internistische, urologische und endokrinologische Diagnostik erfolgen. Die vorliegenden Symptome und Beschwerden müssen gezielt und detailliert erfasst sowie die individuellen Risikofaktoren abgeklärt werden (siehe Androcheck, Seite 177). Ergeben sich in dieser Grunduntersuchung Hinweise für Gesundheitsstörungen oder Hormondefizite, sollte eine weiterführende Diagnostik und Behandlung durch einen Spezialisten erfolgen.

Androgenmangel beim alternden Mann

Die Blutspiegel an Testosteron sinken ab dem 25. Lebensjahr um ca. ein Prozent pro Jahr und sind im Alter von 60 bis 70 Jahren auf ca. 40 bis 50 Prozent der in jungen Jahren vorhandenen Hormonspiegel abgesunken. Der typische Befund beim alternden Mann ist der eines partiellen Androgenmangels (PADAM): Das Gesamttestosteron liegt unter 12 Nanomol/Liter (nmol/l) bzw. unter 300 Nanogramm/Deziliter (ng/dl). Die Ursachen sind komplex: Der »Fehler« kann sowohl in der mangelnden Hormonproduktion in den Hoden als auch in der Steuerzentrale im Gehirn liegen. Die Befehle zur Hormonproduktion werden nicht mehr adäquat weitergegeben. Auch die Enzyme, die das männliche Sexualhormon und seine Zwischenstufen produzieren, sind im Alter weniger aktiv. Die Bindungsverhältnisse im Blut ändern sich ebenfalls, weshalb mit fortschreitendem Lebensalter nicht mehr so viel biologisch verfügbares Testosteron vorhanden ist. Nur ein bis drei Prozent des zirkulierenden Testosterons liegen in der wirksamen, d. h. bioaktiven Form vor, 38 Prozent sind schwach an das Eiweiß Albumin gebunden (teilweise bioaktiv), 60 Prozent sind fest gebunden, d. h. bioinaktiv.

Im Alter und unter Androgenmangel nehmen Substanzen im Blut zu, die das männliche Sexualhormon binden. Weitere Faktoren, die einem Hormonmangel im höheren Lebensalter Vorschub leisten können, sind Alkoholkonsum, Fettansatz im Bauchbereich (so genannte viszerale Adipositas), übermäßige Kalorienzufuhr,

TIPP | ANDROCHECK

Jeder Mann sollte regelmäßig zu Vorsorgeuntersuchungen gehen. Zuständig hierfür ist der Hausarzt, ein Internist oder Endokrinologe. Eine aussagekräftige Untersuchung umfasst folgende Punkte:

➤ Detaillierte Familien- und persönliche Krankengeschichte
➤ Erfassung von Ernährungs- und Lebensgewohnheiten
➤ Beurteilung der körperlichen Fitness
➤ Ganzkörperstatus einschließlich rektaler Untersuchung
➤ Test auf Blut im Stuhl (Hämoccult-Test)
➤ Routinelabordiagnostik mit Blutbild und Urinstatus
➤ Bestimmung des Prostata-spezifischen Antigens
➤ Erfassung des Risikos für Gefäßerkrankungen: Gesamtcholesterin, LDL-, HDL-Cholesterin, Triglyzeride, Lipoprotein (a) – entspricht Lp (a), Homocystein, Fibrinogen, C-reaktives Protein
➤ Bestimmung wichtiger Vitamine und Spurenelemente: 25-Hydroxy-Vitamin D_3, Vitamin B_6, B_{12}, Folsäure, Selen, Zink

➤ Hormonanalysen: freies Testosteron oder Gesamttestosteron/SHBG (Geschlechtshormon-Bindungsprotein), Luteinisierendes Hormon, Prolaktin, Thyreoideastimulierendes Hormon, insulinähnlicher Wachstumsfakor (IGF-1), DHEAS, ggf. Östradiol
➤ Urologische Untersuchung mit Messung des Urinflusses (Uroflow) und transrektalem Ultraschall der Prostata
➤ Elektrokardiogramm

Mögliche weiterführende Diagnostik:

➤ Belastungs-EKG, Farbduplex-Sonographie der Hirn versorgenden Gefäße, ultraschnelle Computertomographie (Früherfassung von Koronargefäßverkalkungen), Knochendichtemessung, Ultraschall des Bauchraums, Magen- und Darmspiegelung, Beurteilung des pro-oxidativen Status sowie der antioxidativen Kapazität, Age-Scan (Objektivierung des biologischen Alters anhand definierter Partialfunktionen, d. h. standardisierter Funktionstests).

Rauchen sowie zahlreiche Medikamente. Die Auswirkungen dieser Hormonveränderungen sind vielfältig und betreffen hauptsächlich die Gefäße, Herz und Kreislauf, Nervensystem und Knochenstoffwechsel.

Hormonersatztherapie beim alternden Mann

Die Substitution von Hormonen beim Mann ist überaus kompliziert und erfordert Spezialkenntnisse und Erfahrung des Arztes. Wie bei der Frau im Klimakterium kann auch beim Mann in der Andropause nur dann erfolgreich und risikoarm therapiert werden, wenn die Behandlung gezielt auf den Patienten ausgerichtet ist. Neben der Hormonergänzung müssen andere gesundheitsfördernde und vorbeugende Maßnahmen konsequent betrieben werden. Dazu gehören Gewichtsreduktion bei Übergewicht und Adipositas, Einschränkung von Nikotin und Alkohol, Verbesserung der körperlichen Fitness sowie die Kontrolle von Risikofaktoren (u. a. erhöhte Blutfette, Diabetes, Bluthochdruck).

Eine Ergänzung von Hormonen sollte nur erfolgen, wenn ein eindeutig nachgewiesener Hormonmangel in Verbindung mit einschlägigen Symptomen und Beschwerden vorliegt. Für den Nachweis eines Hormonmangels sind meist zwei Hormonuntersuchungen zu unterschiedlichen Zeitpunkten erforderlich, um abnorme Einzelbefunde zu bestätigen und die Tagesschwankungen angemessen zu berücksichtigen. Eine exakte, künftig vermehrt genutzte Alternative bildet hier die Bestimmung von Sexualhormonen im Speichel, was jedoch entsprechend eingerichtete Labors voraussetzt.

Eine Hormonergänzung ist dann sinnvoll, wenn ein Hormondefizit mit dafür typischer Symptomatik oder Risikofaktorenkonstellation vorliegt und die Hormonsubstitution verantwortungsbewusst durchgeführt wird. Eine Hormontherapie sollte zunächst zeitlich auf drei bis sechs Monate begrenzt und die Fortführung von einer objektivierbaren Verbesserung abhängig gemacht werden. Leider liegen zur Hormonersatztherapie beim Mann noch relativ wenig Erfahrungen über mögliche

INFO ACHTUNG!

Die folgenden Medikamente können das Eintreten der Andropause beschleunigen oder verstärken:

➤ Chemotherapeutika, wie Vincristin, Methotrexat, Alkylanzien, Ketoconazol, Flutamid, Cimetidin, Cyproteron-Acetat

➤ Hormone wie GnRH-Agonisten, GnRH-Antagonisten (GnRH sind Botenstoffe, die die Synthese und Freisetzung von Luteinisierendem Hormon (LH) und Follikel-stimulierendem Hormon (FSH) anregen; Agonisten und Antagonisten fördern oder hemmen GnRH)

➤ Antipsychotika, wie Phenothiazine, Risperidon u. a.

➤ Trizyklische Antidepressiva

Nebenwirkungen (z. B. Prostatawachstum, Krebsentwicklung) vor, so dass eine solche Therapie äußerst sorgfältig vorgenommen werden muss. Unter solchen Vorzeichen überwiegt der vielfältige Nutzen der Hormonergänzung die möglichen Risiken ganz eindeutig.

Testosteronergänzung

Sie hat eine Reihe überaus angenehmer Eigenschaften für den Mann:

➤ Zunahme der fettfreien Muskelmasse
➤ Steigerung der Muskelkraft
➤ Abnahme von Leistungsschwäche und Müdigkeit
➤ günstige kardiovaskuläre Effekte
➤ Steigerung der Herzleistung, Erweiterung von Koronargefäßen

➤ Steigerung der Blutbildung
➤ Steigerung der Libido und ggf. Besserung einer Erektionsstörung
➤ Besserung von Stimmungslage und kognitiven Funktionen
➤ Abnahme der viszeralen Adipositas (Mobilisierung von Triglyzeriden)
➤ Verbesserung der Knochengesundheit
➤ Verringerung der Fallneigung
➤ Rückgang von Gelenkschmerzen
➤ Verbesserung der Immunfunktionen
➤ Zunahme der allgemeinen Lebensqualität.

Die Ergänzung von Testosteron kann heute auf vielfältigen Wegen erfolgen. Zur Verfügung stehen Injektionen, Pflastersysteme, Kapseln oder neuerdings ein Gel. Den Bedarf für eine Ergänzung und die optimale Dosierung und Darreichungsform kann ein Hormonspezialist erkennen und festlegen. Vermeiden Sie Hormonergänzungen in Eigenregie oder auf Anraten von Freunden oder Kollegen. Dies ist ein riskanter und meist ungeeigneter Weg zu mehr Gesundheit.

Ganz natürlich zu mehr Testosteron!
Für Ihren Testosteronhaushalt gibt es nichts Besseres, als sich möglichst oft der Liebe hinzugeben. Das männliche Sexualhormon macht gewaltig Appetit auf Sex – auch bei Frauen! Bei ihnen werden geringe Testosteronmengen in den Nebennieren gebildet. Es weckt die »Schmetterlinge im Bauch« und sorgt auch für entsprechendes Stehvermögen und Höchstleistungen beim Mann. Der Lohn: Weitere Stoffe werden in Umlauf gesetzt, die gut tun: High machende Endorphine und das Oxytocin, der Hormongarant für seelische Ausgeglichenheit und souveränes Auftreten. Gute Laune ist vorprogrammiert. Positive Nebenwirkung: Sie halten Stress im Beruf besser aus.

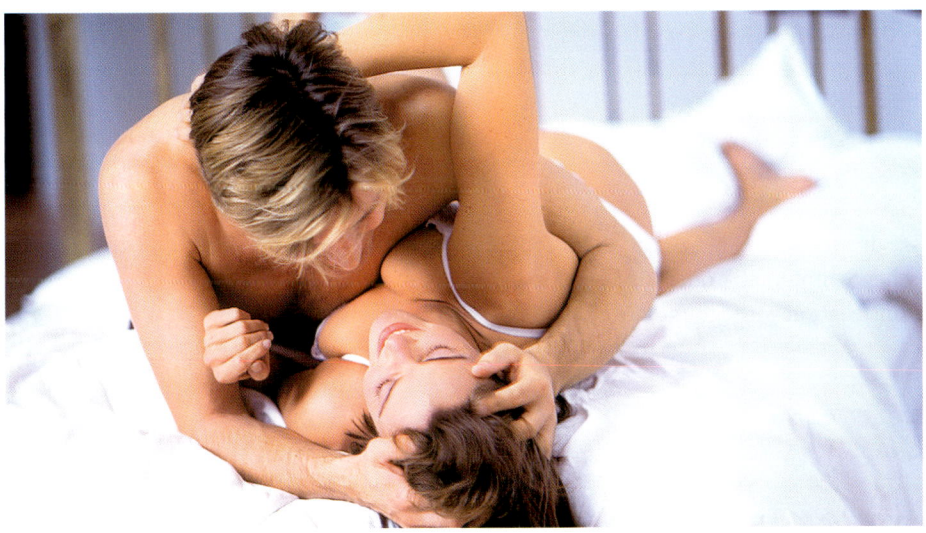

Das männliche Sexualhormon Testosteron steigert die Muskelkraft, macht dynamisch, fördert die Durchblutung und stimuliert die Lust auf Sex – nicht nur bei Männern, auch bei Frauen.

Stress und Hormone

Wenn ein Organismus auf eine außerge-
wöhnliche Belastung – eine besondere Ge-
fahrensituation, eine schlimme Nachricht
oder einen schweren Infekt – reagieren
muss, werden bestimmte Notfallmecha-
nismen in Gang gesetzt. Diese sorgen
dafür, dass der Mensch körperlich und
seelisch mit der Gefahr oder Ausnahme-
situation fertig werden kann. Dabei gerät
das innere Milieu – kurzfristig – aus dem
normalen physiologischen Gleichgewicht.
Hormone (Adrenalin, Cortisol) sorgen
dafür, dass der Körper in einen überakti-
ven Zustand gelangt: Die Herztätigkeit
nimmt zu, der Blutdruck steigt, die Bewegungen werden rasch und zielgerichtet,
die Abwehr wird gedrosselt, das Blut mit
Energiespendern wie Fett und Zucker
aufgeladen. Der ganze Körper wird auf
Aktivität vorbereitet. Die mobilisierten
Hormone dienen der Lebensrettung, die
bereitgestellten Energien sollen durch
Kampf oder Flucht verbraucht werden. Ist
die Gefahr vorüber, schaltet das Hormonsystem sein Notfallprogramm wieder ab
und leitet eine Ruhe- und Entspannungs-
phase ein. Nach dieser als angenehm emp-
fundenen Erschöpfung befindet sich der
Stoffwechsel wieder im Lot.

Ist das Stressereignis nur von kurzer Dauer und wird es adäquat abreagiert, so schadet das dem Organismus nicht. Folgen
aber immer weitere Stressreize, ohne dass
der Organismus sich abreagieren kann, so
gerät der Körper schließlich in einen Zustand ständiger Energiebereitschaft und
funktioniert wie eine hypersensible
Alarmanlage: Bereits ein Brief oder die
Stimme des Chefs kann dann einen
Schweißausbruch auslösen.

Je mehr Stressoren ein Mensch innerhalb
eines bestimmten Zeitraums verkraften
muss, umso geringer wird seine körperliche und seelische Anpassungsfähigkeit.
Langfristig droht eine Schwächung des
Organismus. Die Infektanfälligkeit und
die Gefahr ernster Erkrankungen wie
Herz-Kreislauf-Erkrankungen, Infarkt,
Magengeschwüre, Krebs etc. nehmen zu.
Aber auch andere Symptome wie Stoffwechselleiden, Allergien, vorzeitige Alterserscheinungen, verschiedene Formen von
Entzündungen oder Impotenz gehen auf
das Konto von Stress.

Stresshormone: Katecholamine

Die körperliche Mobilmachung im Notfall
ist natürlich das Werk einiger Hormone.
Als Sofortprogramm werden die Katecholamine, die Hormone Adrenalin und Noradrenalin, aus den Nebennieren ausgeschüttet. Danach folgt Cortisol, schließlich
Wachstumshormon.

➤ Adrenalin bringt den Körper auf Hochtouren. Es mobilisiert die letzten Reserven
des Körpers und bringt auch weitere Hormone auf Trab, insbesondere die Schild-
drüsenhormone, die den gesamten Stoffwechsel auf Hochtouren bringen. Zudem
regt Adrenalin Herz und Kreislauf an,
überflutet das Blut mit Energie und macht
hellwach. Dieses Hormon holt auch
Höchstleistungen aus dem Körper.

➤ Noradrenalin wirkt meist wie Adrenalin, hat aber auch entgegengesetzte Wirkungen.

Adrenalin und Noradrenalin werden auch
im sympathischen (einem Teil des nicht

dem Willen unterworfenen) Nervensystem gebildet und reagieren direkt auf Sinneseindrücke verschiedenster Art. Das erklärt die (oft schöne) intensive Sofortwirkung mancher Sinneseindrücke: Sie riechen z. B. den Duft von frisch gebackenem Kuchen und bekommen umgehend Appetit, oder der Geruch des Parfums Ihres Liebsten erreicht Ihre Nase, und Sie bekommen Lust auf Sex.

So berauschend ein Adrenalinstoß sein kann, als Dauerzustand schadet er dem Körper gewaltig, kann – im Überschuss freigesetzt – einen Herzinfarkt begünstigen und vorzeitige Alterungs- und Verschleißprozesse fördern.

Auch das Immunsystem wird durch diese Stresshormone durcheinander gebracht und reagiert nicht mehr adäquat auf eindringende Feinde. Im Alter ist der Katecholaminspiegel jedoch nicht grundsätzlich erhöht. Ein zu hoher Wert hängt somit vom persönlichen Umgang mit Stress ab, unabhängig vom Lebensalter.

TIPP | ATMEN GEGEN STRESS

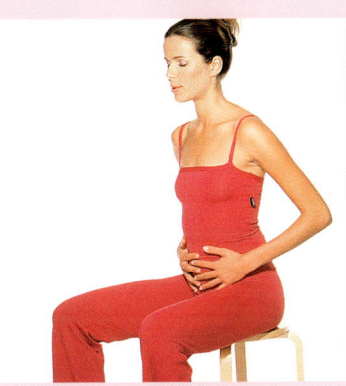

Achten Sie an einem hektischen Arbeitstag mal auf Ihre Atmung. Sie werden feststellen, dass Ihre Atemzüge flach und bereits im Brustkorb zu Ende sind. Das Zwerchfell ist gespannt und schnürt manchmal den Leib richtig ein. Eine kraftvolle und belebende Atmung sollte in den Bauch bis zum Beckenboden reichen.

Basisatmung:

Diese Atemübung aus den Yoga-übungen wirkt beruhigend und entspannend und kann Ihnen helfen, nach einem stressigen Tag wieder ins Lot zu kommen.

Setzen Sie sich aufrecht und entspannt auf einen Stuhl. Legen Sie die Hände auf den Bauch, und spüren Sie die Atembewegung. Lassen Sie den Atem frei fließen. Schnuppern Sie wie ein Hund kurz mehrere Male durch die Nase ein, und lassen Sie es ruhig ausatmen. Entspannen Sie beim Ausatmen, dabei innerlich wie äußerlich loslassen. Nehmen Sie die Bewegung des Zwerchfells in der Leibmitte wahr. Schnuppern Sie zweimal kurz ein, dann zweimal kurz aus. Beobachten Sie dabei Ihr Zwerchfell. Legen Sie die Hände wieder auf den Bauch, und lassen Sie Ihrer Atmung immer mehr Freiheit. Dehnen Sie sich zum Abschluss und gähnen Sie. Sie werden sich erfrischt und munter fühlen.

Was jedoch individuell als stressig empfunden wird, ist sehr unterschiedlich, denn jeder Mensch hat seine persönliche Stresstoleranz. Die folgenden Faktoren werden von den meisten Menschen als stressig empfunden:

➤ permanenter Lärm
➤ Zeitdruck
➤ Genussgifte im Übermaß
➤ Schlafentzug
➤ Unzufriedenheit
➤ Gefühl der Ziel- oder Sinnlosigkeit
➤ berufliche Über- oder Unterforderung
➤ Existenzängste, finanzielle Sorgen
➤ Mobbing
➤ einschneidendes Lebensereignis (z. B. Pensionierung, Kündigung, Todesfall)
➤ Partnerschaftskonflikte.

Stresshormone: Cortisol

Ein weiteres Hormon aus den Nebennieren, das Cortisol (ein Glucocorticoid), spielt im Stressgeschehen eine zentrale Rolle. Unter normalen Bedingungen lässt Cortisol Schmerzen abklingen und Wunden heilen. Unter Belastung wird jedoch zu viel dieses Hormons in Umlauf geschickt, und dann verkehren sich die guten Wirkungen in das Gegenteil: Knochensubstanz wird abgebaut, Haut und Haare werden dünn. Dies hängt mit der katabolen Wirkung von Cortisol zusammen, d. h., es fördert den Abbau von Proteinen (Eiweißen), vor allem Muskeleiweiß und Kollagen. Zu viel Cortisol kann auch Magen- bzw. Zwölffingerdarmgeschwüre hervorrufen und die Abwehr unterdrücken. Zahlreiche Schmerz- und Rheumamittel enthalten ein synthetisches Cortisol, das Kortison.

Stress und Immunsystem

Sowohl Cortisol als auch Adrenalin/Noradrenalin und damit Stress fördern in Verbindung mit verschiedenen anderen Regelkreisen die durch Antikörper vermittelte (humorale) Abwehr zu Lasten der zellulären Abwehr. Dies bedeutet, dass Viren und möglicherweise Krebszellen nicht mehr so gut bekämpft werden.

Die Ausschüttung der Glucocorticoide wird zentral im Gehirn (Hypothalamus) über das Corticotropin-Releasing Hormon (CRH) gesteuert. Dieses Hormon beeinflusst selbst das Immunsystem. CRH wird bei akuten oder chronischen Entzündungen bzw. Autoimmunerkrankungen auch direkt ausgeschüttet und wirkt dann anders: Es steigert die lokale Durchblutung, macht die Gefäße durchlässiger und zieht die Bronchien zusammen. Solches CRH stammt vorwiegend aus peripheren Nerven, zum Teil auch aus Immunzellen (Lymphozyten). Es stimuliert die Ausschüttung von Histamin, einem Botenstoff, der Entzündungen begünstigt und bei allergischen Reaktionen für den Hautausschlag verantwortlich ist. Dies erklärt teilweise, weshalb man bei Stress zu Allergien, Pickeln und Hautreaktionen neigt.

Die einzelnen Komponenten des Immunsystems (siehe Seite 129) nehmen vielfachen Einfluss darauf, wie gut die Informationsübermittlung vom Hypothalamus über die Hypophyse und weiter zur Nebennierenrinde funktioniert. Die Botenstoffe des Immunsystems werden auch im Gehirn verstanden und umgekehrt. Andererseits besitzen Stresshormone auch eine Wirkung im Immunsystem. Damit wird deutlich, dass Immunsystem und Stresshormone eng miteinander kooperieren und sich in ihren Aktivitäten ergänzen. Kurzzeitstress ist nicht grundsätzlich als schädlich anzusehen. Dagegen führt der chronische Stress durch den permanenten Cortisol-Überschuss zunehmend zu Komplikationen.

Die ohnehin im Alter auftretende Aktivitätsänderung (Steigerung oder Abschwächung) des Immunsystems begünstigt eine Vielzahl von Erkrankungen. Hierzu zählen opportunistische Infektionen (siehe Seite 143), die Reaktivierung latenter Infektionen wie Tuberkulose (Mykobakterien) oder Viren der Herpesgruppe sowie Infektionen mit Helicobacter pylori (Gastritis, Magengeschwür). Auch banale Erkältungskrankheiten werden durch erhöhten »Stresstonus« begünstigt, insbesondere wenn ein Selen- und Zinkmangel vorliegt.

Tipps gegen Stress

Es gibt kein Patentrezept, wie man zu einem möglichst stressfreien Leben gelangen kann. Auch ist die individuelle Stresstoleranz sehr unterschiedlich. Jeder macht im Lauf seines Lebens die Erfahrung, wie er sich am besten vor diesem Kräfteraub schützen kann. Die folgenden Punkte sind eine Anregung:

➤ Überprüfen Sie, welche Stressfaktoren Sie belasten, und überlegen Sie, wie Sie diese aus Ihrem Leben verbannen können. Nicht immer kann man sich dem Einfluss von Stresssituationen entziehen, aber die jeweilige Betrachtungsweise lässt sich ändern. Bemühen Sie sich, in schwierigen Situationen eher eine Herausforderung, einen Ansporn zu größerem Einsatz zu sehen, und nicht so sehr eine Sie überrollende Katastrophe. Akzeptieren Sie Dinge, die Sie nicht ändern können. Nehmen Sie gegebenenfalls professionelle Hilfe (z. B. Psychotherapie) in Anspruch, wenn Sie zu sehr unter Stress leiden.

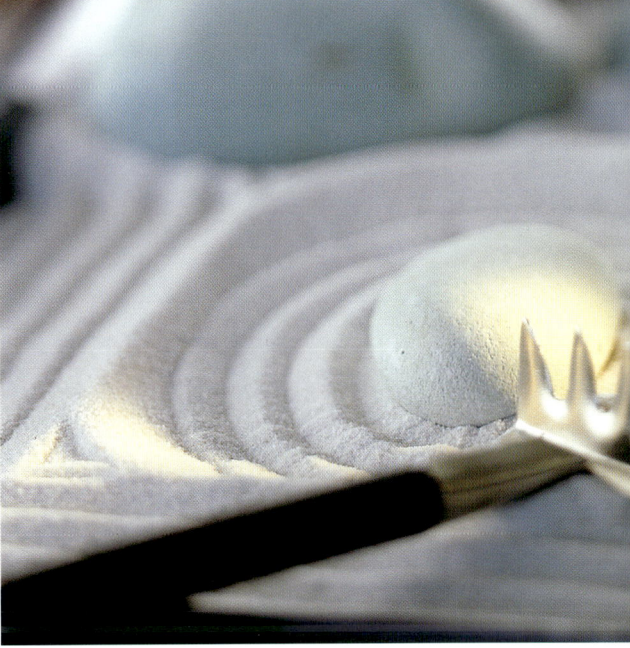

Zen, die jahrhundertealte buddhistische Lehre, hilft, durch Harken eines Zen-Gartens meditativ zu Gelassenheit zu finden.

➤ Setzen Sie sich nicht durch ein zu großes Arbeits- oder Freizeitpensum unter Druck. Warten Sie nicht, bis körperliche Beschwerden als Warnsignal auftreten.

➤ Planen Sie regelmäßige »Atempausen« in Ihrem Alltag ein, z. B. durch Entspannungsübungen, Spaziergänge etc. Kein Mensch verträgt es, ständig zu hetzen.

➤ Vermeiden Sie Reizüberflutung, indem Sie jede Minute Ihrer Zeit verplanen und auf neue Erlebnisse aus sind. Jeder Organismus braucht auch Ruhepausen, um »eingegangene Reize« zu verarbeiten.

183

➤ Nehmen Sie sich Zeit für Geselligkeit oder Hobbys. So bauen Sie Ihren Spiegel an Stresshormonen wieder ab und immunisieren sich gegen weitere Stressreize.

➤ Finden Sie heraus, was Sie nach einem stressigen Arbeitstag am schnellsten wieder ins Gleichgewicht bringt, und setzen Sie dies gezielt ein, z. B. ein gutes Buch lesen, ins Kino gehen, ein entspannendes Bad, Spaziergänge mit dem Hund. Planen Sie solche Termine in Ihrem Kalender ein.

➤ Treiben Sie regelmäßig Sport. Dosiert betriebener, nicht wettbewerbsorientierter Ausdauersport ist eine hervorragende Möglichkeit der Stressbewältigung und erhöht die Stresstoleranz.

➤ Erlernen Sie eine Entspannungstechnik wie Autogenes Training, Yoga, Progressive Muskelentspannung, Atemübungen etc. Sie beugen dadurch der Muskelanspannung unter Stress vor und stabilisieren Ihr vegetatives Nervensystem.

➤ Seien Sie großzügig mit Streicheleinheiten! Schmusen und Kuscheln Sie! Zärtlichkeiten mit Hautkontakt stimulieren die Ausschüttung des Hormons Oxytocin. Dies erzeugt ein Gefühl von wohliger Zufriedenheit und Geborgenheit, das sich im ganzen Körper ausbreitet und die Psyche gegen Stress abschirmt.

➤ Bringen Sie dosiert Abwechslung in Ihr Leben. Permanente Eintönigkeit kann auch ein Stressfaktor sein. Hier hilft die belebende Kraft neuer Reize am besten, z. B. ein sinnvoll genutzter Urlaub, ein unterhaltsamer Wochenendausflug, Kino.

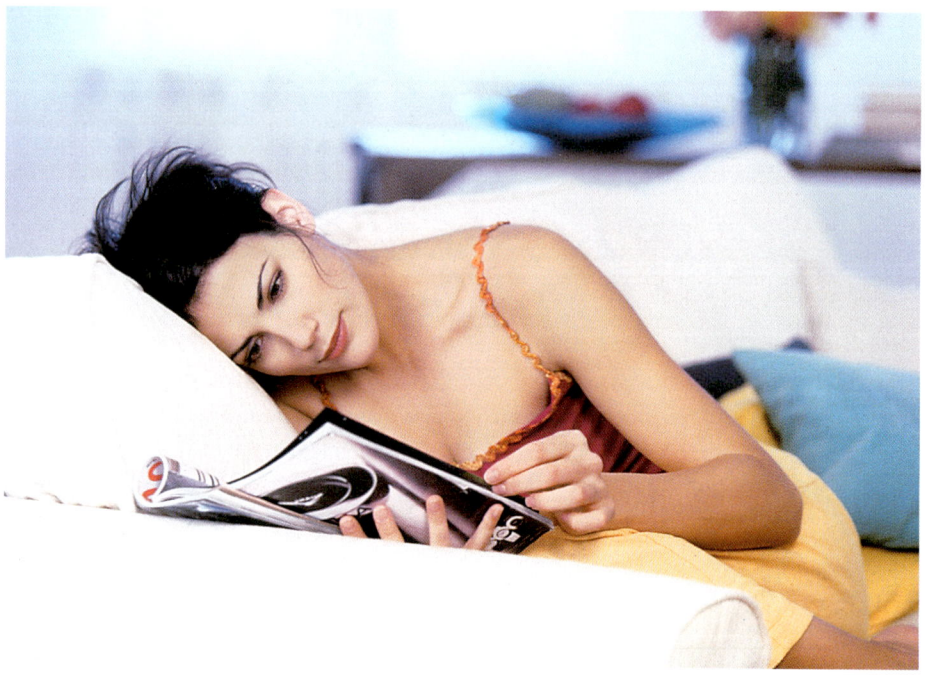

Haben Sie viel Hektik und Stress um die Ohren, sollten Sie sich täglich eine kleine Auszeit gönnen und abschalten, z. B. mit einer Zeitschrift und einer Tasse Tee.

Wohlfühl-Hormone

Hormone steuern wesentliche Grundbedürfnisse unseres Lebens, wie Schlafen, Essen, Lieben etc. Mehr noch: Sie besetzen diese sogar mit angenehmen Emotionen.

Melatonin

Zahlreiche Wissenschaftler halten das bei Dunkelheit von der Zirbeldrüse (Epiphyse) ausgeschüttete Hormon Melatonin für ein wirkungsvolles Elixier gegen das Altern. Und in der Tat kann Melatonin helfen, die jugendliche Frische zu bewahren, allerdings über einen verblüffend einfachen Mechanismus. Melatonin ist die natürliche Schlaftablette des Körpers, die dafür sorgt, dass sich die abendliche Bettschwere einstellt, die einen Menschen dazu bringt, sich hinzulegen und schließlich einzuschlafen. Ein erholsamer und im richtigen Rhythmus ablaufender Schlaf ist die tägliche Verjüngungskur für den Organismus schlechthin. Es ist der Zustand, in dem der Körper seine Energiereserven wieder auftankt und die Schäden vom Vortag wieder repariert. Menschen, die schlecht schlafen, sehen meist älter und kränker aus als ihre gut ausgeschlafenen Zeitgenossen.

Mit zunehmendem Alter wird Melatonin vermindert freigesetzt. Einige Wirkungen, die Melatonin zugeschrieben werden, sind noch sehr spekulativ: Lebensverlängerung, Gedächtnissteigerung, Stimmungsaufhellung, Antitumoraktivität und Verbesserung der Immunitätslage. Die antioxidativen Eigenschaften von Melatonin sind jedoch gesichert, es wirkt als Radikalfänger und schützt so vor oxidativem Stress.

TIPP | SEROTONIN

Für gute Laune und erholsames Schlafen empfiehlt es sich, Eiweiß und Kohlenhydrate in den Mahlzeiten zu kombinieren. Bereits mit dem Frühstück wird im Gehirn ein biologisches Montageband angeworfen, das das Gute-Laune-Hormon Serotonin produziert. Die Bausubstanz hierfür stammt aus dem Eiweiß (die Aminosäure Tryptophan), das Produktionstempo wird aber durch die Kohlenhydrate im Essen bestimmt. Bei Dunkelheit wird aus dem Serotonin das Schlafhormon Melatonin gebildet. Eine bewährte Soforthilfe gegen schlechte Laune ist Käse in jeder Form (er liefert Tryptophan) mit süßen Weintrauben.

Lymphozyten und Makrophagen besitzen Rezeptoren für Melatonin. In Phasen, in denen die Abwehr unterdrückt ist, z. B. nach Operationen, bei Stress oder schweren Erkrankungen, unterstützt Melatonin die Immunabwehr.

Wer unter echten, d. h. durch eine ärztliche Untersuchung festgestellten Schlafstörungen leidet, dem kann eine regelmäßige dosierte Melatonineinnahme helfen, wieder in den normalen Schlaftakt zu kommen.

Wachstumshormon/IGF-1

Zu nächtlicher Stunde, vorwiegend zwischen 23 Uhr und 3 Uhr, wird von der Hirnanhangdrüse ein Hormon in Umlauf **185** gesetzt, das auf den Körper eine aufbauende (anabole) Wirkung hat: das Wachstumshormon (HGH). Es fördert den Aufbau von Muskeln, Knorpeln und Knochen, baut Fett in der Bauchregion ab und wirkt als Immunbotenstoff, also gewissermaßen wie ein Zytokin (siehe Seite 134).

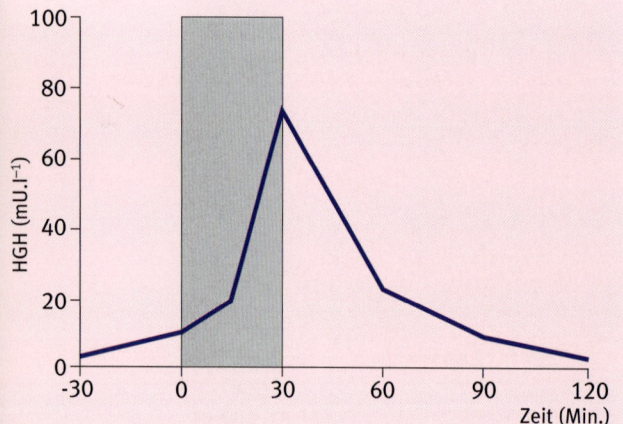

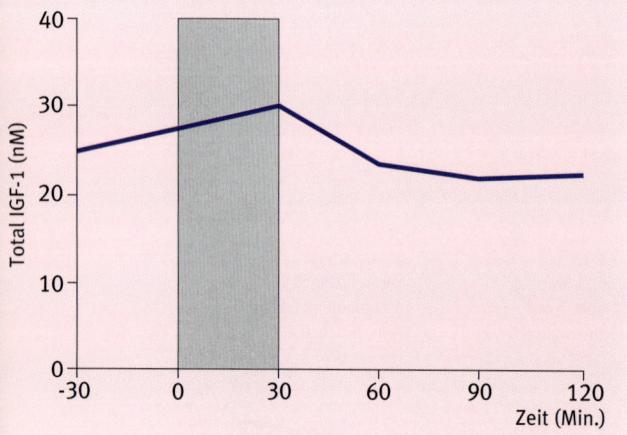

Es zeigt sich, dass es unmittelbar nach Bewegung – dargestellt als schraffierte Fläche – zu einem Anstieg des Anti-Aging-Hormons Wachstumshormon (HGH) kommt. In der Folge steigt auch dessen Botenstoff IGF-1 an.

In jungen Jahren kontrolliert dieses Hormon das Längenwachstum des Körpers. Etwa ab dem 30. Lebensjahr geht die HGH-Produktion kontinuierlich zurück. Seine Wirkung übt HGH über bestimmte vermittelnde Botenstoffe, die Somatomedine, aus. Diese werden überwiegend in der Leber gebildet. Das wichtigste Somatomedin ist IGF-1 (Insulin-like Growth Factor 1). Es lässt sich im Blut gut bestimmen und hilft bei der Beurteilung, ob normale, zu geringe oder zu große Mengen an Wachstumshormon-Aktivität im Körper vorhanden sind.

Das altersbedingte Nachlassen der HGH-Produktion ist durch den Rückgang der Serumkonzentration von IGF-1 nachweisbar. Bis zum 60. bis 70. Lebensjahr fällt die Serumkonzentration von IGF-1 im Vergleich zu jugendlichen Werten um mehr als 50 Prozent ab.

Das Wachstumshormon HGH und dessen Botenstoff IGF-1 verfügen über ein äußerst umfangreiches Wirkspektrum:

➤ Fettabbau
➤ Knochenwachstum
➤ Verbesserung des Verhältnisses von HDL- zu LDL-Cholesterin
➤ Muskelaufbau
➤ Gesteigerte Aminosäureaufnahme
➤ Vermehrte Eiweißsynthese
➤ Hemmung der Glukoseaufnahme
➤ Verbesserung der körperlichen Leistungsfähigkeit
➤ Steigerung der Sehschärfe
➤ Steigerung der Hautdicke
➤ Steigerung der Gedächtnisleistung
➤ Stärkung der Immunabwehr.

Im Vordergrund der immunologischen Effekte stehen die Aktivierung der natürli-

DERZEIT GÄNGIGE HORMONERGÄNZUNGEN

Hormon	Bewertung	Mögliche Indikationen	Mögliche Risiken
Wachstumshormon	Teilweise sinnvoll	Osteoporose Schwere Erkrankungen mit Abbau von Körpergeweben, insbesondere Muskulatur Fettansatz am Bauch Herzschwäche Immunschwäche Störung des Fettstoffwechsels	Fortschreiten eines Tumors*/**
DHEA	Teilweise sinnvoll	Nachlassende Hormonbildungsfähigkeit in der Nebennierenrinde Autoimmunerkrankungen wie rheumatoide Arthritis Immunschwäche	Vermännlichung (Androgenisierung)**
Pregnenolon	Unklar	Neurodegenerative Prozesse (Nervenabbauprozesse)	Unklar
Melatonin	Teilweise sinnvoll	Schlafstörungen Jetlag	Gering
25-Hydroxy-Vitamin-D$_3$	Sinnvoll	Knochenmasseverlust im Alter Osteoporose Muskelschwäche Gangunsicherheit Immunmangel	Gering
Östradiol	Teilweise sinnvoll	Vegetative Symptome Risiken des Herz-Kreislauf-Systems Neurodegenerative Prozesse Osteoporose Depressionen Libidomangel Alzheimer-Krankheit	Brustspannen** Schmerzende bzw. berührungsempfindliche Brustwarzen** Beinödeme** Thrombosen** beschleunigtes Brust-Tumorwachstum */**
Progesteron	Teilweise sinnvoll	Neurodegenerative Prozesse Stimmungslabilität Osteoporose Autoimmunerkrankungen Schlafstörungen	Unklar

* hypothetisches Risiko
** nur bei Überdosierung

187

INFO ACHTUNG!

Wachstumshormon wird zu stolzen Preisen mittlerweile auch in Form von Sprays, Kapseln und Tropfen angeboten. Und nicht selten tauchen HGH oder HGH-freisetzende Stoffe in dubiosen Hormon-Cocktails auf. Solchen Produkten und ihren enthusiastischen Befürwortern sollten Sie grundsätzlich skeptisch gegenüberstehen. Häufig entfalten die Produkte nämlich keine oder kaum eine Wirkung.

Wenn Sie den Einsatz solcher Produkte erwägen, sollten Sie sich zuvor den unabhängigen Nachweis der Wirksamkeit dokumentieren lassen, wie er für Wachstumshormon-Injektionen zweifelsfrei vorliegt. Ansonsten erhalten Sie für Ihr Geld wenig oder gar keinen Gegenwert.

chen Killerzellen und der zytotoxischen Zellen (siehe Seite 130, 131) sowie eine allgemeine Funktionssteigerung des T-Zellsystems (siehe Info Seite 138). Den HGH-Mangel im Alter nennt man Somatopause. Ob HGH bzw. IGF-1 im mittleren und höheren Lebensalter ersetzt werden sollte, hängt von verschiedenen Faktoren und Rahmenbedingungen ab. Wenn ein relativer HGH-/IGF-1-Mangel durch einen ungünstigen Lifestyle bedingt ist, sollte primär die Lebensführung (körperliches Training, ausgewogene Ernährung, Schlafhygiene) verbessert werden,

weil dadurch die körpereigene Wachstumshormonausschüttung optimiert wird. Ob eine HGH-Zufuhr in Form von Injektionen sinnvoll ist, hängt von dem vorliegenden Beschwerdemuster, dem Nachweis eines niedrigen IGF-1-Spiegels sowie den persönlichen Risikofaktoren ab. Profitieren können beispielsweise Menschen mit schwacher Muskulatur, Osteoporose, Gehirnabbau, Herzschwäche, Fettansammlung im Bauchbereich (Adipositas) und Infektneigung.

Bei Ergänzung von HGH sind stets die positiven Wirkungen gegenüber den Risiken abzuwägen. Zu den Risiken zählen neben den eventuellen Komplikationen im Stoffwechsel (Blutzuckererhöhung), der Flüssigkeitseinlagerung und dem Bindegewebswachstum (Karpaltunnelsyndrom) auch die zumindest theoretische Gefahr, das Wachstum bestimmter, in Frühstadien schlummernder oder bereits vorhandener Tumoren (Prostata-, Dickdarm-, Brustkrebs u. a.) zu fördern. Bei korrekter, niedrig dosierter Anwendung und Überwachung durch einen Fachmann (Endokrinologen) ist das Risiko eines durch HGH geförderten Tumorwachstums jedoch sehr gering.

Wenn die sehr kostspielige Behandlung mit Wachstumshormon erwogen wird, sollte parallel immer ein Muskelaufbautraining erfolgen und ein eventueller Mangel an Geschlechtshormonen ausgeglichen werden. Denn die neuesten Daten aus Studien wie z. B. von der Johns-Hopkins-Universität in Baltimore zeigen, dass sich durch solche Maßnahmen die günstigen Wirkungen von Wachstumshormon noch erheblich besser ausschöpfen lassen.

DHEA

Das Nebennierenhormon DHEA (Dehydroepiandrosteron) wird derzeit als die wohl heißeste Waffe im Sortiment der angeblichen Jungmacher gehandelt. Nur leider sind viele der für DHEA gemachten Versprechungen kaum mehr als heiße Luft. DHEA wird in der Nebennierenrinde gebildet und ist ein frühes Zwischenprodukt bei der Synthese der männlichen und weiblichen Geschlechtshormone. Mittlerweile weiß man, dass diese Substanz im Körper eine Vielzahl von Wirkungen entfaltet und zahlreiche Regelkreise günstig beeinflusst, was ihr den Titel eines »Wellness-Hormons« eingetragen hat.

Diesen Namen verdient DHEA aber bestenfalls zum Teil, denn neben einer unter bestimmten Umständen das allgemeine Wohlbefinden steigernden Wirkung hat DHEA auch viele davon unabhängige Effekte. Im Stoffwechselgeschehen ist es, vereinfacht ausgedrückt, der Gegenspieler des Stresshormons Cortisol und bremst dessen Wirkung auf den Organismus. Da DHEA ähnlich wie seine Vorstufe, das Pregnenolon, im Körper überaus reichlich vorkommt und Ausgangsstoff für andere Hormone ist, gilt es gewissermaßen als »Mutter der Hormone«.

In Versuchen zeigte sich, dass DHEA-Gaben die Lebensspanne von Labortieren um etwa 50 Prozent verlängern konnten, die Tiere vitaler und jugendlicher machten und ferner vor Übergewicht und Krebs schützten. Beim Menschen fanden die Forscher, dass niedrige DHEA-Spiegel im Blut mit einem höheren Risiko für Krebs und manche Altersleiden wie Alzheimer-Krankheit, Osteoporose und Herzinfarkt

INFO DHEA BEZIEHEN

Wenn Sie das Hormon DHEA in Deutschland in der Apotheke kaufen wollen, muss es individuell für den Kunden über den internationalen Handel aus dem Ausland bezogen werden.

In Deutschland ist DHEA nicht zugelassen, wohl aber in einigen unserer Nachbarländer. Als Alternative greifen viele USA-Reisende zu einem der zahllosen DHEA-Produkte, die in den USA in jedem Drugstore und teilweise schon an Tankstellen angeboten werden.

Doch Vorsicht: Die unkontrollierte Einnahme in Eigenregie von Produkten, deren Qualität und Herstellungsverfahren häufig nicht überwacht wird, birgt enorme Risiken.

Hormone sind schließlich keine Nahrungsergänzungsstoffe, sondern hochwirksame Regulatoren wichtiger Körperfunktionen. Richtig angewandt, sind sie von unschätzbarem Wert, in falschen Händen sind dagegen Probleme und Risiken vorprogrammiert. Ihren PKW vertrauen Sie ja auch nur einer gewissenhaften Autowerkstatt an. In Hormonfragen sollten Sie Ihren Körper aus diesem Grund nicht einem Quacksalber oder Anfänger überlassen, sondern einen erfahrenen Hormonfachmann, einen Endokrinologen, zu Rate ziehen.

189

einhergehen. Ob es sich hier wirklich um einen ursächlichen Zusammenhang handelt und ob DHEA-Zufuhr derartige Beschwerden und Störungen verhindern und hinauszögern kann, ist bislang nicht geklärt und Ziel intensiver Forschung. Festgestellt wurde ferner, dass DHEA die Immunantwort verstärkt, ausgeprägte antivirale Eigenschaften besitzt und den Schlaf fördert. Überdies steuert DHEA die Fettspeicherung im Körper und bestimmt, ob zugeführte Kalorien als Bauchfett abgelagert oder in Wärmeenergie umgewandelt werden, hilft also, schlank zu bleiben. Auf das Gehirn kann DHEA wie ein Muntermacher wirken: In den frühen Morgenstunden steigt seine Konzentration an, die Gehirnaktivität nimmt zu, bis der Mensch erwacht. Ein ausreichend hoher DHEA-Spiegel sorgt dafür, dass das Gehirn den ganzen Tag wach und leistungsfähig bleibt. Als Gegenspieler des Stresshormons Cortisol schützt DHEA vor den Folgen von übermäßigem Stress. Zu viel Stress lässt jeden Organismus schneller verschleißen. DHEA zieht hier eine Art »Notbremse«, weil es die Wirkung von Cortisol bremst.

Ab dem 20. bis 30. Lebensjahr setzt ein stetiger Rückgang der DHEA-Produktion in der Nebenniere ein, bei Männern und Frauen gleichermaßen. Bei 90-Jährigen ist ein Minimum von zehn Prozent der Maximalmenge junger Erwachsener erreicht. Längst nicht jeder Mensch in und nach den Midlife-Jahren braucht und profitiert von einer DHEA-Zufuhr. Andererseits kann eine Ergänzung von DHEA im mittleren und höheren Alter unter bestimmten Voraussetzungen durchaus sinnvoll sein.

Hierzu zählen beispielsweise Unterfunktionszustände der Nebennieren oder Eierstöcke sowie bestimmte Autoimmunerkrankungen, wie der schubweise verlaufende, chronisch-entzündliche Lupus erythematodes oder die rheumatoide Arthritis. Gerade in solchen Situationen hat die DHEA-Ergänzung günstige Auswirkungen auf die Sexualität, das körperliche Wohlbefinden und die allgemeine Lebensqualität gezeigt. Liegt der DHEA-Spiegel auffällig niedrig und bestehen zudem die für einen DHEA-Mangel typischen Beschwerden, kann ein zeitlich begrenzter Versuch mit DHEA-Ergänzung unternommen werden (bei Frauen mit 6,25 bis 25 Milligramm, bei Männern mit 25 bis 50 Milligramm pro Tag).

Ob DHEA für Sie in Frage kommt, sollten Sie nicht auf Empfehlung von Freunden oder Zeitschriften entscheiden. Lassen Sie sich in Fragen einer DHEA-Substitution immer von einem endokrinologisch ausgewiesenen Facharzt beraten. Nur er kann erkennen, ob DHEA im konkreten Fall nützlich ist, welche Dosierung und welche Präparation gewählt werden sollte und worauf im weiteren Behandlungsverlauf zu achten ist. Nach etwa dreimonatiger Ergänzung sollte grundsätzlich Bilanz gezogen und überprüft werden, ob die Behandlung erfolgreich war.

Für den Hormonhaushalt kann man nicht gezielt essen wie bei Vitamin- oder Mineralstoffmangelzuständen. Die Hormonbildung lässt sich auch kaum durch bestimmte Nahrungsmittel stimulieren. Die beste Basis für funktionierende Hormone ist eine ausgewogene und abwechslungsreiche Kost mit wenig tierischen Fetten.

Die besten Anti-Aging-Tipps für Ihren Hormonhaushalt

1 Hormone kann man nicht gezielt mit der Nahrung zuführen. Bei einem erwiesenen Hormonmangelzustand sollten Sie die Hormondefizite nur in Absprache mit einem Spezialisten ergänzen.

2 Vermeiden Sie Stress in jeder Form. Gleichen Sie die Belastungen des Alltags durch mehr Sport aus. Stress unterdrückt die Bildung von DHEA, denn das Stresshormon Cortisol ist der Gegenspieler von DHEA. Ausgeglichenheit und körperliche Fitness lassen den DHEA-Spiegel wieder ansteigen.

3 Feinde aller Hormone sind Zucker, zu fettes Essen, zu viel Alkohol und Rauchen.

4 Beugen Sie einem Magnesiummangel vor. DHEA wirkt über Reaktionsketten, die Magnesium benötigen. Viel Magnesium enthalten Kakao, Milch, Nüsse und mit Magnesium angereichertes Mineralwasser.

5 Bauen Sie regelmäßig squalenhaltige Nahrungsmittel (Oliven, Avocado, Auberginen, Käse, Tunfisch) in Ihren Speiseplan ein. Diese helfen dem Körper, das Wellness-Hormon DHEA herzustellen. Squalen ist die Vorstufe von Cholesterol.

6 Achten Sie auf ausreichend Mineralstoffe in der Nahrung. Die Enzyme, die DHEA und andere Hormone synthetisieren helfen, arbeiten dann effizienter. Die entscheidenden Vitalstoffe finden Sie in frischem Obst und Gemüse, in Milchprodukten und Getreideerzeugnissen.

7 Nehmen Sie ausreichend Vitamin C zu sich. Es wird zur Bildung von DHEA und von weiteren, daraus hervorgehenden Hormonen benötigt. Gute Vitamin-C-Lieferanten sind frisches Obst und Gemüse.

8 Essen Sie genügend hochwertiges Eiweiß (Getreide, fettarmes Fleisch, Hochseefische). DHEA und andere Hormone kurbeln in der Zelle die Produktion von Proteinen, meist Enzymen, an. Das funktioniert nur, wenn genügend Baustoffe, also Aminosäuren, zur Verfügung stehen.

9 Nehmen Sie ausreichend ein- oder mehrfach ungesättigte Fettsäuren zu sich, sie begünstigen hohe DHEA-Spiegel. Die Fettsäuren kommen in allen Pflanzenölen und im Fischöl vor. Als Faustregel gilt: Täglich ein mit Pflanzenöl (Olivenöl!) angemachter Salat und zweimal die Woche Fisch.

10 Vermeiden bzw. reduzieren Sie Übergewicht. Laut Untersuchungen haben übergewichtige Menschen niedrigere DHEA-Spiegel im Blut und neigen eher zu Hormonstörungen als Normalgewichtige.

11 Hormone lassen sich zur Regelmäßigkeit erziehen. Bemühen Sie sich daher um Routine und Rhythmus in Ihrem Leben. Durch ein ungeregeltes Leben geraten die Hormone langfristig aus dem Takt. Regelmäßigkeit gilt besonders für den Zeitpunkt der Mahlzeiten und die Schlafenszeit.

12 Die Hormonproduktion spricht sehr gut auf äußere Reize an. So wirkt sich regelmäßiges Sonnenlicht günstig auf das gesamte hormonelle Geschehen im Körper aus. Für Ihre Sexualhormone können Sie nichts Besseres tun, als sich der Lust und Liebe häufig hinzugeben.

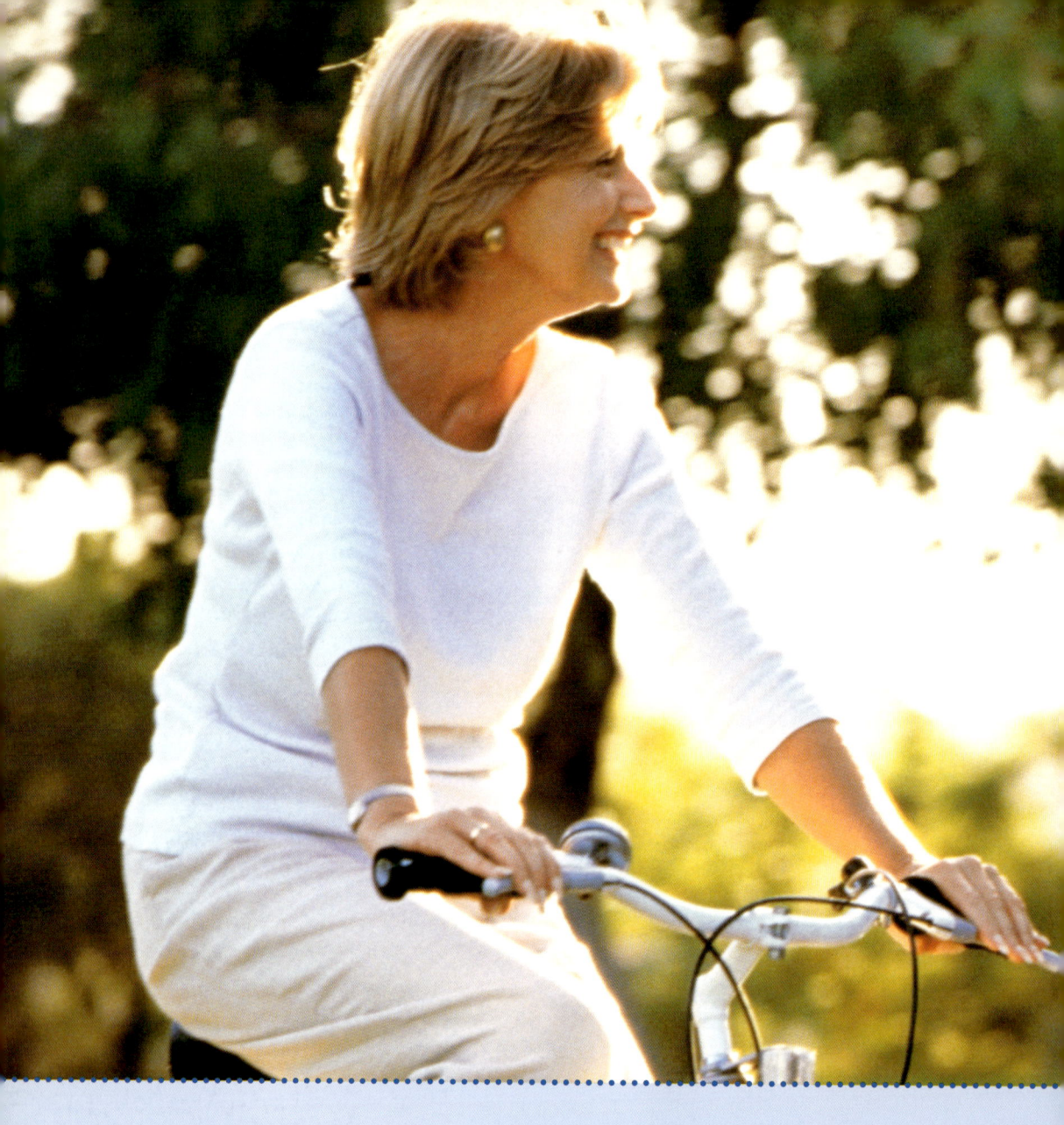

Typische
Alterskrankheiten

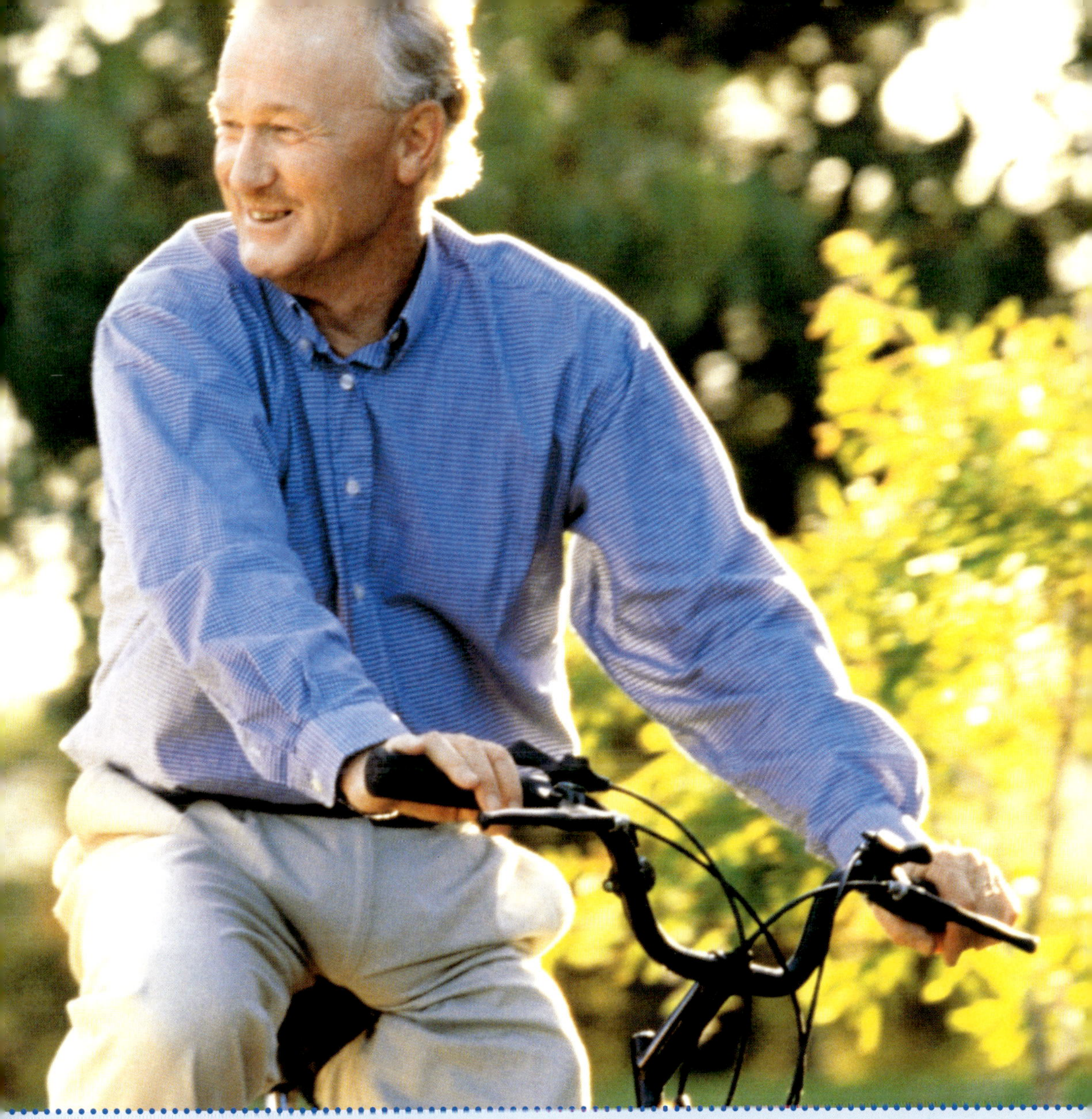

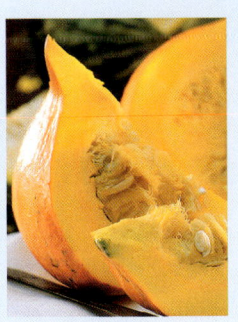

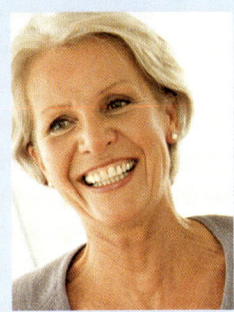

Laut Statistik sind die 100-Jährigen und Älteren die am schnellsten wachsende Bevölkerungsgruppe. Mit der Zahl der Oldies steigt auch die der chronisch Kranken. Doch hier kann die Medizin enorme Erfolge vorweisen. Immer weniger Senioren leiden an bestimmten typischen Altersbeschwerden – dank wirksamer Prophylaxe.

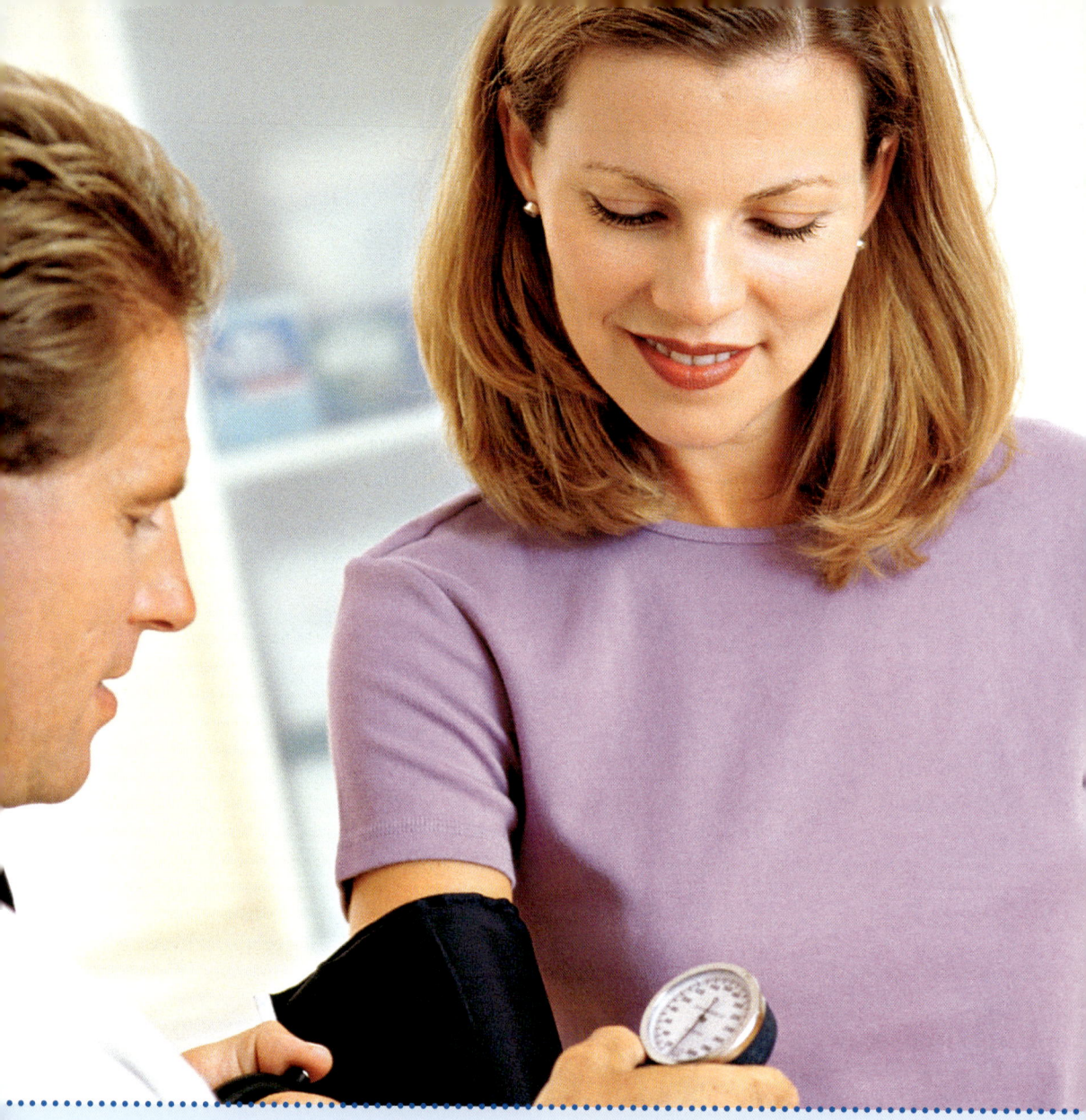

Alzheimer, Parkinson & Co.

Alt sein bedeutet für viele Menschen den Verlust von Schönheit, Vitalität und Lebensfreude. Dieser Lebensabschnitt erscheint wie das »bittere Ende« einer Reise durch die Zeit. Daher wächst häufig mit zunehmenden Jahren die Angst vor dem Älterwerden; für die meisten ist dieser Zustand gleichbedeutend mit Krankheiten wie Osteoporose, Diabetes oder grauem Star. Doch lassen Sie sich nicht verunsichern, und genießen Sie diese Zeit ohne Verpflichtungen, Termindruck und Hektik. Den meisten der so genannten Altersbeschwerden kann man wirksam vorbeugen. Lesen Sie dazu auf den folgenden Seiten mehr.

Typischen Altersbeschwerden vorbeugen

Ohne Zweifel gibt es Krankheiten, die ganz charakteristisch für Kinder und Jugendliche sind. Dazu zählen die typischen Infektionskrankheiten der jungen Jahre wie Masern, Mumps, Röteln oder Scharlach. Bei der Frage nach Krankheiten, die für die fortgeschrittenen Lebensjahre typisch sind, ist die Antwort schon schwieriger. Es gibt nur sehr wenige Leiden, die ausschließlich im Alter vorkommen, so z. B. die Alzheimer-Krankheit. Allerdings treten mit zunehmendem Alter praktisch alle Leiden häufiger auf.

Vielfach sind auch landläufig »typische Alterskrankheiten« die Folge eines lebenslang verschleppten und nicht auskurierten Krankheitsprozesses; das bedeutet, dass die Krankheitserreger nicht abgetötet wurden, sondern unbemerkt im Körper blieben. Wer beispielsweise Halsentzündungen nicht adäquat ausheilt, dem können in späteren Jahren Gelenkrheuma oder Herzklappenschäden drohen, weil sich an diesen Stellen die Bakterien versteckt hatten. Verschleppte Viruserkrankungen können zu einer Herzmuskelentzündung führen. Eine derartige »Alterskrankheit« ist dann nicht wirklich neu: Es handelt sich genau genommen um die gleiche Krankheit, die der Körper nur nicht mehr in Schach halten kann und die nun in einem anderen System – meist viel dramatischer – zum Ausbruch kommt.

Radikalkrankheiten

Wie ab Seite 57 geschildert, können freie Radikale im Körper eine Schneise der Zerstörung anrichten und zahlreiche Alterskrankheiten begünstigen, wenn nicht gar auslösen. Die häufigsten werden im Folgenden vorgestellt.

Arthritis und Arthrose

Arthritis und Arthrose sind typische Gelenkerkrankungen (siehe Info »Bau eines Gelenks«, Seite 196).

➤ Eine Arthritis äußert sich in Gelenkschmerzen, Schwellungen, Überwärmung und Bewegungseinschränkung der Gelenke infolge eines entzündlichen Prozesses. Diese Krankheit, die im Alter häufig vorkommt, kann aber auch in jüngeren Jahren auftreten und im Extrem zur völligen, irreversiblen Deformierung und Steifigkeit der Gelenke führen. Forscher identifizierten eine Beteiligung des Immunsystems am Krankheitsgeschehen (Autoimmunität, d. h., das Abwehrsystem greift körpereigene Strukturen an).

➤ Die Arthrose ist primär keine entzündliche, sondern eine durch Verschleiß und Fehlbelastung hervorgerufene (degenerative) Gelenkerkrankung. Dabei wird die in der Jugend zähe Gelenkflüssigkeit wässriger und »schmiert« die Gelenke nicht mehr so gut. Dadurch nutzt sich der die Gelenkflächen schützende Knorpel ab, es kommt zum Gelenkverschleiß.

Ein solcher Verschleiß kann auch entstehen, wenn ein Gelenk einseitig und übermäßig beansprucht wird, beispielsweise durch schwere körperliche Arbeit, Leistungssport oder Übergewicht. Betroffen sind meist die Knie-, Hüft- und Fingergelenke. Erste Anzeichen einer Arthrose sind

195

oft Schmerzen in der Hüfte und im Knie beim Aufstehen, Gehen oder Treppensteigen. Die Arthrose kann so weit gehen, dass Bewegungen eingestellt werden, da die Schmerzen unerträglich sind.

Die Arthrose ist ein auffallend häufiges Altersleiden. Sie tritt zumindest in leichter Form in fortgeschrittenem Lebensalter bei fast allen Menschen und auch vielen Säugetieren auf (Katze, Hund!).

Diagnose der Arthritis/Arthrose

Je rechtzeitiger und je genauer ein Gelenkleiden diagnostiziert werden kann, desto besser sind die Chancen auf eine Gene-sung. Nehmen Sie also die Beschwerden in den Gelenken ernst. Ein steifes Gelenk, wie z. B. ein steifes Knie, führt immer zu einem erheblichen Verlust an Lebensqualität und persönlicher Freiheit.

Wenn Sie im Bereich der Gelenke und der die Gelenke umgebenden Weichteile anhaltende Beschwerden verspüren, sollten Sie Ihren Hausarzt oder einen Orthopäden bzw. Rheumatologen aufsuchen. Der klinische Befund, das Muster der Gelenkbeteiligung, einige wenige Labortests und eine Röntgenaufnahme führen meist rasch auf die richtige Fährte. Sehr wichtig ist, dass ein chronisch-degeneratives Gelenk-

INFO | BAU EINES GELENKS

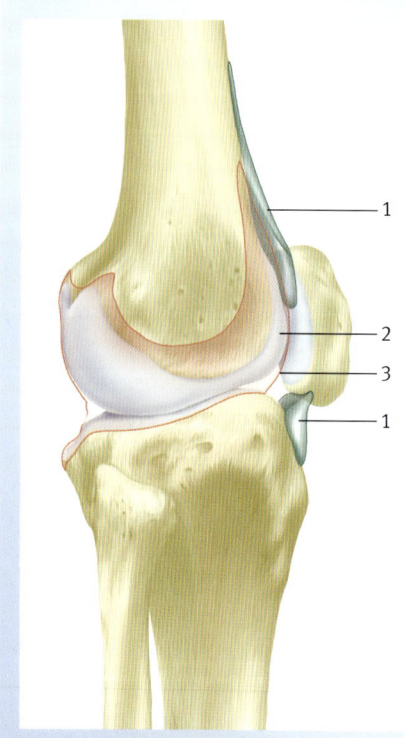

Gelenke wie das Knie- oder Schultergelenk sind bewegliche Knochenverbindungen. Die beiden Gelenk bildenden Knochenenden sind im Bereich des Gelenks von einer schützenden Knorpelschicht (2) überzogen. Eine Kapsel aus Bindegewebe (3) und straffe Bänder halten das Gelenk zusammen. Die innere Schicht der Gelenkkapsel, die Synovialhaut, sondert die Gelenkschmiere (Synovia) ab, die den Knorpel ernährt und Stoffwechselschlacken abtransportiert. Zusammen mit dem Knorpel dient sie der Reibungsminderung bei Bewegungen. In der Umgebung eines Gelenks liegen an besonders zu schützenden Stellen Schleimbeutel (1), etwa dort, wo Sehnen über Knochen gleiten.

problem (Arthrose) von einer aktiv-ent-
zündlichen Gelenkerkrankung (Arthritis)
klar unterschieden wird.

Therapie der Arthritis/Arthrose

➤ Bei immunologisch bedingten, entzündlichen Gelenkerkrankungen wie der
chronischen Polyarthritis (mehrere Gelenke sind betroffen) wird mit entzündungshemmenden und immunmodulierenden
Substanzen (z. B. Kortison) behandelt. Die
Betreuung sollte hier immer durch einen
erfahrenen Rheumatologen erfolgen.
➤ Arthrose wird meist konservativ behandelt mit Wärme, Schmerz stillenden, entzündungshemmenden und durchblutungsfördernden Medikamenten sowie
Hormonpräparaten. In schlimmen Fällen
schafft nur noch die Einpflanzung eines
künstlichen Gelenks Abhilfe.
➤ Bei Verschleißerkrankungen der Gelenke wird in erster Linie mit physikalischen
Methoden, Krankengymnastik bzw. Bewe-
gungstherapie sowie entzündungshemmenden Schmerzmitteln (bei aktivierter
Arthrose) gearbeitet. Ob sich neuere Behandlungsverfahren wie das Einspritzen
von Hyaluronsäure (wichtiger Bestandteil
des Gelenkknorpels) oder die Verabreichung von Glukosaminsulfat (regt die Regeneration des Gelenkknorpels an) langfristig durchsetzen konnen, ist noch offen.
➤ Bei fortgeschrittenem Gelenkverschleiß
mit erheblichen Beschwerden und Bewegungseinschränkung hilft in vielen Fällen
nur der Gelenkersatz.

Stopp dem Verschleiß

➤ Die wichtigste Maßnahme zur Vermeidung von Gelenkverschleiß in den Hüft-,
Knie- und Sprunggelenken ist die Vermeidung von Übergewicht. Falls Sie überge-
wichtig sind und bereits Gelenkbeschwerden haben, ist Abnehmen der für Sie entscheidende Punkt. Hier können Sie selbst
aktiv werden.

Haben Sie Übergewicht, sind derzeit aber
noch von Gelenkproblemen verschont,
haben Sie beste Chancen, durch dauerhaf-
te Senkung des Körpergewichtes künftige
Gelenkschäden hinauszuschieben oder
ganz zu verhindern.
➤ In Sachen Ernährung sollten Sie sich
bei Gelenkproblemen an eine abwechslungsreiche, fettreduzierte und vitaminreiche Mischkost halten. Das an Omega-3-
Fettsäuren reiche Fischöl und Vitamin E
unterstützen die Geschmeidigkeit der
Gelenkknorpel.
➤ Des weiteren sollten Sie einseitige
Belastungen vermeiden.
➤ Betreiben Sie dosierten, regelmäßigen
und gleichmäßig belastenden Ausdauersport. Besonders ideal ist Schwimmen.

Rheuma/rheumatoide Arthritis

Die Diagnose »Rheuma« wird sehr häufig
gestellt. Dahinter verbergen sich rund
400 Krankheitsbilder, die vorrangig die
Organe des Bewegungsapparates betreffen: Gelenke, Wirbelsäule, Weichteile,
Knochen, Bindegewebe etc. Galt Rheuma
lange als eine typische Alterskrankheit, so
weiß man mittlerweile, dass sie sehr häufig
bereits in jungen Lebensjahren, ja sogar
schon bei Kindern auftritt. Die meisten
mit einer Entzündung verbundenen
Rheumaerkrankungen treten ab dem
35. Lebensjahr auf und beginnen häufig
schleichend: Morgensteifigkeit der Gelen-

TIPP | CONTRA RHEUMA

Die beste Vorbeugung sind Maßnahmen, die die Abwehrkräfte
stärken und in der Balance halten:
also ausreichend Bewegung an
frischer Luft, ausgewogene, vitaminreiche Ernährung, Abbau von
Stress und seelischen Belastungen sowie Schutz vor freien
Radikalen.
Weitere Tipps siehe Seite 161.

ke, Entzündungen der Gelenke mit Erguss,
Weichteilschwellungen und schmerzhafte
Bewegungseinschränkungen.

Heute weiß man, dass die rheumatoide
Arthritis oder chronische Polyarthritis
eine Autoaggressionskrankheit ist. Zellen
des Immunsystems greifen fälschlicher-
weise die Gelenke, aber auch innere Organe wie die Nieren, Lungen, Leber oder das
Herz an. Die Ursachen dieses Leidens sind
noch nicht völlig geklärt. Auch manche
Bakterien (wie Streptokokken, Yersinien,
Shigellen oder Salmonellen) können eine
entzündliche Gelenkerkrankung auslösen
(so genannte reaktive Arthritis). Viruserkrankungen können ebenfalls zu entzündlichen Begleiterscheinungen in den Gelenken führen.

Diagnose und Therapie

Die chronische Polyarthritis wird durch
den klinischen Befund diagnostiziert, ergänzt durch eine immunologische Untersuchung des Blutes. Dies erfordert Spezial-
wissen. Die Wissenschaft kennt zahlreiche
biologische Marker, unter anderem den

Rheumafaktor, die eine Diagnose der
chronischen Polyarthritis absichern helfen
können.

Die Therapie der chronischen Polyarthritis
ist schwierig und erfordert von einem Arzt
sehr viel Erfahrung. Gute Erfolge lassen
sich mit einer Immunmodulation erzielen,
bei der man versucht, mit bestimmten
Hormonen (Cortisol, Progesteron), speziellen Medikamenten, Immunbotenstoffen
oder Immunblockern (Tumornekrosefak-
tor-alpha-Hemmer) das überreagierende
Immunsystem wieder auf den richtigen
Kurs zu bringen. Auch eine Behandlung
mit Enzymen, Vitaminen, Antioxidantien
und Fischölkapseln kann unterstützend
versucht werden. Allerdings kann einmal
zerstörtes Gewebe nicht wieder regeneriert
werden. Eine rechtzeitige Diagnose und
Therapie sind daher wichtig.

Weitgehend nutzlos sind so genannte
Rheumatees, Magnetarmbänder oder teu-
re Rheumadecken. Sie wirken allenfalls
über den Placeboeffekt. Auch die Wirkung
von Weihrauch ist äußerst umstritten.

Arteriosklerose

Die Arterienverkalkung (Arteriosklerose)
ist die wohl bekannteste und häufigste
Alterskrankheit. Dieses Leiden beruht auf
Veränderungen in den Wänden der Arterien mit der Folge von Verhärtung, Elastizitätsverlust (Einlagerung von oxidierten
Fetten) und Verengung der Gefäße. Verschiedene Eiweißstoffe, Fettstoffe und Mineralien lagern sich in den Gefäßwänden
ab und bedingen so die Veränderungen,
die schließlich zu Durchblutungsstörungen bis zum Funktionsverlust der von diesen Gefäßen versorgten Organe führen.

Besonders kritisch ist dieser Prozess für das Herz (Angina pectoris, Herzinfarkt, siehe Seite 225), das Gehirn (Schlaganfall), die Nieren (Bluthochdruck, Niereninsuffizienz) und die Gliedmaßen (arterielle Verschlusskrankheit, »Raucherbein«).

Diagnose und Therapie

Ob Sie eine Veranlagung zu Arteriosklerose haben, können Sie ganz einfach bei einem Blick auf Ihre Großeltern, Eltern und Geschwister feststellen. Sind Herzinfarkte, Schlaganfälle oder Verschlüsse in den Beinschlagadern in Ihrer Familie gehäuft aufgetreten, ist auch Ihre genetische Veranlagung dafür beträchtlich. Ob eine Arteriosklerose bei Ihnen jedoch tatsächlich auftreten wird, hängt ganz entscheidend von Ihnen selbst ab. Körperliche Inaktivität, eine ausgeprägte Fettansammlung im Bauchbereich, ein erhöhter Wert von LDL-Cholesterin, Rauchen und Diabetes sind die entscheidenden Risikofaktoren. Hinzu kommen ungünstige Veränderungen von Homocystein (siehe Seite 226) und Lipoprotein (a), einem fettartigen Bestandteil, der im Blut gemessen werden kann. Aus diesen Risikoindikatoren kann der Arzt recht präzise Ihr individuelles Risiko für Gefäßveränderungen ablesen. Außerdem kann eine hoch auflösende Ultraschalluntersuchung der Halsgefäße einen eventuell bereits eingetretenen Schaden an der innersten Gefäßschicht frühzeitig aufzeigen.

Auch wenn bei Ihnen Arteriosklerose festgestellt wurde, gibt es eine gute Nachricht: Ein Großteil der bereits vorhandenen Gefäßveränderungen bildet sich nämlich zurück, wenn die geeigneten Maßnahmen

---

TIPP | SO BEUGEN SIE VOR

Der Entstehung von Arteriosklerose kann man durch folgende Maßnahmen vorbeugen:

➤ absoluter Nikotinverzicht
➤ Gewichtsabnahme zum Abbau des Bauchfetts
➤ Steigerung der körperlichen Aktivität
➤ Einnahme von B-Vitaminen und Folsäure bei erhöhtem Homocystein-Wert
➤ Einnahme eines Lipidsenkers bei ungünstigem LDL-/HDL-Verhältnis
➤ Einnahme von niedrig dosierter Acetylsalicylsäure bei bereits ausgeprägter, komplikationsträchtiger Arteriosklerose

---

konsequent und langfristig ergriffen werden. Und genau diese Maßnahmen sind natürlich auch entscheidend, um der Entstehung von Arteriosklerose vorzubeugen (siehe Info oben).

Lassen Sie sich für prophylaktische Maßnahmen von Ihrem Arzt beraten. Übrigens: Arteriosklerose tritt viel seltener bei Menschen auf, die sich fettarm, vitaminreich und ballaststoffreich ernähren, einen guten körperlichen Trainingszustand aufweisen und nicht rauchen! Kurzum: Mediterrane Lebensführung, was Ernährung, Lebensrhythmus und den Umgang mit den Mitmenschen angeht. Aber diese Faktoren habe Sie mittlerweile schon als Powerfaktoren fürs Jungbleiben kennengelernt.

Krebs

Auf den ersten Blick mag man keinen Zusammenhang zwischen Altern und Krebs entdecken. Krebs entwickelt sich meist aus einer einzelnen entarteten Zelle, während Altern offensichtlich den ganzen Organismus betrifft. Dennoch gibt es einen wichtigen Zusammenhang: Für viele Krebserkrankungen wächst das Erkrankungsrisiko mit zunehmendem Alter. Die Krebszelle ist also ein Spezialfall der abnorm gealterten Zelle. Krebszellen haben die Eigenschaft erlangt, sich den normalen, kontrolliert ablaufenden Stoffwechselprogrammen der Zelle zu entziehen, und sind unsterblich geworden. Ihre Unsterblichkeit kann für den Träger tödlich enden. Dies deutet auf ein fortschreitendes und mit

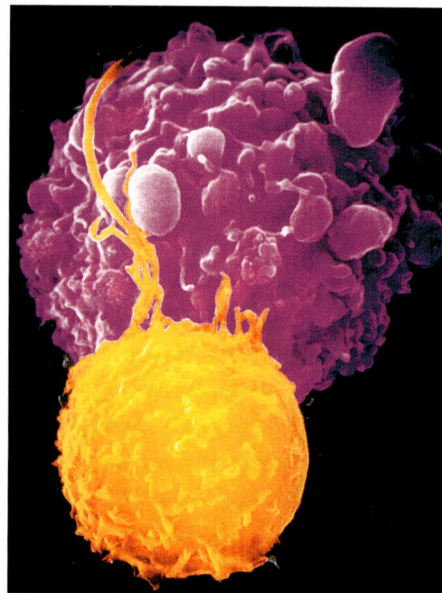

Täglich entarten in unserem Körper Zellen. Ob sie sich zu einer Krebserkrankung entwickeln, hängt von der Effizienz des Abwehrsystems ab. Im Bild: Eine Killerzelle frisst eine Krebszelle.

zunehmendem Alter immer wahrscheinlicher werdendes Entgleisen des Zellteilungsprogramms der Zellen hin.

Ein Krebsleiden wird normalerweise nicht durch eine einzige Ursache ausgelöst, sondern ist ein multifaktorielles Geschehen. Die Informationseinheit im Erbgut (DNA), die normales Wachstum und Zellteilung reguliert, ist gestört. Dieser Prozess beginnt lautlos in einer einzelnen Zelle. Im Erbgut eines jeden Menschen schlummern Gene, die unter bestimmten Umständen Krebs auslösen können, indem sie zum falschen Zeitpunkt oder in der falschen Zelle strategisch wichtige Gene aktivieren oder hemmen (so genannte Onkogene oder Tumor-Suppressor-Gene). Als externe Auslöser für den Krebsprozess gelten u. a. UV-Strahlung (Sonnenlicht, Höhenstrahlung, Röntgenstrahlung), bestimmte Chemikalien (z. B. Nitrosamine, Benzopyrene, Metallstäube) oder Viren. Damit sich unkontrolliert wuchernde Zellen allerdings gefährlich schnell im Körper ausbreiten können, müssen zusätzlich »Löcher« in der Abwehr vorhanden sein. Denn es gibt im Immunsystem ausgeklügelte Mechanismen, die auf die Erkennung und Entsorgung entarteter Zellen spezialisiert sind. Funktionieren diese nicht richtig, haben die Tumorzellen eine Chance. Wie gefährlich ein Krebsleiden wird, hängt also entscheidend vom Ausgang des Kampfes zwischen Immunsystem und Krebszelle ab. Und hier liegt auch die Chance zum Sieg. Ein leistungsfähiges Abwehrsystem mit völlig funktionsfähigen Fresszellen (Makrophagen, natürlichen Killerzellen) ist die beste Versicherung gegen dieses heimtückische Leiden.

Diagnose und Therapie

Da Krebsleiden vorrangig im mittleren und höheren Lebensalter auftreten und die medizinischen Möglichkeiten bei fortgeschrittenem Krebs immer noch sehr begrenzt sind, gehen Vorbeugung und Früherkennung über alles! Ein Krebs im Anfangsstadium ist selten ein ernstes Problem, wenn er korrekt behandelt wird. Nicht umsonst werden weltweit Vorsorgeprogramme und Früherkennungsmaßnahmen propagiert. Allerdings: Genutzt werden sie viel zu selten!

Die wichtigsten Krebsarten im höheren Lebensalter sind bei Männern der Lungenkrebs, der Prostatakrebs und der Dickdarmkrebs. Bei Frauen rangieren der Brustkrebs, der Dickdarmkrebs und der Lungenkrebs weit oben, gefolgt vom Gebärmutter- und Eierstockkrebs.

Daraus folgt:

➤ Männer sollten sich ihre Vorsteherdrüse (Prostata) einmal pro Jahr vom Hausarzt oder Urologen untersuchen und den Blutspiegel des Prostata-spezifischen Antigens (PSA-Wert) bestimmen lassen.

➤ Frauen sollten ihre jährliche Vorsorgeuntersuchung bei der Frauenärztin zu einem festen Bestandteil ihrer persönlichen Gesundheitsvorsorge machen. Dazwischen sollten sie ihre Brüste selbst regelmäßig abtasten. Ein Abstrich vom Gebärmutterhals und eine hoch auflösende, mit niedriger Strahlenbelastung durchgeführte Mammographie liefern ein hohes Maß an Sicherheit.

➤ Für Frauen und Männer gilt: Ab dem 45. Lebensjahr einmal alle fünf Jahre eine Dickdarmspiegelung vornehmen lassen, um Frühformen von Dickdarmkrebs zu

---

TIPP | KREBS VORBEUGEN

Als gute Vorbeugung gegen Krebs gilt ein- bis zweimal jährlich eine Erkältung mit Fieber und Krankheitsgefühl, die für einige Tage ins Bett zwingt. Wissenschaftler haben gezeigt, dass solche Menschen seltener an Krebs erkranken. Bei einer heftigen Erkältung setzt der Körper Botenstoffe in Umlauf, die zwar primär die Bekämpfung der Schnupfenviren zum Ziel haben, aber gleichzeitig die Abwehrkräfte gegen möglicherweise vorhandene »schlafende« Krebszellen mobilisieren. Entzündungshemmende und Fieber senkende Mittel verhindern diese Mobilisierungsreaktion.

---

erkennen und gegebenenfalls entfernen zu lassen. Auch ein simpler Test auf verborgenes Blut im Stuhl (Hämoccult) kann die Früherkennung erleichtern.

➤ Raucher sollten möglichst rasch abstinent werden und einmal pro Jahr ihre Lunge vom Facharzt untersuchen lassen.

➤ Übrigens: Mit steigendem Körpergewicht und Fettanteil steigt bei Frauen und Männern auch das Risiko für zahlreiche hormonabhängige Tumoren (siehe Seite 145, 171). Deshalb ist Gewichtsabnahme immer auch Krebsverhütung und damit einmal mehr eine der wichtigsten gesundheitserhaltenden Maßnahmen überhaupt. Zudem sind sämtliche Tipps zur Stärkung der Immun- und Hormonpower geeignete Maßnahmen zur Krebsprophylaxe.

Hormonell bedingte Krankheiten

Zahlreiche Beschwerden im Alter gehen auf eine eingeschränkte oder falsch regulierte Ausschüttung von Hormonen zurück (siehe ab Seite 162).

Prostata-Adenom

Die Prostata des Mannes, auch Vorsteherdrüse genannt, ist eine unter dem Boden der Harnblase gelegene und den Anfangsteil der männlichen Harnröhre umgebende Drüse. Ihre Aufgabe besteht in der Absonderung eines milchigen basischen Sekrets, das bei der Ejakulation dem Samen beigemischt wird. Es bildet also einen Teil der Samenflüssigkeit.

Ein Prostata-Adenom ist eine gutartige Vergrößerung der Vorsteherdrüse. Das normale Prostatagewicht junger Männer liegt bei 20 Gramm. Wegen Prostata-Adenom entfernte Drüsen wiegen dagegen rund 37 Gramm, also etwa das Doppelte. Die Vergrößerung dieser Drüse beginnt bereits mit dem 30. Lebensjahr. Die genaue Ursache des über das ganze Leben fortschreitenden Wachstums ist unbekannt; man vermutet ein Ungleichgewicht in den Geschlechtshormonen und in den vor Ort wirksamen Wachstumsfaktoren. Ab einer gewissen Größe drückt die Prostata auf die Blase und behindert so den Harnfluss. Wenn nur mehr kleine Harnmengen abgegeben werden können, wird der häufige Gang zur Toilette unvermeidlich. Der Harnstrahl verkümmert zum Tröpfeln, das Wasserlassen wird langwierig und teilweise schmerzhaft.

Das Prostata-Adenom gilt als typisches »Altherrenleiden«. Mehr als die Hälfte aller Männer über 50 Jahre sind davon betroffen, doch nur jeder zweite hat Beschwerden. Jenseits des 60. Lebensjahres sind sogar 80 Prozent der Männer betroffen. Bei rund 40 Prozent kann es zu einer plötzlichen Harnsperre (schmerzhafter Harnverhalt) kommen. Die Drüse ist dann so groß gewuchert, dass der Harn nicht mehr entleert werden kann. Unbehandelt führt dieser Zustand zu einer Harnstauniere oder im Extremfall zum Tod durch Harnverhalt.

Das Prostata-Adenom lässt sich relativ einfach durch Abtasten erkennen. Es ist auf vielfältige Weise therapierbar.

Statt des gutartigen Adenoms kann es aber auch zu einem bösartigen (malignen) Tumor, dem Prostata-Karzinom kommen. Es ist bei Männern die dritthäufigste Todesursache. Typischerweise tritt dieser Tumor im Alter von 50 bis 70 Jahren auf und muss unverzüglich operiert werden.

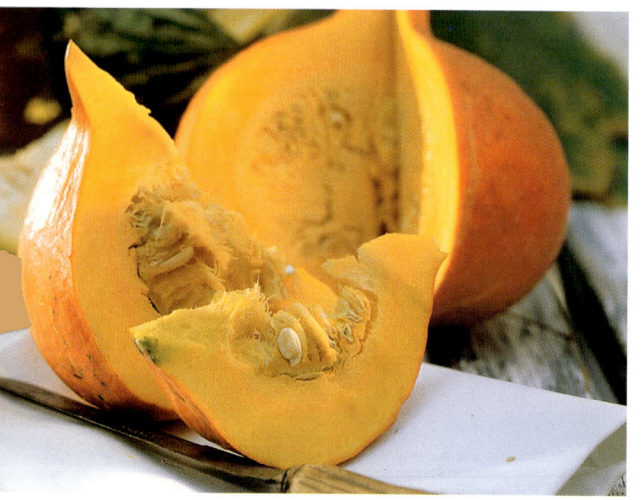

Regelmäßig Kürbiskerne kauen beugt Prostatavergrößerung vor.

Diagnose und Therapie

Wenn Probleme mit dem Wasserlassen auftreten, sollten Sie immer einen Urologen kontaktieren und sich genau untersuchen lassen. Hinter solchen Beschwerden können neben der gutartigen Vergrößerung diverse weitere Probleme stecken, wie eine Prostataentzündung und – selten – auch ein Prostatakrebsleiden. Die genaue Zuordnung und korrekte Behandlung ist Sache des Spezialisten.

Da das Prostatawachstum ein hormonabhängiger Prozess ist, kann durch Gabe von Substanzen, die gezielt die ursächlich verantwortlichen Hormone (insbesondere Dihydrotestosteron) hemmen, eine deutliche Besserung erreicht werden. Bei stärker vergrößerter Prostata hilft häufig nur eine operative Gewebeverkleinerung, um den problemlosen Harnfluss durch die Vorsteherdrüse wiederherzustellen.

Zur Vorbeugung werden zahlreiche pflanzliche Mittel empfohlen, deren Wirksamkeit nicht zweifelsfrei feststeht. So sollen die Inhaltsstoffe des Kürbiskerns das verstärkte Wachstum der Prostata hemmen. Tatsächlich scheint in der Türkei, wo oft Kürbiskerne gegessen werden, diese Wucherung der Vorsteherdrüse weniger häufig aufzutreten. Ähnliche Wirkung sollen auch Extrakte aus der Brennnessel oder der Sägepalme haben.

Osteoporose

Osteoporose oder Knochenschwund ist eine typische Alterskrankheit, die Frauen und Männern jenseits des 50. Lebensjahres zunehmend zu schaffen macht. Die Symptome variieren von störend bis dramatisch: diffuse Rückenschmerzen, Bewegungsschmerzen in der Wirbelsäule oder gehäuft auftretende Knochenbrüche, insbesondere Schenkelhalsfrakturen.

Osteoporose ist eine Störung des normalerweise ausgewogenen Knochenstoffwechsels. Ein gesunder Knochen wird regelmäßig auf-, ab- und umgebaut: Einerseits lagert sich Knochenmasse an, andererseits wird Knochensubstanz gezielt entfernt – ein natürlicher Kreislauf, der die Knochen stabil und leistungsfähig erhält. Gerät dieses System aus dem Lot, d. h., überwiegt der Knochenabbau gegenüber

TIPP | SO BEUGEN SIE VOR

Leider gibt es bis heute keine sicher wirksamen Methoden, das Prostatawachstum durch eine Änderung der Ernährung in Schach zu halten. Brennnessel, Sägepalme und Kürbiskerne, denen solche Effekte nachgesagt werden, kommen in unserer mitteleuropäischen Kost kaum vor und sind auch als Extrakte in ihrer Wirksamkeit nicht bewiesen. Wenn Sie an einer Prostatavergrößerung leiden, sollten Sie jedoch möglichst wenig tierische Fette aufnehmen und stattdessen hochwertige kalt gepresste Pflanzenöle verwenden. Auch Fischöl, Gamma-Linolensäure, Zink und bestimmte Aminosäuren wie L-Glycin, L-Alanin und L-Glutaminsäure sollen eine Vergrößerung der Prostata bremsen. Ihr genauer Stellenwert ist jedoch nicht bekannt.

der Knochenneubildung, so nimmt die Knochenmasse ab und der stabile Feinbau der Knochen schwindet: Das Risiko für einen Knochenbruch steigt.

Solche ab dem 30. Lebensjahr einsetzenden Prozesse laufen beschleunigt ab, wenn zusätzlich genetische oder hormonelle Risikofaktoren (Störung des Stoffwechsels der Sexualhormone, Schilddrüsenüberfunktion, Wachstumshormonmangel, Störung des Vitamin-D-Stoffwechsels) oder negativ wirksame Umweltfaktoren (Inaktivität, Trainingsmangel, Störungen des Kalzium- und Mineralstoffwechsels, Medikamente u. a.) vorliegen. Während genetische Risiken unveränderlich vorgegeben sind, können negative Umweltfaktoren weitgehend beeinflusst werden. Bei Hormonstörungen kann ein kompetenter Experte (Endokrinologe) weiterhelfen. Ideal ist natürlich eine maßgeschneiderte Osteoporose-Prophylaxe.

Risikofaktoren erkennen und ernst nehmen

Die Experten sind sich einig: Die Knochensubstanz, von der man im Alter zehrt, wird bereits in der Jugend aufgebaut. Nach Erreichen der maximalen Knochenmasse (»peak bone mass«) um das 30. Lebensjahr geht es mit der Knochensubstanz nur noch bergab: Ein Prozent pro Jahr beträgt der physiologische Knochenabbau ab dem 35. Lebensjahr! Mit drei bis fünf Prozent liegt der jährliche Knochenverlust bei Frauen fünf bis sieben Jahre nach der

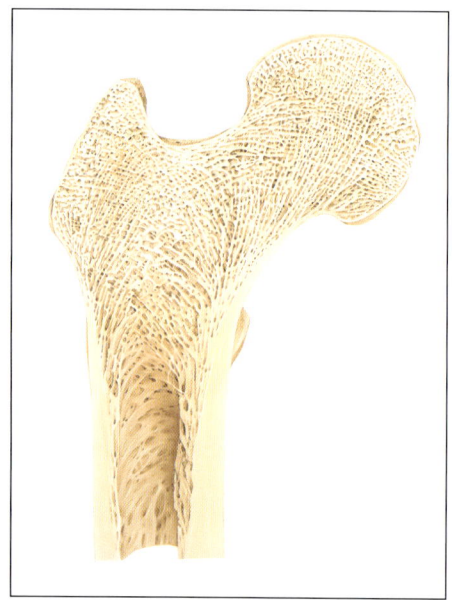

Bei einem gesunden Knochen (im Bild Oberschenkelknochen) besteht die innere Zone aus einer filigranen Gitterkonstruktion, die den Knochen stabilisiert.

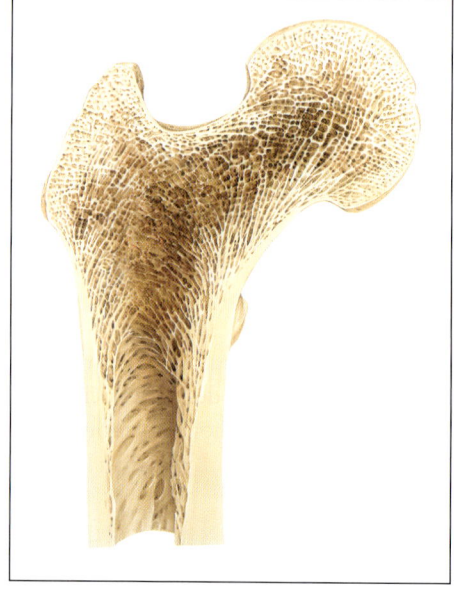

Bei Osteoporose ist der Knochenstoffwechsel gestört: Es wird mehr Knochenmasse abgebaut als aufgebaut. Der Abbau beginnt in der inneren Zone, die Stabilität des Knochens lässt nach.

Menopause sowie bei Männern und Frauen im hohen Alter weitaus höher. Über die gesamte Lebenszeit zusammengerechnet verlieren Frauen ganze 30 bis 40 Prozent, Männer immerhin 20 bis 30 Prozent ihrer Knochenmasse!

Zu den Hauptrisikofaktoren der Osteoporose rechnet man heute Kalzium- und Vitamin-D-Mangel, Alkoholmissbrauch, Zigarettenrauchen und sitzende Tätigkeiten. Ein gravierendes Risiko besitzen auch Frauen nach der chirurgischen oder physiologischen Menopause, also nach dem Ende ihrer fruchtbaren Jahre, insbesondere wenn sie von schlanker, zarter Statur sind. Ein Körpergewicht von unter 55 Kilogramm gilt dabei als ein nicht zu unterschätzender Risikofaktor, insbesondere für Oberschenkelhalsfrakturen, denn in diesem Fall sind die Knochen schon von vornherein dünn und grazil.

Primäre Osteoporose

➤ Typ-I-Osteoporose: An der durch einen rapiden Knochenmasseverlust in den Jahren unmittelbar nach dem Ende der Menstruation gekennzeichneten Typ-I-Osteoporose (Frauen zwischen 55 und 70 Jahren) sind neuen Befunden zufolge zahlreiche Faktoren beteiligt: Eine Hemmung der Freisetzung des in der Schilddrüse gebildeten Hormons Kalzitonin fördert den Knochenabbau, ein Zuviel an den Immunhormonen (Zytokinen; IL-6, IL-1, TNF-alpha, GM-CSF) und eine Hemmung von Wachstumsfaktoren (IGF-1 und IGF-2, TGF-beta) beschleunigen diesen Prozess. Große Bedeutung hat auch die bei Östrogenmangel auftretende Hemmung der Kalziumaufnahme im Darm.

Ein erst kürzlich entdecktes Hormon- und Hormonrezeptoren-Netzwerk, das nach neuesten Erkenntnissen zentrale Bedeutung für den Knochenstoffwechsel (siehe Seite 203) und insbesondere für Knochenkrankheiten mit gesteigertem Knochenumsatz hat, ist das Osteoprotegerin-Osteoprotegerinligand-(OPG-OPGL-)System. Dessen Auswirkungen auf den Knochenstoffwechsel werden derzeit intensiv erforscht. Eine wesentliche Rolle für Osteoporose spielt sowohl beim Mann als auch bei der Frau ein Nachlassen der Drüsen, die Sexualhormone produzieren. Wird zu wenig Testosteron gebildet, können daraus nicht ausreichend Östrogene gebildet werden, so dass der Knochenabbau beschleunigt wird. Mit fortschreitendem Alter kommen dann noch weitere wichtige Faktoren hinzu: Trainingsmangel, Vitamin-D-Mangel und Vitamin-D-Unempfindlichkeit. Dadurch wird ein Teufelskreis in Gang gesetzt, der die Knochen immer dünner und poröser werden lässt.

➤ Typ-II-Osteoporose: Eine Überfunktion der Nebenschilddrüsen infolge reduzierter Kalzium- und Vitamin-D-Zufuhr, die nachlassende Vitamin-D-Aktivierung in der Niere und eine zunehmende Vitamin-D-Resistenz gelten heute als Schlüssel bei der Entstehung der Typ-II-Osteoporose, die hauptsächlich im hoheren Alter (70 bis 90 Jahre, 65 Prozent Frauen) auftritt. Dazu kommt noch eine durch zunehmende Muskel- und Koordinationsschwäche bedingte Sturzneigung älterer Menschen. Die Folgen sind ein beträchtliches Risiko für Knochenbrüche, insbesondere im Bereich der Wirbelsäule und am Oberschenkelhals.

Sekundäre Osteoporose

Die Ursachen der sekundären Osteoporose sind besser bekannt. Als gesichert gelten kann ein kausaler Zusammenhang mit Osteoporoseneigung für Schilddrüsenüberfunktion, die zu hohe Dosierung von Schilddrüsenhormon, die Überfunktion der Nebenschilddrüse, Glucocorticoide (z. B. Cortisol) in therapeutischer Dosierung, GnRH-Agonisten (Gonadotropin-Releasing-Hormon) und -Antagonisten (siehe Seite 178), chronisch-entzündliche Darmerkrankungen, die rheumatoide Arthritis, Darmerkrankungen mit eingeschränkter Nährstoffaufnahme, Wachstumshormonmangel, Bewegungsarmut und das multiple Myelom (ein seltener Knochentumor).

Neben einer genauen Anamnese mit Risikofragebogen (Erfassung der individuellen Osteoporose-Risikofaktorenkonstellation) und der körperlichen Untersuchung (Messung der Körpergröße, Dokumentation von Größenabnahme, Schmerzen, Fehlstatik, Wirbelsäulenbefund) beruht die Diagnostik der Osteoporose entscheidend auf bildgebenden Verfahren (Brust- und Lendenwirbelsäule, Röntgenaufnahme in zwei Ebenen) sowie quantifizierenden Verfahren zur Erfassung des Knochenmineralsalzgehaltes (Dual-Photonen-Absorptiometrie oder Dual-Energy X-Ray-Absorptiometrie, quantitative Computertomographie von Wirbelsäule, Unterarm oder Oberschenkelhals). Mittels Ultraschall kann man die Knochenfestigkeit auch am Fersenknochen feststellen. Diese Tests ermöglichen eine differenzierte Beurteilung der Knochenstruktur. Daneben werden der Hormonstatus im Blut (Östradiol, Testosteron) bestimmt sowie einige Indikatoren des Knochenstoffwechsels im Blut bzw. Urin gemessen.

Kalziumbedarf in jungen Jahren

Ohne eine ausreichende Kalziumzufuhr ist weder ein normales Wachstum noch eine normale Entwicklung von Skelett und Zähnen möglich. Die Menge der Kalziumzufuhr ist in jungen Jahren dann ausreichend, wenn sie die Entwicklung einer maximalen Knochenmasse gewährleistet. Eine ausreichende Kalziumzufuhr und körperliche Aktivität sind gerade in den Entwicklungsjahren sehr wichtig, da das Skelettsystem von der um das 30. Lebensjahr erreichten maximalen Knochenmasse lebenslang zehrt und Defizite im späteren Leben kaum noch aufzuholen sind. Im späteren Leben hängt es ganz wesentlich von einer ausreichenden Kalziumzufuhr ab, ob man die erreichte Knochenmasse langfristig konstant erhalten kann und ob die natürlichen Verluste an Knochenmasse möglichst gering ausfallen.

Heute weiß man, dass der Kalziumbedarf phasenabhängigen Schwankungen unterliegt: Ein Spitzenbedarf besteht bei Kindern und Jugendlichen während des Wachstums, in der Schwangerschaft und Stillperiode sowie im höheren Alter. Allerdings wird Kalzium bei Zufuhr in steigenden Dosen nur bis zu einem Schwellenwert auch vermehrt im Körper gebunden. Jenseits dieser Schwelle führt eine Steigerung der Kalziumzufuhr nicht mehr zu einer Erhöhung des Kalziumreservoirs im Körper, sondern zu vermehrter Kalziumausscheidung im Urin mit potenziell negativen Folgen wie Nierensteinen.

Die tatsächliche Kalziumzufuhr bei Kindern und Teenagern liegt mit etwa 800 bis 900 Milligramm/Tag deutlich unter den Empfehlungen von 1200 bis 1500 Milligramm/Tag (siehe Tabelle unten). Aktuellen Daten zufolge kann eine zu geringe Kalziumzufuhr in diesen Jahren nicht nur die maximal erreichbare Knochenmasse einschränken, sondern auch zu einer beschleunigten Zahnkaries führen. Um solchen Risiken vorzubeugen und eine möglichst optimale Knochenmasse zu garantieren, wird heute im jungen Erwachsenenalter eine Kalziumzufuhr zwischen 1200 und 1500 Milligramm/Tag empfohlen. Die Bedeutung einer optimalen Kalziumversorgung gerade auch der Jugendlichen und jungen Erwachsenen wird bislang in der Bevölkerung und auch von vielen Ärzten gewaltig unterschätzt.

Kalziumbedarf im Alter

Jenseits des 65. Lebensjahres liegt die durchschnittliche tägliche Kalziumzufuhr bei Senioren beiderlei Geschlechts derzeit nur bei 600 Milligramm. Hinzu kommt, dass bei Frauen die Kalziumresorption im Darm auf Grund des Östrogendefizits häufig eingeschränkt ist. Mitverantwortlich dafür ist eine verminderte Bildung von aktivem Vitamin D in den Nieren. Ein erheblicher Mangel an diesem aktivierten Vitamin D lässt sich bei jüngeren Menschen selten, jedoch häufig bei Senioren nachweisen, die zurückgezogen oder in Altersheimen leben und kaum mit der Sonne in Kontakt kommen. Die ungünstige Kombination aus ungenügender Kalziumzufuhr und eingeschränkter Kalziumaufnahme im Darm führt gerade im höheren Lebensalter zu einem beträchtlichen Kalziummangel, der den Verlust an Knochenmasse beschleunigt. Die Expertenempfehlung sieht deshalb bei gesunden Frauen im Alter zwischen 25 und 50 Jahren eine tägliche Kalziumzufuhr von 1000 Milligramm vor. Auch nach der Menopause sollten Frauen, die Östrogene einnehmen, täglich mindestens 1000 Milligramm Kalzium zu sich nehmen, um ihre Kalziumbilanz im Gleichgewicht zu halten und ihre Knochenmasse zu stabilisieren. Besteht bereits ein größerer zeitlicher Abstand zur Menopause, wird eine tägliche Kalzium-

EMPFEHLUNGEN ZUR TÄGLICHEN KALZIUMZUFUHR

Altersgruppe	Tagesbedarf an Kalzium
Säuglinge (0–6 Monate)	400 mg
Kleinkinder (6–12 Monate)	600 mg
Kinder (1–10 Jahre)	mehr als 800 mg
Kinder, Jugendliche und Erwachsene	1200–1500 mg

zufuhr von 1500 Milligramm angeraten. Frauen, die keine Östrogensubstitution betreiben (können oder wollen), sollten aus den gleichen Gründen pro Tag zumindest 1500 Milligramm Kalzium zuführen.

Kalziumbedarf während der Schwangerschaft

Die Schwangerschaft stellt eine erhebliche Belastung für die Homöostase (Gleichgewicht) des mütterlichen Knochenstoffwechsels dar. So holt sich ein voll ausgetragener Säugling von seiner Mutter bis zur Geburt etwa 30 Gramm Kalzium, die überwiegend im dritten Drittel der Schwangerschaft in das fötale Skelettsystem eingebaut werden. Solange die empfohlenen Richtwerte zur Kalziumzufuhr eingehalten werden, ist bei der Mutter keine Entleerung des Kalziumspeichers zu befürchten. Allerdings versorgen sich viele Schwangeren unzureichend mit Kalzium, was zu ernsten Folgen für den Mineralsalzgehalt ihres Skelettsystems führen und eine Schwangerschafts-assoziierte Osteoporose begünstigen kann.

Während der Stillperiode verliert die stillende Mutter durch die Produktion von Muttermilch täglich etwa 160 bis 300 Milligramm Kalzium. Studien bei gesunden stillenden Müttern zeigen einen raschen Knochenmasseverlust während der Stillperiode, der sich mit Absetzen des Stillens und Wiedereinsetzen der Periodenblutung jedoch bald erholt. Deshalb kann der vorübergehende Knochenmasseverlust als physiologisch angesehen werden, die üblicherweise empfohlene Kalziumergänzung von 1200 Milligramm/Tag muss nicht erhöht werden.

TIPP | SO BEUGEN SIE VOR

➤ Sicherstellung einer ausreichenden Zufuhr von Kalzium (1000 bis 1500 Milligramm/Tag) und Vitamin D (400 bis 800 IE/Tag).

➤ Ausgleich eines Mangels an Sexualhormonen (Östrogenen und Progesteron bei der Frau, Testosteron beim Mann).

➤ Umsetzung eines körperlichen Aktivitätsprogramms, das die Knochenbildung anregt.

➤ Maßvoller Umgang mit Genussgiften wie Alkohol und Nikotin, die nicht ohne Grund als »Knochenfresser« gelten.

➤ Beachten einer ausgewogenen, fettarmen, mineralstoff- und vitaminreichen Ernährung.

Tipps für Ihre Kalziumaufnahme

➤ Die Kalziumaufnahme ist von Vitamin D abhängig (Sonnenlicht!).

➤ Milchzucker und Eiweiß fördern die Aufnahme von Kalzium, eine hohe Phosphatzufuhr (z. B. durch Cola oder Wurstwaren) erschwert sie.

Kalzium liegt in der Nahrung in Form von leicht und schwer löslichen Salzen vor. Die Aufnahme von Kalzium aus der Nahrung hängt aber nicht von der Löslichkeit des Kalziumsalzes ab (Ausnahme: schwer lösliches Kalziumoxalat, z. B. in Spinat, Rhabarber und schwarzem Tee), sondern von der An- oder Abwesenheit bestimmter Stoffe in der Nahrung:

➤ Zuckeraustauschstoffe wie Sorbit oder schlecht resorbierbare Disaccharide (Oligofruktose) führen zur verminderten Ausnutzung des aufgenommenen Kalziums.

➤ Eine schlechte Kalziumausnutzung erfolgt auch durch das in Getreidekleie vorkommende Phytin, das einen schwer löslichen, nicht resorbierbaren Komplex mit Kalzium bildet. Getreidearten mit hohem Phytingehalt verfügen jedoch – mit Ausnahme von Mais und Hafer – über ein Enzym (Phytase), das das Phytin abbaut. Mais- und Haferkleie sowie daraus hergestellte Produkte können jedoch zu einem Kalziummangel führen.

➤ Eine Ernährung mit zu viel Ballaststoffen senkt die Kalziumaufnahme.

➤ Die Eisenresorption wird in Anwesenheit von Kalzium gehemmt; daher sollten Eisen- und Kalziumpräparate immer getrennt eingenommen und Milch und Käse möglichst nicht zusammen mit Fleisch verzehrt werden, weil sonst die Eisenaufnahme um ca. 50 bis 60 Prozent absinkt.

➤ Beste Kalziumquellen sind Milch und Milchprodukte, Nüsse, Hefe, kalziumreiches Mineralwasser.

Therapie der Osteoporose

Besteht ein hohes familiäres und/oder persönliches Osteoporoserisiko oder liegt bereits eine Osteoporose vor, sollten die knochenwirksamen Behandlungsmaßnahmen ausgeweitet und intensiviert werden. Vor der Einleitung gezielter, langfristiger und kostenintensiver therapeutischer Maßnahmen empfiehlt sich ein Besuch bei einem Spezialisten (Endokrinologe). Eine genaue Anamnese, die klinische Untersuchung, einige Labortests und eine Quantifizierung des Osteoporoserisikos am Skelettsystem bilden die Voraussetzung für

eine korrekte Einordnung der vorliegenden Knochenproblematik (Ausschluss sekundärer Osteoporoseformen, Unterscheidung von Formen mit hohem bzw. geringem Knochenumsatz) sowie für eine professionelle Beratung und Therapiewahl. Zur Therapie bei bestehender Osteoporose oder bei hohem Osteoporoserisiko werden neben einer Intensivierung der Basismaßnahmen (Kalzium- und Vitamin-D-Zufuhr, Ausgleich von Hormonmangelzuständen, körperliche Aktivität) gezielt Medikamente eingesetzt, die den beschleunigten Knochenabbau hemmen (Bisphosphonate). Eine Alternative bei Frauen nach der Menopause, mit klimakterischen Beschwerden und/oder Brustkrebsrisiko oder bewusstem Östrogenverzicht bilden so genannte Selektive Östrogen-Rezeptor-Modulatoren (SERMs, siehe Seite 171). Bei älteren Menschen und bei chronischen Nierenerkrankungen bieten Präparate mit aktivem Vitamin D eine sinnvolle therapeutische Maßnahme angesichts des im höheren Alter zunehmenden Vitamin-D-Defizits.

In bestimmten Situationen mit ungenügender Knochenneubildung kann ein zeitlich begrenzter Therapieversuch mit Fluoriden oder Androgenen erfolgen. Betagte Menschen mit hohem Osteoporoserisiko, Gangunsicherheit, Fallneigung und sehr hohem Risiko für einen Oberschenkelhalsbruch sollten vorbeugend einen Hüftkopf-Protektor (Schutzvorrichtung für die Hüften) tragen.

Diabetes

Diabetes (Zuckerkrankheit) ist ein Stoffwechselleiden, das auf einem Mangel des

Bauchspeicheldrüsenhormons Insulin beruht. Insulin kontrolliert den Blutzuckerspiegel und sorgt dafür, dass der nach einer Mahlzeit im Blut angestiegene Pegel an Zucker (Glukose) wieder absinkt, indem es die Glukose in die Zellen transportiert. Dort wird der Zucker zur Energiegewinnung verwertet. Fehlt Insulin, kommt es zum Energiemangel in der Zelle, gleichzeitig ist das Blut mit Zucker überflutet. Da Insulin überdies den Fettabbau im Körper hemmt, führt Insulinmangel zum Abbau von Fett in den Geweben und in der Leber. Der Körper wird dabei mit charakteristisch riechenden Stoffwechselprodukten, den Ketonkörpern, überflutet.

TIPP | TYP-II-DIABETES

- ➤ Normalgewicht: Übergewicht ist der Hauptrisikofaktor.
- ➤ Ausreichend Sport: Sie verbessern die Ansprechbarkeit der Zellen auf Insulin und »sparen« Insulin ein.
- ➤ Dauerstress meiden: Die Bauchspeicheldrüse schüttet bei Stress Insulin nicht gleichmäßig aus.
- ➤ Verzehr von schnell resorbierbaren Kohlenhydraten einschränken: Diese wandern rasch ins Blut und bewirken eine zu starke stoßweise Ausschüttung von Insulin. Schnell resorbierbare Kohlenhydrate stecken z. B. in Süßigkeiten, Kuchen, Limonaden, überreifem Obst, Likören etc. Günstiger sind komplexe Kohlenhydrate, die allmählich ins Blut gelangen, wie Vollkornprodukte, Gemüse oder Nüsse.

Diabetesformen

➤ Typ-I-Diabetes tritt meist schon bei Kindern und Jugendlichen auf. In Deutschland leiden etwa 200.000 Menschen daran. Die Bauchspeicheldrüse produziert immer weniger und schließlich gar kein Insulin. Neben Vererbung werden hier als Auslöser Virusinfekte in der Kindheit sowie Autoimmunprozesse diskutiert. Die Betroffenen müssen sich lebenslang Insulin spritzen.

➤ Typ-II-Diabetes betrifft vor allem ältere Menschen. In Deutschland sind ca. 3,8 Millionen Menschen daran erkrankt. Bei dieser Form liegt ein relativer Insulinmangel vor, die Bauchspeicheldrüse produziert noch Insulin. Durch zu viel Essen steigt der Insulinbedarf an, die Bauchspeicheldrüse muss häufig auf Hochtouren arbeiten. Bei erblich disponierten Patienten kann das nach Jahren zu einer Erschöpfung der Bauchspeicheldrüse führen, es kommt zum Diabetes. Zudem sprechen bei dauernder Überernährung die Zellen nicht mehr so gut auf das Insulin an, es wird immer mehr Insulin benötigt, um einen Effekt auszulösen. Zur Vorbeugung siehe Info links. In schweren Fällen müssen Insulinpräparate verabreicht werden. Oft entwickelt sich diese Form des Diabetes schleichend über mehrere Jahre. Nicht selten bleibt sie zu lange unerkannt oder wird eher zufällig bei einer Blutuntersuchung entdeckt. Bei den folgenden Symptomen sollte an Diabetes gedacht werden:

- ➤ übermäßiger Durst
- ➤ häufiges Wasserlassen
- ➤ Gewichtsabnahme
- ➤ Leistungsminderung
- ➤ trockene Haut mit Juckreiz

➤ vorübergehende Bewusstseins- und Denkstörungen.

Häufige Frühsymptome sind überdies nachlassender Sexualtrieb, Hauteiterungen, schlecht heilende Wunden, Heißhunger, Übelkeit, Schwitzen, Verschwommenes Sehen und Zittern. Diabetes muss immer vom Spezialisten (Endokrinologen, Diabetologen) behandelt werden, sonst drohen schwere Gefäßerkrankungen, z. B. an den Nieren, am Herzen, an den Augen (siehe Seite 222) und Extremitäten. Die schlimmste akute Komplikation ist das diabetische Koma, eine Ohnmacht durch völligen Insulinmangel. Hier ist eine klinische Behandlung unbedingt notwendig.

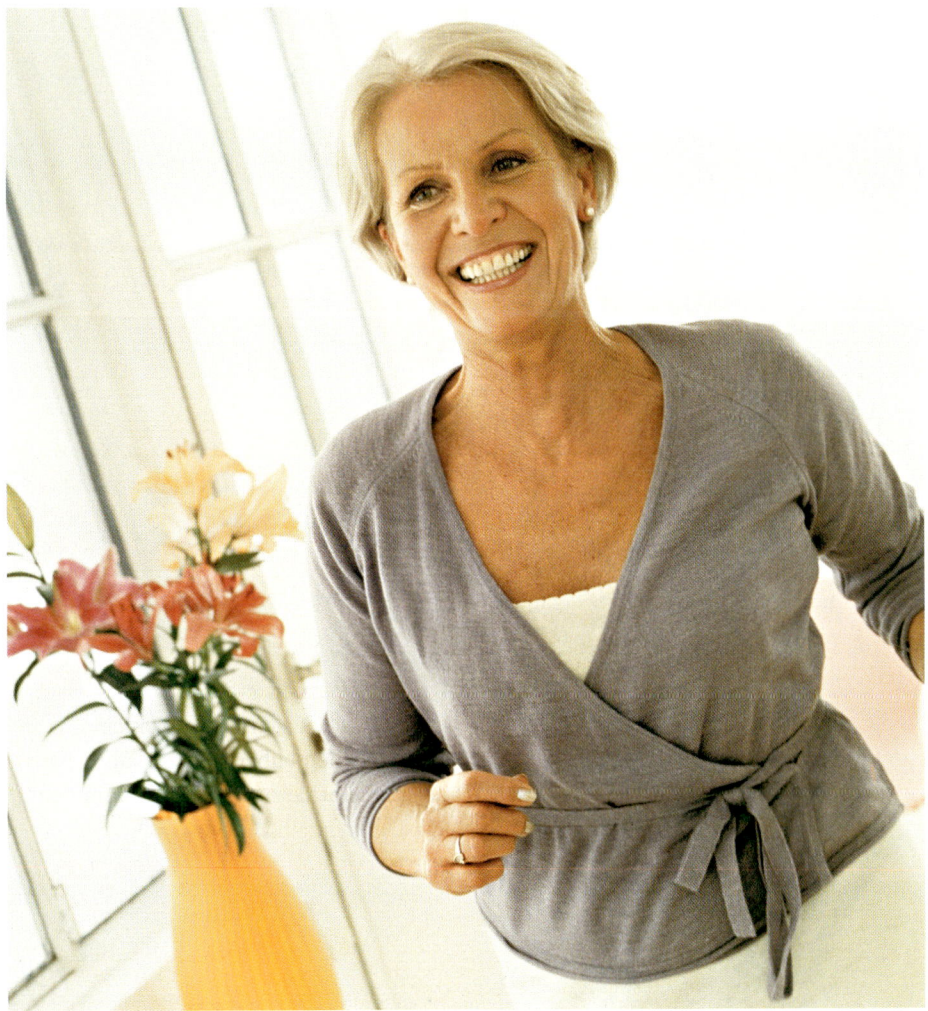

Durch eine gesunde Lebensführung mit ausreichend Bewegung sowie Vermeiden von Übergewicht beugen Sie dem Typ-II-Diabetes vor.

211

Neurodegenerative Erkrankungen

Eine Reihe von Erkrankungen des älteren Menschen geht auf Funktionsausfälle im Nervensystem (Neurodegeneration) zurück. Meist sind dabei Nervenstrukturen im Gehirn defekt, oder die Gehirnbotenstoffe, die für die Weiterleitung von Botschaften sorgen, sind in der falschen Konzentration am falschen Ort. In einigen Fällen kennt man aber die genaue Ursache eines Nervenleidens nicht.

Alzheimer-Krankheit

1994 schockierte der ehemalige US-Präsident Ronald Reagan die US-Bevölkerung mit einem handgeschriebenen Brief, in dem er bekannte, an der Alzheimer-Krankheit zu leiden. Dadurch rückte dieses heimtückische Leiden schlagartig stärker in das Bewusstsein der Menschen und in das Rampenlicht der Forschung. Prominente Deutsche mit Alzheimer sind z. B. Herbert Wehner, Bubi Scholz, Helmut Schön oder Helmut Zacharias. Etwa fünf Prozent der Menschen über 65 Jahre – das sind ungefähr 800.000 – sind in Deutschland von einem schleichenden Verfall des Gehirns betroffen: der Alzheimer-Krankheit oder Demenz vom Alzheimer-Typ. Es handelt sich dabei um eine langsam fortschreitende und diffuse Rückbildung des Gehirns. Je nach betroffenem Gehirnareal kommt es zu typischen Symptomen wie Gedächtnis- und Orientierungsstörungen, Vergesslichkeit, Sprachstörungen, Verlust des Lesevermögens, Halluzinationen oder Merkfähigkeitsstörungen. Der geistige Verfall schreitet unaufhaltsam fort, und die Kranken werden schließlich völlig hilflos. Nach zwei bis maximal 20 Jahren endet das Leiden tödlich.

Die Gehirne der Betroffenen sind sichtbar geschrumpft und von Ablagerungen aus Eiweißbündeln und Aluminiumsilikaten durchsetzt. Dadurch verlieren die Nervenzellen im Gehirn den Kontakt untereinander, so dass die Weiterleitung der Nervenreize unterbrochen ist.

Ursachen in der Diskussion

Das nach dem deutschen Arzt Alois Alzheimer benannte Leiden (er beschrieb bereits 1907 erstmals dieses Phänomen) ist eine echte Krankheit und keine »normale« Alterserscheinung. Über die Entstehung wird intensiv geforscht. Derzeit gibt es zwei große Strömungen in der Forschung. So gelang es mittlerweile einer Mannheimer Arbeitsgruppe, die Funktion der Eiweißstoffe zu enträtseln, die den Hirnzerfall möglicherweise auslösen: die Präseniline. Mutationen in den Genen, die für die Produktion dieser Proteine verantwortlich sind, führen unausweichlich zu der erblichen Form von Alzheimer (ca. zehn Prozent aller Fälle). Man vermutet aber, dass diese Präseniline auch an der weitaus häufigeren Form der sporadisch auftretenden Alzheimer-Krankheit beteiligt sind. Am plausibelsten erscheint augenblicklich die Erklärung, dass defekte Präsenilingene die Ablagerung eines klebrigen Proteinschnipsels aus genau 42 Aminosäuren, des Beta-Amyloid-Proteins, fördern. Dieses Protein wurde von dem Heidelberger Forscher Konrad Bayreuther jüngst isoliert und cloniert. Es bewirkt, dass sich vorhandene diffuse und zunächst harmlose Plaques (Ablagerungen) in gefährliche Plaques umwandeln und zu den die Nervenübertragungsstellen blockierenden Amyloidklümpchen verändern, von denen die Gehirne der Alzheimerpatienten durchsetzt sind (siehe Seite 214).

Die zweite Theorie nimmt eine Schädigung des Proteins Tau als Ursache an. In den Nervenzellfortsätzen befinden sich Stabilisatoren. Tau sorgt für deren richtige Anordnung. Ist es geschädigt, kommt es zur Verklumpung der Stabilisatoren und folglich zum Schrumpfen und Absterben der Nervenzelle.

Therapie – derzeit nicht möglich

So erhellend und ermutigend solche Erkenntnisse auch sein mögen, eine Therapie oder gar Heilung dieses heimtückischen Leidens ist derzeit noch nicht in Sicht. Allerdings gibt es schon viel versprechende Ansätze. Da an der Erkrankung praktisch immer durch das Immunsystem gesteuerte entzündliche Prozesse beteiligt sind, werden nun Studien mit entzündungshemmenden Medikamenten wie Aspirin, so genannten nichtsteroidalen Antirhcumatika und Antioxidantien wie Vitamin E durchgeführt.

Sehr vielversprechend ist die Erkenntnis, dass das weibliche Sexualhormon Östrogen vor der Alzheimer-Erkrankung schützen könnte. So haben amerikanische Forscher festgestellt, dass Frauen, die zehn Jahre oder länger eine Hormonersatzbehandlung mit Östrogen erhalten hatten, bis zu 40 Prozent seltener an Morbus Alzheimer erkrankten als Frauen ohne Hormoneinnahme. In einer jüngst durchge-

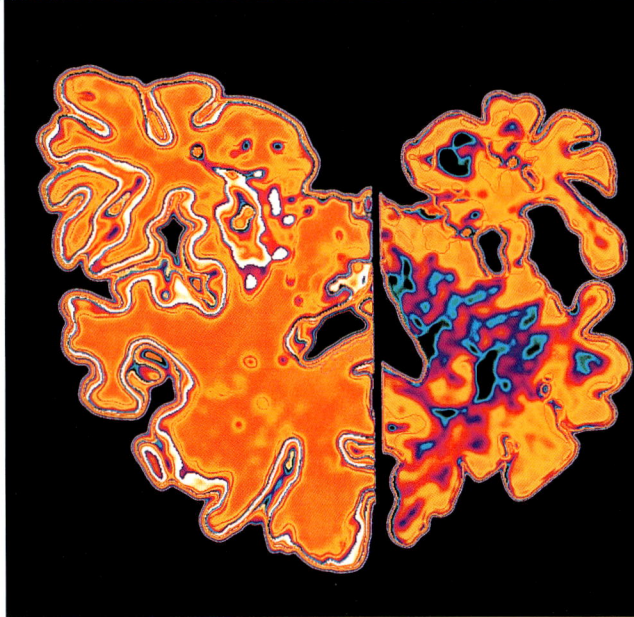

Die Gehirne von Alzheimer-Kranken (rechts) sind zurückgebildet, Eiweißbündel und Aluminiumsilikate haben sich abgelagert. Folge: Die Weiterleitung der Nervenreize ist unterbrochen, es kommt zu typischen Ausfällen wie Vergesslichkeit, Gedächtnis- oder Sprachstörungen.

führten Studie zeigte sich, dass auch bereits erkrankte Frauen noch von einer solchen Therapie profitieren können. Ihre Gedächtnisleistungen waren signifikant besser als bei der Kontrollgruppe. Die Vermutung der Forscher: Östrogene schalten im Gehirn ein Gen ein, das für das Langzeitgedächtnis zuständig ist.

Der starke Abfall der Östrogenproduktion mit den Wechseljahren könnte erklären, weshalb Frauen so viel häufiger an Morbus Alzheimer erkranken als Männer: Bei Letzteren wird auch im hohen Alter noch im Gehirn das männliche Sexualhormon Testosteron zu Östrogen umgewandelt. Leider gibt es bislang kaum Möglichkeiten, die Krankheit an »Frühsymptomen« zu erkennen. Dies würde auch wenig nützen, denn es existiert derzeit keine zuverlässige Möglichkeit der Vorbeugung oder Heilung. Man kann nur versuchen, die Folgen und Beschwerden medikamentös zu lindern. Das Ergebnis eines Gentests wäre bei positivem Ausfall für den Betroffenen eine enorme psychische Belastung. Erst wenn effektive Präventivmaßnahmen und wirksame Medikamente zur Verfügung stehen, lohnt es sich, Risikoträger frühzeitig zu identifizieren. Panik bei Vergesslichkeit im Alter ist jedoch nicht angebracht: Eine gewisse Vergesslichkeit mit fortschreitendem Lebensalter ist normal und noch kein Vorbote der Alzheimer-Krankheit.

Depression

Die Lebensmitte ist eine kritische Phase in mancherlei Hinsicht: Umwälzungen in Beruf, Ehe und Familie sowie Gesundheit nagen am Selbstbewusstsein oder lassen Zukunftszweifel aufkommen. Manche Menschen haben in dieser Umbruchphase das Gefühl, den Boden unter den Füßen weggezogen zu bekommen, ihre sichere Lebensbasis zu verlieren. Auffallend häufig treten psychische Störungen meist negativer Art in Form von Versagensängsten, Panikgefühlen und regelrechten Depressionen gerade in dieser Phase der Lebens- und Hormonumstellung auf.

Typisch für Depressionen sind eine permanent gedrückte Stimmungslage, Niedergeschlagenheit, Antriebsverlust, leichte

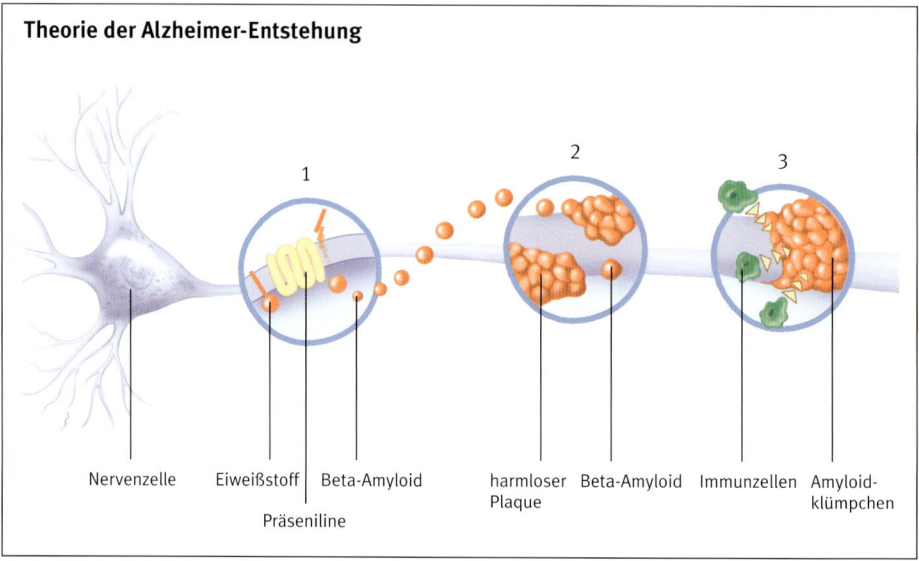

Theorie der Alzheimer-Entstehung

Nervenzelle — Eiweißstoff — Beta-Amyloid — Präseniline — harmloser Plaque — Beta-Amyloid — Immunzellen — Amyloidklümpchen

Nach einer der meistdiskutierten Theorien zur Entstehung von Morbus Alzheimer sollen defekte Präseniline, Eiweißstoffe im Gehirn, die Ablagerung eines klebrigen Proteins fördern (1). Dieses Beta-Amyloid-Protein bewirkt, dass sich harmlose Plaques in den Nervenzellen (2) in gefährliche Amyloidklümpchen umwandeln, die die Nervenübertragungsstellen blockieren und von Immunzellen attackiert werden (3).

Ermüdbarkeit, Schlafstörungen und Angst. Solche Zustände können bei allen Alters- und Berufsgruppen auftreten. Gelegentliche depressive Phasen sind normal; krankhaft wird dieser Zustand erst, wenn sich das Stimmungstief nicht mehr löst oder scheinbar grundlos auftritt. Oft treten neben die seelischen Beschwerden auch körperliche Symptome. Wenn die genannten Symptome länger als zwei Wochen andauern und Ihren Alltag bestimmen, ist ärztliche Hilfe dringend notwendig. Derzeit leiden etwa vier Millionen Menschen in Deutschland unter der Krankheit Depression.

Ursachen der Depression

Das Zusammenspiel von Lebensumständen und verschiedenen körperlichen Mangelzuständen kann ein Fass zum Überlaufen bringen. Östrogene, Progesteron, Testosteron und Serotonin sind allesamt auch im Gehirn wirksam und vermitteln an den Nervenzellen wichtige Botschaften. Sinken diese Hormone in den für Emotionen und Wahrnehmungsvorgänge zuständigen Gehirnregionen ab, sind Fehlwahrnehmungen, falsche Reaktionen auf normale Umweltreize, überschießende oder ausbleibende Emotionen die Folge. Was bei einem Menschen zu Reizbarkeit, Aufbrausen und Launenhaftigkeit führt, zwingt den anderen in Passivität, Antriebsschwäche, Lustlosigkeit und trübe Gedanken.

Wenn Sie derartige Veränderungen an sich verspüren, sollten Sie Ihren Hausarzt darauf ansprechen oder einen erfahrenen Spezialisten aufsuchen. Fachleute für diese Problematik sind Nervenärzte, Psychiater

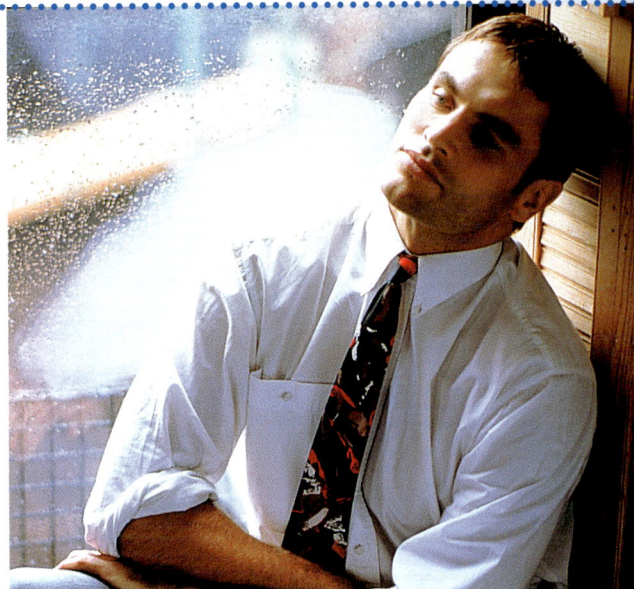

Gedrückte Stimmung, Schlafstörungen, Freudlosigkeit oder körperliche Beschwerden – wenn diese Symptome länger als zwei Wochen andauern, können sie Anzeichen einer weit verbreiteten Volkskrankheit sein: der Depression.

und Hormonspezialisten. Scheuen Sie sich nicht, professionelle Hilfe in Anspruch zu nehmen. Die Zeiten, als Depressionen noch als Stigma behandelt wurden, sind längst vorbei. Stimmungsschwankungen und Depressionen haben nach heutiger Einschätzung ihre Wurzel in Veränderungen von Botenstoffen im Gehirn, sind also keinesfalls Einbildung oder Ausdruck des persönlichen Versagens, sondern eine körperliche Krankheit. Sie lassen sich durch eine optimierte Feinregulation der Stimmungshormone Serotonin und Noradrenalin häufig sehr wirksam behandeln.

So beugen Sie Depressionen vor

Es gibt kein Allgemeinrezept gegen Depressionen. Dazu ist eine Depression zu individuell, die möglichen Ursachen sind zu verschieden. Mit den folgenden Empfehlungen steuern Sie Ihre Seele jedoch sicher durch »trübe« Zeiten:

➤ Bedenken Sie: Jeder Mensch erlebt von Zeit zu Zeit depressive Phasen. Das ist ganz normal. Gönnen Sie sich etwas Ruhe, nehmen Sie eine Auszeit, denken Sie über Ihr Leben nach; vielleicht ist es an der Zeit, negativen Stress abzubauen und bestimmte Lebensziele neu zu definieren.

INFO DEPRESSIONEN

Man unterscheidet drei Formen von Depression, die nicht immer scharf abgegrenzt werden können:

➤ **Endogene Depression:** Die Verstimmung erscheint grundlos und ohne äußere Ursache. Diskutiert wird hier eine vorübergehende Störung des Nervenstoffwechsels im Gehirn.

➤ **Psychogene Depression:** Die auch reaktive Depression genannte Erkrankung wird durch eine schwere seelische Erschütterung wie Todesfall, schwere Kränkung, körperliche oder seelische Überforderung im Beruf etc. ausgelöst.

➤ **Organische Depression:** Sie ist die Ursache einer Erkrankung wie Hirnhautentzündung, Kopfverletzung, Herz- oder Kreislaufleiden, Infektion oder Vergiftung.

Alle Formen von Depression müssen immer von einem kompetenten Facharzt behandelt werden.

➤ Ziehen sich depressive Zustände über längere Zeit hin und will der Schleier über Ihrer Seele nicht mehr verschwinden, suchen Sie ärztliche Hilfe auf. Ermuntern Sie auch depressive Mitmenschen behutsam, kompetenten Rat in Anspruch zu nehmen.

➤ Treiben Sie regelmäßig Sport im Freien. Bewegung und (Sonnen-)Licht kurbeln die Ausschüttung von Botenstoffen an, die gute Laune machen.

➤ Pflegen Sie soziale Kontakte. Menschen, die in ein soziales Netz eingebettet sind, fallen erfahrungsgemäß bei Schicksalsschlägen nicht so rasch in ein »tiefes Loch« wie einsame Zeitgenossen.

➤ Sorgen Sie für Abwechslung in Ihrem Leben und Vielseitigkeit Ihrer Hobbys. Ein Besuch im Kino, Theater oder Konzert, ein schöner Ausflug oder eine ausgelassene Party sind probate Mittel gegen ein Seelentief.

Parkinson-Krankheit

Die im Volksmund als »Schüttellähmung« bezeichnete Nervenerkrankung ist ein gefürchteter Abbauprozess bestimmter hormongesteuerter Gehirnbezirke, bei dem es auf Grund eines Dopaminmangels (Dopamin ist ein wichtiger Botenstoff) zu Bewegungsstörungen, mimischer Starre und Zittern der Hände kommt. Betroffen sind meist ältere Menschen jenseits des 65. Lebensjahres, doch bis zu 20 Prozent der Betroffenen sind jünger als 50 Jahre. Prominente Opfer dieser Erkrankung sind Papst Johannes Paul II., der amerikanische Schauspieler Michael J. Fox und der frühere Boxweltmeister Muhammad Ali.

Nach heutiger Auffassung gehen aus nicht näher geklärter Ursache die Dopamin produzierenden Nervenbahnen zu Grunde. Durch den Mangel an diesem Nerven-botenstoff kommt es zu Abstimmungs-problemen insbesondere bei fein gesteuer-ten Bewegungen. Intellektuelle Fähigkei-ten wie Erinnerungsvermögen und geisti-ge Regsamkeit sind meist nicht betroffen, was das Miterleben der körpereigenen Einbußen für die Betroffenen besonders schmerzhaft macht. Moderne Medika-mente können die Funktionseinbußen nur teilweise kompensieren. Nerven schützen-de (neuroprotektive) Maßnahmen sind deshalb von besonderer Bedeutung.

Die Anlage zu Parkinson wird wahr-scheinlich vererbt. Welche Faktoren das Leiden zum Ausbruch kommen lassen, ist noch ungeklärt.

So beugen Sie der Parkinson-Krankheit vor

➤ Ernähren Sie sich vitalstoffreich, am besten nach den Grundsätzen der Mittel-meerküche. Die darin enthaltenen Anti-oxidantien können vor dem Verlust von Hirnsubstanz, insbesondere vor dem vor-zeitigen Absterben von Nervenzellen durch den unkontrollierten programmier-ten Zelltod (Apoptose) schützen. Nutzen Sie deshalb auch Nährstoffempfehlungen wie die Zufuhr von B-Vitaminen, Vitamin E, Selen, Nicotinamid, Folsäure, Cholin und Pantothensäure, Zink und gegebe-nenfalls L-Carnitin. Diese Nahrungsin-halts- bzw. -ergänzungsstoffe sind, vor-beugend eingenommen, wirksamer als nach eingetretenem Schaden.

➤ Auch eine Schwermetallbelastung mit Aluminium sowie andere Nervengifte (Neurotoxine) können neurodegenerati-

INFO | RIECHTEST

Das Riechvermögen von 90 Pro-zent aller Parkinson-Patienten ist bereits in einem sehr frühen Sta-dium der Krankheit stark einge-schränkt. Anhand dieses Merk-mals lässt sich Parkinson von an-deren Erkrankungen abgrenzen. An der Universität Erlangen wurde ein Riechtest entwickelt, mit dem man Parkinson früher erkennen kann als mit herkömmlichen Diag-nosemitteln. Durch eine gezielte Behandlung kann man den Verlauf verlangsamen. Im Test wird der Schwellenwert geprüft, bei dem ein Duft gerade noch wahrgenom-men wird. Außerdem müssen ver-schiedene Gerüche unterschieden und benannt werden.

ven Prozessen wie Morbus Alzheimer und Morbus Parkinson Vorschub leisten. Ver-meiden Sie Schwermetalle und andere Nervengifte wie Aluminium-Kochtöpfe, Alufolie, Medikamente, Säurehemmer auf Aluminiumbasis (Antazida), bestimmte Lebensmittel oder belastetes Trinkwasser bzw. lassen Sie diese Stoffe vom Arzt über den Darm oder die Nieren ausleiten. Da durch kann solchen Schädigungsprozessen unter Umständen vorgebeugt werden.

➤ Gehen Sie bei den ersten Symptomen der Krankheit wie insbesondere Zittern der Hände und Arme, gesteigerter Mus-kelanspannung, Bewegungseinschränkun-gen oder Anspannung der Gesichtsmus-kulatur zu einem Neurologen.

217

Degenerative Augenerkrankungen

Mit fortschreitendem Lebensalter lässt nicht nur die Sehkraft nach, es können auch verschleißbedingte (degenerative) Augenerkrankungen auftreten. Die Folge: Die Sehkraft lässt immer mehr nach. Noch weiß man nicht genau, welche Faktoren solche Erkrankungen auslösen. Viele Forscher vermuten jedoch, dass diese Leiden auf altersbedingte Ausfallserscheinungen im Stoffwechsel zurückgehen: Stoffwechselschlacken erzeugen Ablagerungen in den Linsen und in der Netzhaut, die Regenerationsprozesse laufen nicht mehr auf Hochtouren, die Blutversorgung ist nicht mehr optimal. Dadurch entstehen Versorgungsengpässe, denen es frühzeitig entgegenzuwirken gilt. Jüngere Forschungsarbeiten zeigen, dass bei der Prophylaxe und Therapie der altersbedingten degenerativen Augenerkrankungen die Versorgung mit Vitalstoffen und Antioxidantien eine herausragende Rolle spielt.

Altersweitsichtigkeit

Das menschliche Auge arbeitet mit zwei Linsen, an denen sich das Licht bricht: Die erste Linse ist die Grenzfläche Luft-Hornhaut, die zweite die doppelt gewölbte Augenlinse. Beide Linsen brechen die einfallenden Lichtstrahlen, um auf der Netzhaut ein scharfes Bild der betrachteten Umwelt zu entwerfen. Wie bei einer automatischen Kamera werden dabei die Pupillenweite, also die Blendenöffnung, und der Krümmungsradius der vorderen Linsenfläche mit Hilfe von Muskeln so verändert, dass in jeder Entfernung und bei jeder Be-

leuchtung Gegenstände wahrgenommen werden können. Damit man scharf sehen kann, müssen die gebrochenen Lichtstrahlen exakt auf der Netzhaut wieder vereinigt werden.

Ist nun der Augapfel zu lang, vereinigen sich die Lichtstrahlen vor der Netzhaut, es liegt Kurzsichtigkeit vor. Die Korrektur erfolgt mit konkaven Linsen. Bei einem zu kurzen Augapfel treffen sich die Lichtstrahlen erst hinter der Netzhaut, es entsteht Weitsichtigkeit (siehe Abbildungen Seite 219), die mit konvexen Linsen ausgeglichen wird.

Wer weiter entfernte Gegenstände gut sieht, beim Lesen in der Nähe aber Schwierigkeiten hat, ist weitsichtig. Das weitsichtige Auge muss bereits beim Sehen in die Ferne ständig akkommodieren, d. h. die Krümmung der Augenlinse ändern. So kann die zusätzliche Anpassung an die Nähe einen schmerzhaften Akkommodationskrampf des Auges auslösen und Kopfschmerzen verursachen.

Meist ist das Leiden anlagebedingt, insbesondere wenn es bereits in der Jugend auftritt. Etwa ab dem 40. Lebensjahr nimmt die Elastizität der Augenlinse kontinuierlich ab. Außerdem schwindet die Spannkraft der Ziliarmuskeln, die die Anpassung der Linse an nahe Gegenstände bewirkt. So rückt der Nahpunkt, also der nächste Punkt, an dem scharfes Sehen noch möglich ist, immer weiter vom Auge weg. Die Folge: Sehen in der Nähe, v. a. Lesen, wird immer schwieriger (Altersweitsichtigkeit). Zu diesem Zeitpunkt benötigt der Normalsichtige erstmalig eine Nahbrille, deren Stärke vom gewünschten Leseabstand abhängt. Ein Weitsichtiger, der bereits einen Teil seines Akkommodationsvermögens zum scharfen Sehen in der Ferne benötigt, braucht schon früher eine Lesebrille. Ein Kurzsichtiger benötigt je nach Lage seines Fernpunkts erst später eine Lesebrille oder kann bei mäßiger Kurzsichtigkeit sogar ohne Nahbrille auskommen.

Altersbedingte Linsentrübung

Eine Trübung der Linse wird als Katarakt oder grauer Star bezeichnet. Die Ursachen können vielfältig sein:
➤ angeborene Fehlbildungen
➤ Strahlenschädigungen (Blitz, Infrarotstrahlen, radioaktive Strahlen)
➤ Augenverletzungen
➤ Allgemeinerkrankungen wie Diabetes oder eine länger dauernde Kortisonbehandlung (Kortisonstar).

Am häufigsten ist der Altersstar, der meist um das 60. Lebensjahr auftritt. Etwa 20 Prozent aller Personen im Alter zwischen 65 und 75 Jahren und etwa 40 bis 50 Prozent der über 75-Jährigen haben eine klinisch relevante Linsentrübung.

Da die Linse das Licht auf die Netzhaut durchlassen muss, sollte sie möglichst transparent sein. Daher besteht sie normalerweise nur aus löslichen Eiweißstoffen und Wasser. Diese Eiweißstoffe sind sehr stabil und langlebig, Licht und Sauerstoff können über Jahrzehnte zu ihrer Vernetzung führen. Die vorher im Wasser gelösten Stoffe werden unlöslich und verursachen dadurch die Trübung der Linse. Vor allem Diabetes fördert diesen Vorgang.

Bei jedem Menschen treten mit zunehmendem Alter Strukturveränderungen der

INFO | KURZ- UND WEITSICHTIGKEIT

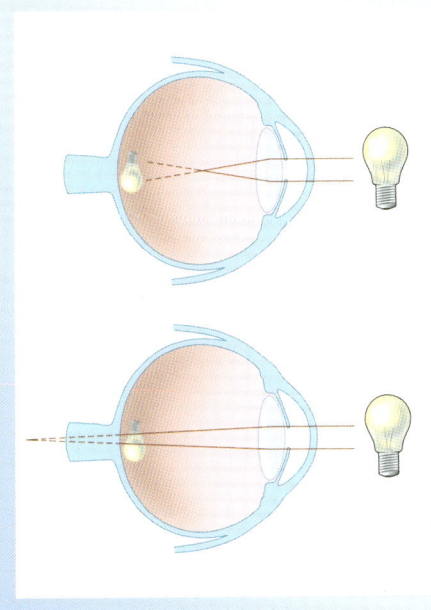

Beide Formen der Fehlsichtigkeit sind auf mangelnde Lichtbrechkraft des Auges zurückzuführen. Die Weitsichtigkeit tritt im Alter häufiger auf.

➤ **Kurzsichtigkeit:** Die Lichtstrahlen bündeln sich bereits vor der Netzhaut, hinter dem Brennpunkt fächern sie sich wieder auf. Resultat: ein verschwommenes Abbild der Glühlampe auf der Netzhaut.

➤ **Weitsichtigkeit:** Die Brechkraft ist so gering, dass sich die Lichtstrahlen erst hinter der Netzhaut bündeln. Auch hier ist das Abbild der Glühlampe auf der Netzhaut verschwommen.

Linse auf. Sie müssen aber keineswegs so ausgeprägt sein, dass sie das Sehvermögen wesentlich beeinträchtigen. Es ist daher wichtig, den Beginn und das Fortschreiten solcher Veränderungen möglichst rechtzeitig zu stoppen. Man weiß, dass Umweltfaktoren wie zu starke UV-Einstrahlung, Abgase, Staub oder Zigarettenrauch den Alterungsprozess der Linse beschleunigen. Erste Anzeichen für grauen Star sind übrigens eine leichte Bildunschärfe beim Sehen sowie Lichtscheu. Wenn Sie solche Veränderungen bei sich bemerken, sollten Sie Ihren Augenarzt aufsuchen.

Therapie

Durch die Trübung der Linse leidet zunehmend das Sehvermögen, bis manchmal nur noch Helligkeitsunterschiede wahrgenommen werden können. Abhilfe

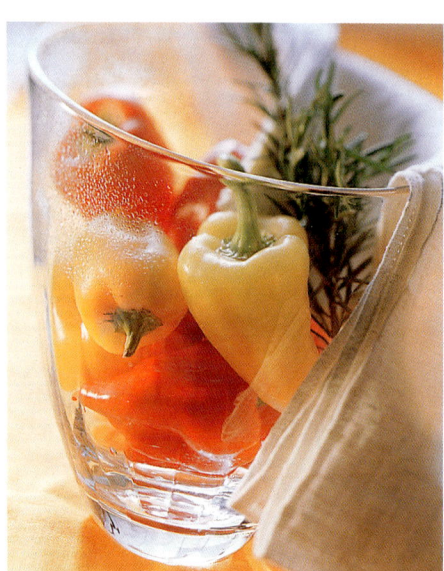

Die Vitalstoffe in roten und gelben Paprikaschoten können altersabhängigen Augenerkrankungen vorbeugen.

schafft eine Staroperation, bei der der Augenarzt die getrübte Linse entfernt und durch eine Kunststofflinse ersetzt.

Altersabhängige Makuladegeneration

Die altersabhängige Makuladegeneration (AMD), ein Abbau der Netzhaut an der Stelle des schärfsten Sehvermögens, kann zur Erblindung führen. Sie tritt überwiegend jenseits des 60. Lebensjahres auf. Degenerative Veränderungen der Netzhaut führen meist zu schweren Sehstörungen. Solche Veränderungen können anlagebedingt sein oder im Lauf des Lebens erworben werden. So können bei älteren Menschen arteriosklerotische Veränderungen kleinster Gefäße in der Netzhaut zu einer Mangelversorgung der Netzhautmitte, einer Degeneration der Makula, führen. In der Folge kommt es zu einer fortschreitenden Verminderung der zentralen Sehschärfe, tückischerweise meist auf beiden Augen. Oft bleibt nur noch das äußere Gesichtsfeld erhalten, in der Mitte liegt dann ein Schleier.

Symptome und Therapie

Eine Makuladegeneration beginnt meist schleichend und ist ein langsamer, aber konstant fortschreitender Prozess. Als bekanntestes Alarmzeichen gilt, wenn Linien und Kanten im Gesichtsfeld verzogen oder unterbrochen wahrgenommen werden. Die Lesefähigkeit geht allmählich verloren. Im zentralen Gesichtsfeld werden nur noch Schatten wahrgenommen oder es erscheint ein schwarzer Fleck. Behandelt wird mit hoch dosierten Vitaminpräparaten, durchblutungsfördernden

VITALSTOFFE FÜR DIE AUGEN

Vitalstoff	Vorkommen	Bedeutung für das Auge
Vitamin C	Hagebutten, schwarze Johannisbeeren, Paprikaschoten, Petersilie, Zitrusfrüchte	Schutz gegen freie Radikale und Sauerstoffstress
Vitamin E	Pflanzenöle, Getreidekeimöle, Margarine, Getreidekeimlinge	Schutz der Fettsäuren des Auges vor Zersetzung
Karotinoide (Lutein, Zeaxanthin)	Tomaten, Karotten, Kürbis, Kohl, Petersilie	Schutz gegen freie Radikale und Sauerstoffstress
Vitamin A/ Beta-Karotin	Leber, Eigelb, Milch und Milchprodukte	Schutz gegen oxidativen Stress, Verbesserung des Dämmerungssehens
Riboflavin	Hefe, Getreidekörner, Milch, Käse, Eier	Schutz gegen oxidativen Stress
Folsäure	Grüne Blattsalate, Weizenkeime, Rinderleber	Schutz gegen oxidativen Stress
Bioflavonoide	Buntes Obst und Gemüse	Schutz gegen oxidativen Stress, Erweiterung der Kapillaren
Zink	Austern, Schalentiere, Fisch, Fleisch, Milch und Milchprodukte, Vollgetreide	Bestandteil antioxidativer Schutzenzyme
Selen	Fisch, Hummer, Fleisch, Sojabohnen, Reis, Sesamsamen, Kokosnüsse, Pistazienkerne, Paranüsse	Bestandteil antioxidativer Schutzenzyme
Cyst(e)in	Pilze, Kohl, Erbsen, Spinat, Mais, Weintrauben	Bestandteil antioxidativer Schutzenzyme und der Linsenproteine

Mitteln oder Gefäß abdichtenden Medikamenten. In einzelnen Fällen kann eine Laserbehandlung und neuerdings die so genannte photodynamische Therapie (mit Lichteinwirkung) die Degeneration stoppen.

Zahlreiche Studien haben gezeigt, dass die hoch dosierte Zufuhr von Antioxidantien vor der Entwicklung degenerativer Makulaveränderungen schützen bzw. diese hinauszögern oder abschwächen kann. Als besonders günstig erwies sich eine Nahrungsergänzung mit Karotinoiden (Lutein, Zeaxanthin), Vitamin E, B-Vitaminen, Beta-Karotin, Bioflavonoiden, Zink, Selen und Chrom.

Einige Augenexperten empfehlen als Prophylaxe gegen die altersabhängige Makuladegeneration vermehrt Eigelb, Mais und grünes Gemüse (Spinat, Paprika etc.) zu essen sowie gegebenenfalls ein hochwertiges Präparat mit den oben genannten Schutzstoffen einzunehmen.

Im Gegensatz zu einer Staroperation gibt es bei der altersabhängigen Makuladegeneration keine gesicherte Therapie, die das verloren gegangene Sehvermögen wiederherstellen kann. Mit fortlaufender Verschlechterung des zentralen Sehens, sogar mit Erblindung muss gerechnet werden. Ob die Zufuhr von Antioxidantien nach Ausbruch der Erkrankung noch wirksam ist, müssen weitere Studien zeigen. Wahrscheinlicher ist, dass eine frühzeitige Ergänzung der Schutzstoffe als Vorbeugung gute Erfolge bringt.

Diabetische Retinopathie

Bei Diabetikern ist das Blut ständig mit zu viel Zucker beladen. Dieser Zucker und seine biochemischen Folgen können in den Augen bestimmte Eiweißstoffe der Linse verändern und dadurch zu einer Linsentrübung führen. Diabetiker haben daher ein drei- bis fünffach erhöhtes Risiko einer Linsentrübung.

Verzuckerte und biochemisch veränderte Eiweißstoffe können sich ferner in den feinsten Kapillargefäßen ablagern, dadurch die Durchblutung behindern und zu einer Mangeldurchblutung der Augen führen. Sichtbare Folgen dieses Prozesses sind kleine unkontrollierte Blutungen, Ausbuchtungen der Kapillargefäße sowie Gefäßneubildungen. Häufig entsteht ein Ödem, das das Sehvermögen stark beeinträchtigen kann.

Diesen Symptomenkomplex bezeichnet man als diabetische Makulapathie und Retinopathie (nichtentzündliche Netzhauterkrankung).

Die wichtigste Therapie und Prophylaxe liegt in einer dauerhaft guten Kontrolle des Blutzuckerspiegels, des Blutdrucks und der Blutfette. Einen günstigen Einfluss hat ferner die ausreichende Versorgung mit Mikronährstoffen, insbesondere mit Antioxidantien wie Vitamin C, Vitamin E, Zink, Selen und Chrom. Diese Vitalstoffe verbessern sowohl die Blutzuckereinstellung als auch die mit dem Diabetes einhergehende diabetische Retinopathie.

Risikofaktoren für altersabhängige Augenerkrankungen

Altersstar, altersabhängige Makuladegeneration und diabetische Retinopathie sind typische degenerative Alterserkrankungen. Das Alter ist dementsprechend der größte

Risikofaktor. Dennoch sind diese Erkrankungen kein unabwendbares Schicksal, das alle älteren Menschen treffen muss. Neben Alter und möglicherweise einer erblichen Veranlagung gibt es weitere wichtige Risikofaktoren, die sich durchaus über die bewusste Lebensführung beeinflussen lassen.

➤ Erhöhte Lichtexposition/Ernährung: Alle Bestandteile des Auges sind einem erhöhten oxidativen und photooxidativen Stress ausgesetzt. Zum Schutz verfügen die Gewebe der Augen daher über hohe Konzentrationen an Antioxidantien wie Vitamin C, E und Lutein/Zeaxanthin und an antioxidativen Enzymen. Je besser der ganze Organismus mit solchen Schutzstoffe versorgt ist, desto besser sind die Augen vor solchen Alterserkrankungen geschützt. Achten Sie also auf eine Ernährung mit viel Obst und Gemüse.

Besonders wichtig sind luteinreiche Gemüse wie Brokkoli, Rosenkohl, Grünkohl oder Spinat. Wer diese Gemüsesorten nicht mag oder verträgt, kann eine entsprechende Nahrungsergänzung einnehmen. Fragen Sie Ihren Arzt oder Apotheker nach entsprechenden Präparaten. Tragen Sie ferner bei großer Helligkeit (vor allem im Gebirge, am Strand und bei Schnee) immer eine Sonnenbrille.

➤ Rauchen: Patienten mit Altersstar, altersabhängiger Makuladegeneration oder Diabetes sollten auf keinen Fall rauchen. Rauchen erhöht den oxidativen Stress und senkt die Konzentration an Vitamin C und E sowie an Karotinoiden im Körper. Außerdem wirkt das im Rauch enthaltene Nikotin Gefäß verengend und blockiert damit die Blutzufuhr zu den Augen.

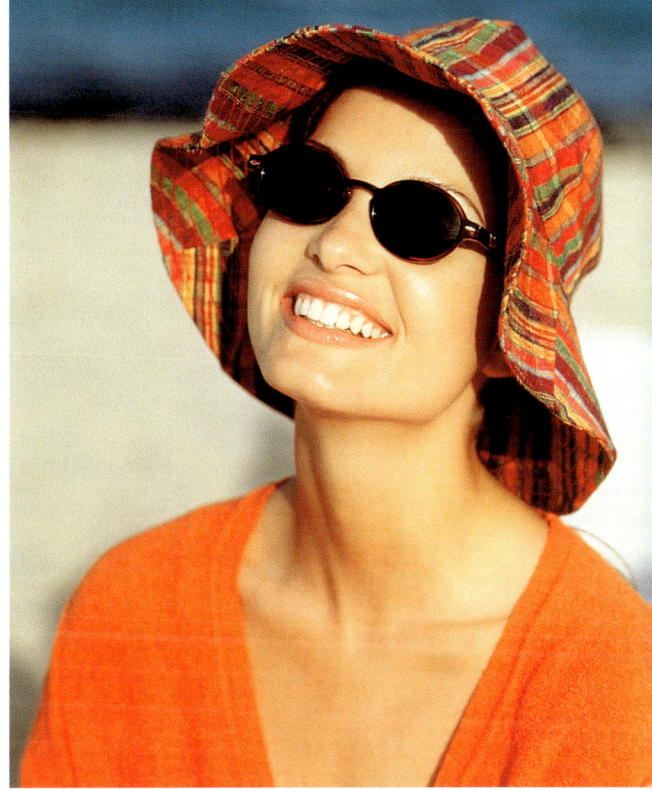

Schützen Sie Ihre Augen bei großer Helligkeit durch eine Sonnenbrille. Licht kann die Strukturen im Auge so verändern, dass Augenerkrankungen die Folge sind.

➤ Nahrungsergänzung: Es dürfte kaum möglich sein, durch eine Nahrungsergänzung mit Mikronährstoffen bereits vorhandene Schäden wieder rückgängig zu machen. Jedoch kann ein bereits bestehen der Krankheitszustand stabilisiert bzw. in seiner Entwicklung verlangsamt werden. Eine gezielte Ergänzung mit speziellen Vitalstoffen für die Augen kann Alterserkrankungen vorbeugen. Lassen Sie sich hierzu von Ihrem Augenarzt beraten. Richtig dosiert gibt es dabei keine Nebenwirkungen.

223

Erkrankungen des Herz-Kreislauf-Systems

Herz-Kreislauf-Erkrankungen sind in Europa und in Nordamerika mit Abstand die häufigsten Todesursachen. Allein in Deutschland gingen 1998 48,3 Prozent der Todesfälle auf das Konto von Herz-Kreislauf-Erkrankungen. Dazu zählen Herzinfarkt, Hirnschlag (Apoplexie) und Nierenversagen (Niereninsuffizienz).

Die Funktion des Herzens

Das menschliche Herz ist ein kräftiger, dickwandiger Hohlmuskel, der als zentraler Antriebsmotor das Blut durch die Blutgefäße pumpt. Es wiegt bei einem Erwachsenen ungefähr 300 Gramm und pumpt pro Tag etwa 15.000 Liter Blut durch den gesamten Körper. Das Herz besteht aus drei Umhüllungen:

➤ Eine innere Schicht (Endokard) kleidet die Hohlräume aus und formt die Herzklappen.

➤ Die mittlere Schicht ist die Muskulatur des Herzens (Myokard) und gleichzeitig die stärkste Schicht.

➤ Eine äußere Hülle (Epikard) bedeckt das Herz von außen und bildet zugleich die innere Wand des doppelwandigen Herzbeutels (Perikard), in dem das Herz wie eine kostbare Uhr ruht.

Eine dicke Scheidewand trennt das Herz in eine linke und eine rechte Hälfte; jede Herzhälfte besteht aus einem dünnwandigen Vorhof, in den das Blut einströmt, und aus einer dickwandigen Kammer, die das Blut weiterpumpt. Während sich die Vorhöfe gleichzeitig zusammenziehen, erschlaffen die Herzkammern und umgekehrt – bei einem Erwachsenen in Ruhe etwa 60- bis 70-mal pro Minute. Diese

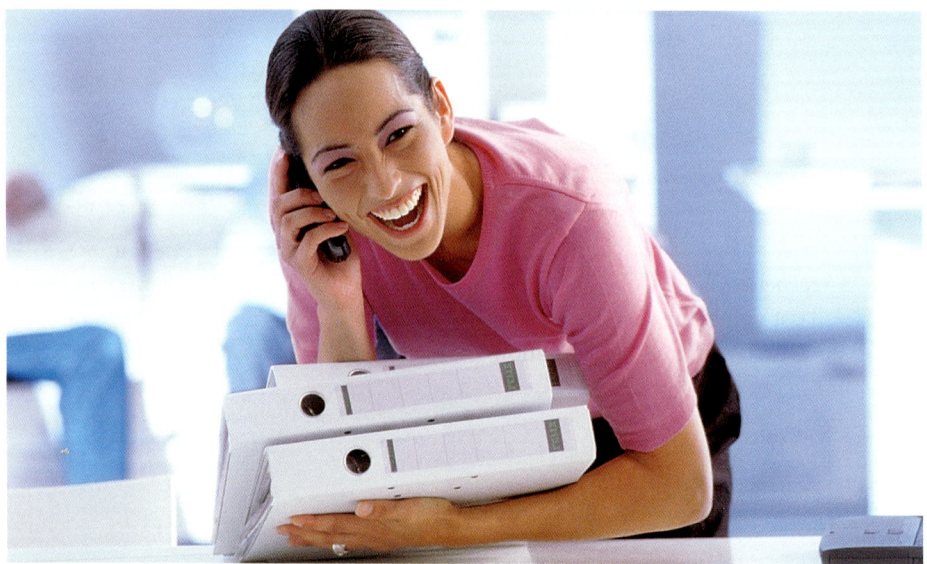

Lachen Sie mehr: Spaß bei der Arbeit reduziert Stress, einen der Hauptrisikofaktoren für die Entstehung von Herzinfarkt.

Herzschläge können als Puls am Handgelenk verfolgt werden. Ventilartige Klappen zwischen Vorhöfen und Herzkammern sowie zwischen den Kammern und den anschließenden Blutgefäßen lassen das Blut den richtigen Weg nehmen. Das Herz besitzt ein eigenes Reizbildungs- und Reizleitungssystem (spezialisierte Muskelzellen), die es autonom schlagen lassen. Wird das Herz aus dem Körper entfernt und in einer geeigneten Nährflüssigkeit aufbewahrt, schlägt es weiter. Trotz dieser Autonomie erhält das Herz aber auch aus dem zentralen Nervensystem Impulse, die regulierend auf die Herzfrequenz einwirken, jedoch nicht den Takt angeben können. Diese Einflüsse lassen das Herz z. B. bei Angst und Aufregung schneller schlagen und können auch Herzrhythmusstörungen hervorrufen. Damit der Herzmuskel seine Dauertätigkeit erbringen kann, ist er auf ausreichend Energie (aus der Nahrung) und vor allem auf reichlich Sauerstoff angewiesen. Bereits in Ruhe benötigt das Herz etwa 43 Liter Sauerstoff pro Tag. Bei Belastung kann der Sauerstoffbedarf auf das Vier- bis Fünffache ansteigen. Ohne Sauerstoff kann das Herz nur wenige Sekunden normal weiterarbeiten.

Das Herz lässt sich heute sehr genau untersuchen. Durch Abhören (Auskultation mit dem Stethoskop), Röntgenuntersuchung, verschiedene Ultraschallverfahren und das Elektrokardiogramm (EKG) in Ruhe und unter Belastung erhält der Arzt Auskunft über die Leistungsfähigkeit und den Zustand dieses lebenswichtigen Organs. Über die Beschaffenheit der Herzkranzarterien kann eine Herzkatheter-

untersuchung und neuerdings auch eine hoch auflösende ultraschnelle Computertomographie oder Kernspintomographie Aufschluss geben.

Herzinfarkt

Der Herzinfarkt ist eine leider sehr häufige, meist akute und oft lebensbedrohliche Komplikation. 1998 starben daran in Deutschland 78.000 Menschen. Die Ursache für diese Erkrankung ist eine Verengung der Herzkranzgefäße. Als Folge eines Herzinfarkts kann es zu einer massiven Pumpschwäche oder zu lebensbedrohlichen Herzrhythmusstörungen kommen. Wichtige Risikofaktoren für einen Herzinfarkt sind u. a. Stress, Bewegungsmangel, falsche Ernährung, Infektionen mit bestimmten Erregern (z. B. Chlamydien) oder Überflutung mit freien Radikalen. Als Hauptübeltäter gilt nach wie vor das Cholesterin mit ungünstiger Verteilung der Untergruppen LDL- und HDL-Cholesterin. Für sehr hohe Cholesterinspiegel ist dies zweifellos zutreffend. Doch dieses »Cholesterindogma«, das zu einer Flut von – teuren – Cholesterinsenkern und – ebenfalls teuren – cholesterinarmen Lebensmitteln geführt hat, gerät immer mehr ins Wanken. Eskimos, die sich vor allem von Tran ernähren (dem Fett mit dem höchsten Cholesteringehalt von 570 Milligramm/100 Gramm), sterben nur äußerst selten an Herzinfarkt und Arteriosklerose. In Frankreich, wo das Essen eher fett ist und dem Cholesterinspiegel wenig Bedeutung geschenkt wird, sterben nur halb so viele Menschen an Herztod wie in Amerika und Großbritannien. Nach neueren Erkenntnissen werden rund **225** zwei Drittel aller Herz- und Gefäßerkrankungen nicht allein durch den klassischen Risikofaktor Cholesterin verursacht, sondern sind auf andere Ursachen zurückzuführen. Dennoch wird von vielen Ärzten reflexartig zu einer Senkung des Cholesterinspiegels geraten, um einem Herzinfarkt vorzubeugen. Dabei wird häufig übersehen, dass Cholesterin ein unentbehrlicher Bestandteil aller Zellen und Gewebe ist. Ferner ist Cholesterin die Muttersubstanz lebenswichtiger Bausteine des Körpers, so der Gallensäuren, der Nebennierenrindenhormone, der Geschlechtshormone und des Provitamins D_3. Entscheidend ist die Verteilung von »gutem« (HDL-) und »schlechtem« (LDL-) Cholesterin im Blut. Für den Transport im Blut wird das Cholesterin (und andere Blutfette) an Eiweißkörper (Proteine) gebunden. Diese Gebilde heißen Lipoproteine. Man kann diese Teilchen nach ihrer Größe und Dichte unterscheiden. Für die menschliche Gesundheit sind zwei Gruppen von Bedeutung:

➤ Lipoproteine niedriger Dichte (low density lipoproteins = LDL) transportieren den Hauptteil des in der Leber gebildeten Cholesterins im Blut zu den einzelnen Geweben und Zellen.

➤ Lipoproteine hoher Dichte (high density lipoproteins = HDL) können das Cholesterin aus den Zellen aufnehmen und zum Abbau in die Leber transportieren. Sind die LDL im Blut stark vermehrt und durch Oxidation in ihrer Struktur verändert, dringen sie besonders leicht in die Arterienwände ein, lagern sich dort ab und führen nach und nach zur Gefäßverengung (Arteriosklerose, Infarkt). Umgekehrt ist HDL ein Schutzfaktor gegen eine solche Gefährdung.

Cholesterin wird nur im Organismus von Tieren und Menschen gebildet. Darüber hinaus kann Cholesterin mit der Nahrung über tierische Fette aufgenommen werden. Pflanzliche Kost enthält kein Cholesterin. Als Folge des hohen Konsums tierischer Lebensmittel ist das Blut vieler Menschen ständig mit Cholesterin überflutet. Bei genetischer Empfänglichkeit fördert dies die Ablagerungen in der Gefäßinnenschicht. Eine cholesterinreiche Ernährung signalisiert dem Körper, dass er weniger LDL über so genannte LDL-Rezeptoren in die Zellen gelangen lassen soll. Damit werden zunächst die Zellen vor einer Überflutung mit dem für sie schädlichen LDL-Cholesterin geschützt. Allerdings verbleibt dieses Cholesterin dann im Blut, wo es nach Oxidation (Stress, Rauchen!) chemisch verändert wird und nun die gefährlichen Ablagerungen in Gang setzen kann.

Eine Ernährung mit reichlich ungesättigten Fettsäuren (Pflanzenölen oder Fischölen!) beeinflusst die Cholesterinverteilung günstig. Es ist aber eher gefährlich, das Cholesterin gänzlich aus der Nahrung zu verbannen.

Homocystein – Erzfeind der Gefäße

Die klassischen Risikofaktoren wie Bluthochdruck, Fettstoffwechselstörungen, erhöhter Cholesterinspiegel oder Rauchen erklären nur etwa ein Drittel aller Herzinfarkte und Schlaganfälle. Als neuer und möglicherweise wichtigster Risikofaktor erwies sich in großen Studien der letzten Jahre eine kleine Aminosäure, das Homocystein. Überreichliche Mengen davon im Blut greifen die Innenwände der Arterien an und schaffen damit die Voraussetzung für Ablagerungen und Gefäßverengungen. Homocystein fällt normalerweise als Umwandlungsprodukt der Aminosäure Methionin an und besitzt bisher keine bekannte physiologische Aufgabe. Der Körper baut diesen Stoff wieder ab – zu Methionin, wobei Vitamin B_6, B_{12} und Folsäure benötigt werden. Der Abbau kann auch zu Glutathion erfolgen, wobei Vitamin B_6 benötigt wird.

In jungen Jahren funktioniert dieser Abbauvorgang recht gut. Im Blut reichern sich kaum nennenswerte Mengen an Homocystein an. Mit fortschreitendem Lebensalter ändern sich die Verhältnisse. Der Organismus produziert mehr Homocystein, als er verbraucht. Eine amerikanische Studie wies nach, dass bereits mäßig erhöhte Homocysteinwerte mit einem erhöhten Risiko für Herzinfarkt und Gefäßschäden einhergehen.

Infektionen als Ursache für Herzinfarkt?

Seit mehreren Jahren geistert eine interessante Theorie durch die Fach- und Laienpresse: Arteriosklerose, eine der Voraussetzungen für Herzinfarkt, sei eine entzündliche Gefäßerkrankung, hervorgerufen durch Infektionserreger wie Chlamydien oder bestimmte Keime aus der Mundhöhle. Trotz umfangreicher Untersuchungen weltweit konnte ein direkter Zusammenhang bislang nicht gesichert werden, wenngleich zahlreiche Einzelbeobachtungen dafür sprechen. So wurden in den Verkalkungsregionen von Gefäßen, insbeson-

dere Herzkranzgefäßen, eindeutig Spuren dieser Krankheitserreger nachgewiesen. Allerdings vermag bis heute niemand mit Sicherheit zu sagen, ob dies ein Zufalls- oder Begleitphänomen darstellt oder in der Tat als Ursache der Gefäßentzündung und nachfolgenden Verkalkung zu werten ist. Solange der Zusammenhang ungeklärt ist, sind die immer wieder zu lesenden Empfehlungen, vorbeugend Antibiotika einzunehmen, eher gefährlich denn nützlich. Dennoch: Angesichts der nicht von der Hand zu weisenden Argumente der Befürworter dieser Theorie sollten Chlamydieninfektionen (Lunge, Harnwege, Geschlechtsorgane) konsequent ausgeheilt werden, und es sollte auf eine gewissenhafte Mundhygiene und einen herdfreien Zustand von Zähnen und Zahnfleisch Wert gelegt werden. Denn die Keime können sich unbemerkt im Bereich des Herzens ansiedeln und zu schweren Komplikationen führen.

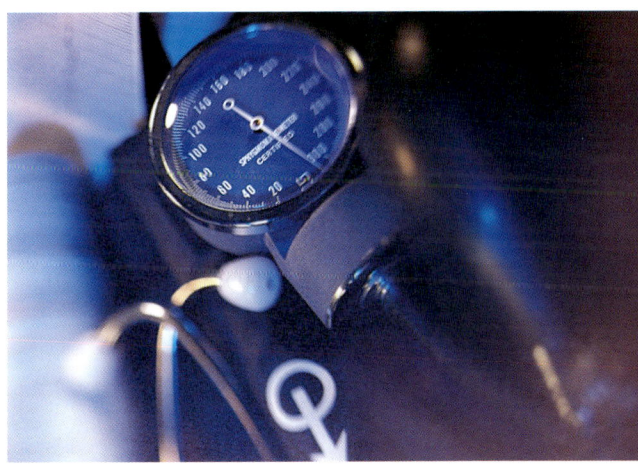

Lassen Sie Ihren Blutdruck regelmäßig messen. Bluthochdruck ist ein klassischer Risikofaktor für Herzschwäche und Herzinfarkt.

Die besten Anti-Aging-Tipps für ein gesundes Herz

Sie sind so lebendig wie Ihr Herz! Tun Sie also rechtzeitig etwas für die Gesundheit Ihres Herzens. Es dankt Ihnen Ihre Bemühungen mit gesteigerter Vitalität.

1 Sofern Sie noch Raucher sind, rauchen Sie heute Ihre letzte Zigarette. Es gibt keinen größeren Feind Ihres Herzens und Ihrer Gefäße als das Nikotin und die zahllosen schädlichen Inhaltsstoffe in jeder Zigarette! Durch Nikotin wird eine Kaskade an freien Radikalen in Ihrem Blut losgetreten, die die Innenwände der Blutgefäße schädigen und so Auslöser für Herzinfarkt und andere Herz-Kreislauf-Erkrankungen sein können. Unternehmen Sie alles, um von diesem Laster loszukommen. Sei es Autogenes Training, Meditation, Akupunktur, Entwöhnungspflaster oder neuerdings auch Medikamente – erlaubt ist, was hilft. In zahlreichen Büchern finden Sie hierzu Empfehlungen.

2 Vermeiden und reduzieren Sie Übergewicht! Jedes Pfund zu viel belastet Ihren Kreislauf und Ihr Herz! Wenn Sie Übergewicht haben, nehmen Sie professionelle Hilfe zu einer langfristig erfolgreichen Gewichtsreduktion in Anspruch.

3 Lassen Sie einmal schon in jungen Jahren (etwa im 20. Lebensjahr) und als Erwachsener regelmäßig Ihre Blutfette im Nüchternblut bestimmen. Gemessen werden sollten Gesamt-Cholesterin, LDL-Cholesterin, HDL-Cholesterin und Triglyzeride. Bei ungünstigem LDL-/HDL-Verhältnis oder stark erhöhten Triglyzeriden ist eine fettarme Ernährung Pflicht. Zusätzlich sind häufig Lipidsenker (Medikamente, die das Blutfett senken) erforderlich. Ein Stoffwechselspezialist sollte konsultiert werden.

4 Homocystein, eine kleine Aminosäure, greift die Innenwände der Arterien an, so dass sich Plaques leichter anlagern können und zu Gefäßverengungen führen. Lassen Sie Ihren Homocystein-Spiegel im Blutplasma bestimmen: Ist dieser erhöht, sollten Sie B-Vitamine und Folsäure in höherer Dosierung zuführen, am besten über ein Nahrungsergänzungspräparat. Ähnliches gilt für Antioxidantien, mit denen sich die gefährliche oxidative Veränderung der kleinen, dichten Cholesterinmoleküle verhindern lässt.
Einem zu hohen Homocysteinspiegel können Sie auch einfach vorbeugen: Führen Sie dem Körper mehr von den Vitaminen B_6, B_{12} sowie Folsäure zu, so wird das gefährliche Homocystein rascher abgebaut. Diese Vitamine kommen vor allem in Gemüse, magerem Fleisch und Fisch vor.

5 Ernähren Sie sich abwechslungs- und vitalstoffreich, vermeiden Sie Fette tierischen Ursprungs. Orientieren Sie sich an den Ernährungsregeln der Mittelmeerküche (siehe Seite 86). Vitalstoffe beugen oxidativem Stress vor, einem der Faktoren für Herzinfarkt.

6 Bleiben Sie körperlich aktiv, und treiben Sie in Maßen, aber regelmäßig Sport. Ein leistungsfähiges Herz und gesunde Gefäße kommen nicht von selbst, sondern bedürfen wie Ihr Auto der sorgsamen Wartung und Pflege.

7 Lassen Sie Ihren Blutdruck vom Arzt messen, und kontrollieren Sie Ihren Blutdruck zwischen den Arztbesuchen entweder selbst oder in der Apotheke! Erhöhte Blutdruckwerte sind zwar nicht schmerzhaft, belasten aber auf Dauer das Herz und Gefäßsystem. Chronische

Schäden an Herz und Gefäßen können sich kaum mehr zurückbilden, also sollten Sie unbedingt vorbeugen.

8 Erhöhte Blutdruckwerte lassen sich häufig durch eine Umstellung nachteiliger Lebensgewohnheiten bessern oder normalisieren. Reicht dies nicht aus, sollten Sie ein geeignetes Blutdruckmedikament regelmäßig einnehmen. Moderne Blutdrucksenker sind hochwirksam und weisen kaum Nebenwirkungen auf.

9 Seit einiger Zeit werden Infektionen mit Chlamydien als Auslöser für Herz-Kreislauf-Erkrankungen diskutiert. Auch wenn nichts bewiesen ist, sollten Sie Chlamydieninfektionen (Lunge, Harnwege, Geschlechtsorgane) konsequent ausheilen und auf eine gewissenhafte Mundhygiene und einen herdfreien Zustand Ihrer Zähne und des Zahnfleisches Wert legen. Von besonderer Bedeutung sind solche vorbeugenden Maßnahmen, wenn Sie Träger einer künstlichen Herzklappe sind oder sonstige Erkrankungen des Herzmuskels oder der Herzkranzgefäße aufweisen, denn hier können sich die Chlamydien unbemerkt »einnisten«.

10 Eine ausreichend hohe Zufuhr von Vitamin C, Vitamin E sowie bestimmten Aminosäuren (z. B. Arginin) kann günstige Effekte auf die Gefäßinnenschicht (Endothel) der Herzkranzgefäße haben. Damit lassen sich lipidreiche Ablagerungen und als Folge Durchblutungsstörungen verhindern. Achten Sie auf eine Vitamin-C- und Vitamin-E-reiche Ernährung, und erwägen Sie eine Ergänzung, falls Ihre Nahrung eine gute Versorgung mit diesen Vitalstoffen nicht sicherstellen kann.

11 Wenn Sie älter als 50 Jahre sind, bilden Hormonmangelzustände einen häufigen Risikofaktor für Gefäßerkrankungen. Östradiol und Testosteron haben eindeutig nachgewiesene schützende Effekte auf Herz und Gefäßsystem. Dies gilt insbesondere dann, wenn noch keine weiter fortgeschrittenen Schäden an diesen Organen aufgetreten sind. Der Fachmann für Hormonfragen in und nach den Wechseljahren ist der Endokrinologe. Er betreut Frauen und Männer gleichermaßen. Frauen können natürlich auch ihre Frauenärztin/ihren Frauenarzt um Rat fragen. Unterschätzen Sie nicht die enorme Bedeutung einer guten Hormoneinstellung, und lassen Sie sich nicht von den oft widersprüchlichen Meldungen über Östrogene und Brustkrebsrisiko in den Medien verwirren (siehe dazu auch Seite 168). Richtig dosiert und zugeführt überwiegt der Nutzen bei weitem das Risiko. Ihr Hormonfacharzt kann Sie individuell und sachkundig beraten.

12 Nehmen Sie Warnsignale ernst, und suchen Sie rechtzeitig Ihren Hausarzt oder Internisten auf. Besondere Wachsamkeit ist bei den folgenden Symptomen geboten: Schmerzen in der Brustmitte, die bis zum Kiefer und in die Arme ziehen, Schwindel, häufige Atemnot und Atembeklemmungen, andauernde Herzrhythmusstörungen und wiederholtes Herzjagen.

Zum Nachschlagen

Glossar

Adoleszenz: Lebensabschnitt zwischen Beginn der Pubertät und dem Erwachsenenalter.

Akkommodation: Anpassung des Auges auf unterschiedliche Entfernungen durch Änderung der Krümmung der Linse.

Alternsforschung: Gerontologie; Lehre von den Grundlagen, den Ursachen und den Vorgängen des Alterns.

Altersbeschwerden: Beschwerden, die auf Veränderungen durch das Altern zurückzuführen sind.

Alzheimer-Krankheit: Mit Verblödung, Gedächtnisschwäche, Orientierungslosigkeit etc. einhergehende Gehirnerkrankung, die meist zwischen dem 60. und 70. Lebensjahr auftritt.

Aminosäuren: Bausteine der Eiweißstoffe.

Anamnese: Vorgeschichte eines Kranken.

Androgene: Männliche Sexualhormone; Hauptvertreter ist Testosteron.

Angina pectoris: Anfallsweises Auftreten von Beklemmung und Engegefühl in der Brust, verbunden mit Atemnot und Todesangst; Zeichen für Sauerstoffmangel des Herzens.

Antigen: Oberflächenmerkmal, auf Grund dessen der Körper eine Substanz als fremd erkennt.

Antikörper: Vom Körper gebildeter Eiweißstoff, der mit einem Antigen reagiert und so z. B. einen Eindringling unschädlich macht.

Antioxidantien: Substanzen, die einen schädigenden Angriff durch Sauerstoff und dessen aggressive Folgeprodukte (freie Radikale) auf Strukturen im Körper verhindern oder abschwächen; Antioxidantien sind z. B. Vitamin A, C, E, Selen, Glutathion, Melatonin und Östradiol.

Apoptose: Programmierter Zelltod; zeichnet sich dadurch aus, dass die Zellen schrumpfen, in kleine Gebilde zerfallen und von den Fresszellen des Immunsystems entsorgt werden.

Arteriosklerose: »Arterienverkalkung«; mit Verhärtung, Verdickung und Elastizitätsverlust einhergehende krankhafte Veränderung der Arterien.

Arthritis: Entzündliche Veränderung der Gelenke.

Arthrose: Abnutzungserscheinung und Verschleiß der Gelenke.

Astigmatismus: Hornhautverkrümmung.

Atherogen: Gefäßschädigend, zur Atherosklerose führend.

Atherosklerose: Arterienverkalkung.

Atrophie: Rückbildung eines Organs oder Gewebes.

Ausleiten: Durch bestimmte Therapieformen gezielt krankheitserzeugende Stoffe über Haut, Nieren oder Darm ausschleusen.

Autoaggressionserkrankung: Durch Immunreaktion gegen körpereigene Strukturen verursachte Krankheit.

Autoimmunerkrankung: Durch Immunreaktion auf körpereigene Strukturen verursachte Krankheit.

Basaliom: Meist gutartiger Hauttumor.

Biopsie: Entnahme von Gewebe mit Skalpell, Nadel oder Zange für Untersuchungszwecke.

Blutbild: Qualitative und quantitative Zusammensetzung des Blutes.

Chromosom: Stäbchen- oder hakenförmige Gebilde aus DNA, die die Erbinformation tragen.

Cornea: Hornhaut des Auges.

Cytoplasma: Grundsubstanz jeder Zelle mit allen Bestandteilen, aber ohne Zellkern.

Degeneration: Verschleiß, Abbau.

DHEA: Dehydroepiandrosteron (Hormon der Nebenniere); Zwischenprodukt im Stoffwechsel der Sexualhormone, Gegenspieler des Stresshormons Cortisol.

DHEAS: Sulfatierte Form von DHEA.

DNS: Desoxyribonukleinsäure (englisch deoxyribonucleic acid – DNA); Träger der genetischen Information (Erbgut) eines Lebewesens.

Endogen: Von innen kommend, im Körperinneren entstehend.

Endokrin: Nach innen absondernd; die Hormonsekretion betreffend.

Endothel: Einschichtiges Deckgewebe, das die Herzräume, Blut- und Lymphgefäße auskleidet.

Enzym: Eiweißstoff, der in lebenden Organismen chemische Umsetzungen bewirkt; Biokatalysator.

Epithel: Zellschicht, die innere oder äußere Körperoberflächen bedeckt.

Essenzielle Aminosäuren: Acht bestimmte Aminosäuren, die lebenswichtig sind und im Körper nicht hergestellt werden können; sie müssen mit der Nahrung zugeführt werden.

Essenzielle Fettsäuren: Mehrfach ungesättigte Fettsäuren, die lebenswichtig sind und im Körper nicht hergestellt werden können; sie müssen mit der Nahrung zugeführt werden.

Exogen: Von außen kommend, zugeführt.

Fibroblasten: Spezielle Bindegewebszellen.

Gammaglobulin: Spezielle Antikörper im Blut.

Geriatrie: Altersheilkunde.

Geriatrikum: Mittel zur Behandlung von Alterserscheinungen mit dem Ziel der Auffrischung und Verjüngung.

Gerontologie: Alternsforschung.

Gestagene: Gruppe weiblicher Sexualhormone, vom Gelbkörper abgeleitet.

Glaukom: Erhöhung des Augeninnendrucks (grüner Star).

Glutathionperoxidase: Selenhaltiges Enzym, das in bestimmten Zellen Schutzfunktionen ausübt; setzt chemische Reaktion in Gang, wodurch reduziertes Glutathion oxidiert und das Radikal unschädlich gemacht wird.

Hormone: Botenstoffe im Körper.

Hypophyse: Hirnanhangdrüse; übergeordnete Hormondrüse, die dem Hypothalamus untersteht.

Hypothalamus: Teil des Zwischenhirns; übergeordnetes Steuerzentrum für die Hormonbildung und wichtige Regulationsvorgänge im Körper.

Hyaluronsäure: Wichtige Grundsubstanz des Bindegewebes, z. B. des Knorpels.

Ischämisch: Unterbrechung oder spürbare Verringerung der Durchblutung.

Kanzerogene: Krebs auslösende Stoffe.

Karzinom: Krebs, bösartige Geschwulst.

Katalase: Enzym, das die Zellen vor dem hochgiftigen Wasserstoffperoxid schützt, indem es dieses in Wasserstoff und Sauerstoff spaltet.

Katarakt: Grauer Star, Altersstar; Trübung der Augenlinse, häufigste Augenerkrankung.

Lebenserwartung: Statistischer Mittelwert, der angibt, wie hoch die zu erwartende Lebensdauer eines Neugeborenen oder einer bestimmten Altersklasse ist.

Leukämie: Bösartige Erkrankung der weißen Blutzellen.

Limbisches System: Teil des Gehirns, der für Trieb- und Instinkthandlungen sowie für emotionale Reaktionen zuständig ist.

Lipid: Nicht in Wasser lösliche Naturstoffe; dazu zählen Fette und Fettsäuren, Phospho- und Glykolipide sowie Karotinoide und Steroide.

Lymphozyten: Weiße Blutkörperchen; als Träger immunologischer Funktionen von zentraler Bedeutung für die Immunabwehr.

Macula lutea: Gelber Fleck; Stelle des schärfsten Sehens auf der Netzhaut.

Malignom: Bösartige Geschwulst.

Melanom: An Haut oder Schleimhaut vorkommender bösartiger Hauttumor, Hautkrebs.

231

Zum *Nachschlagen*

Melatonin: Von der Zirbeldrüse mit einsetzender Dunkelheit gebildetes Hormon, das die Schlafbereitschaft auslöst.

Menopause: Zeitpunkt der letzten Menstruation bei der Frau, auf die rückblickend ein Jahr lang keine weitere Monatsblutung erfolgt ist.

Metabolismus: Stoffwechsel.

Mitochondrium: Zellorganell, das für die Energieversorgung der Zelle zuständig ist.

Morbidität: Krankheitshäufigkeit bzw. Krankheitsgeschehen innerhalb einer Population.

Nekrose: Zelluntergang, ausgelöst z. B. durch Verletzungen oder Infekte.

Neoplasma: Tumoröse Neubildung von Gewebe.

Noxe: Schadstoff mit gesundheitsschädigender Wirkung.

Onkogen: Gen, das unter bestimmten Umständen Krebs auslösen kann.

Östrogene: Weibliche Sexualhormone (Östradiol, Östrid, Östron).

Pathologisch: Krankhaft.

Phagozytose: Auffressen von festen Teilchen durch bestimmte Zellen.

Photodynamische Therapie: Laserlichttherapie bei Makuladegeneration.

Phytin: Nahrungsbestandteil in Getreide; behindert die Aufnahme von Kalzium, Eisen, Magnesium und Zink.

Plasma: Zellfreie Blutflüssigkeit mit Vorstufen von Gerinnungsfaktoren; ohne die Vorstufen spricht man von Blutserum.

Polyarthritis: Schmerzhafte, gleichzeitig in mehreren Gelenken auftretende entzündliche Gelenkerkrankung.

Progerie: Vorzeitige Vergreisung.

Psychopharmaka: Medikamente, die das Nervensystem im Sinne von Beruhigung, Dämpfung etc. beeinflussen.

REM-Schlaf: Traumschlaf, gekennzeichnet durch rasche Augenbewegungen (rapid eye movements).

Rezeptor: Empfangs- oder Aufnahmeeinrichtung von Zellen für bestimmte Reize oder Botenstoffe.

Sekundäre Pflanzenstoffe: Große, z. T. noch unerforschte Gruppe von Pflanzeninhaltsstoffen, wie z. B. Farb-, Geruchs- und Geschmacksstoffen, die vor Zivilisationskrankheiten schützen können.

Senile Demenz: Altersschwachsinn.

Substitution: Ergänzung von fehlenden Bausteinen.

Superoxiddismutase: Enzym; schützt die Zellen vor Schädigung

durch innerhalb der Zellen entstehende freie Sauerstoffradikale.

Supplement: Nahrungsergänzung.

Systemisch: Ein ganzes Organsystem oder den Gesamtorganismus betreffend.

Testosteron: Männliches Sexualhormon.

Thymusdrüse: Hinter dem Brustbein gelegene Drüse mit grundlegender Bedeutung für die Entwicklung und Funktion des Immunsystems.

Topisch: Äußerlich wirkend.

Toxin: Giftstoff von einem Mikroorganismus, Tier oder einer Pflanze, dessen Wirkung erst nach einer bestimmten Einwirkzeit auftritt.

Tumor: Gewebswucherung infolge krankhafter übermäßiger Zellvermehrung; kann gutartig oder bösartig sein.

Zellorganellen: Organartige Bestandteile der Zelle mit eigenständiger Funktion.

Zirbeldrüse: Wird auch Epiphyse oder Pinealorgan genannt; Teil des Zwischenhirns; Hormondrüse, die das Schlafhormon Melatonin ausschüttet und viele Lebensrhythmen steuert; in ihr wird Serotonin in Melatonin umgewandelt.

Zytokine: Boten- und Steuerstoffe der Zellen des Immunsystems.

Zytotoxisch: Zellschädigend.

Adressen, die weiterhelfen

➤ **ANT.OX Center**
Ansprechpartner Dr. Bieger
Bayerstr. 53, 80335 München
Tel.: 0 89/54 37 98 82
Fax: 0 89/54 37 95 39
www.antox.de

➤ **Anti-Aging-Akademie**
Ansprechpartner Dr. Heufelder
Bayerstr. 53, 80335 München
Tel.: 089/54 30 81 30
Fax: 089/54 30 81 35
www.anti-aging-akademie.org

➤ **Institute for Biomedical Aging Research of the Austrian Academy of Sciences**
Dr.-Ignaz-Seipel-Platz 2,
A-1010 Wien

➤ **Aging and Tumorimmunology Group Uni Tübingen**
Eberhard Karls Universität,
Wilhelmstr. 7, 72074 Tübingen

➤ **International Society for the Study of the Aging Male (ISSAM)**
c/o The Parthenon Publishing
Group, Casterton Hall,
GB-Carnforth, Lancs LA62LA

➤ **Group of the Aging Male**
(Dt. Gesellschaft für Urologie),
Uerdinger Str. 64,
40474 Düsseldorf

➤ **European Molecular Biology Organization**
Postfach 10 22 40,
69012 Heidelberg

➤ **Deutsche Gesellschaft für Endokrinologie**
www.endokrinologie.net

➤ **Deutsche Gesellschaft für Ernährung (DGE)**
Im Vogelsang 40,
60488 Frankfurt/Main

➤ **Österreichische Gesellschaft für Ernährung**
Zaunergasse 1–3, A-1030 Wien

➤ **Schweizer Vereinigung für Ernährung**
Vernstr. 135, CH-3052 Zollikofen

➤ **Gesellschaft für Gehirntraining e. V.**
Postfach 14 20, 85560 Ebersberg

➤ **Deutsche Gesellschaft für kosmetische Medizin**
Dresselstr. 27, 81827 München

Internet-Adressen

➤ www.worldhealth.net
➤ www. nymemory.org
➤ www.arclab.org
➤ www.new-utopia.com/anti-aging
➤ www.lef.org/anti-aging
➤ www.lauritzen-institut.de
➤ www.andrologie.at
➤ www.netdoktor.de
➤ www.medicine-worldwide.de
➤ www.vitalstoffe.de
➤ www.kompetenznetz-depression.de
➤ www.kompetenznetz-parkinson.de

Selbsthilfegruppen

➤ **Alzheimerhilfe**
Postfach 7 08 33, 60599 Frankfurt/M.

➤ **Dt. Alzheimer Gesellschaft e. V.**
Kantstr. 152, 10623 Berlin

➤ **Arterielle Verschlusskrankheiten-Selbsthilfegruppe, Bundesverband e. V.**
An der Oberhecke 34, 55270 Sörgenloch/Mainz

➤ **Dt. Arthrose-Hilfe e. V.**
Postfach 11 05 51, 60040 Frankfurt/M.

➤ **Selbsthilfe bei Depressionen e. V.**
Wermbachstr. 13, 63739 Aschaffenburg

➤ **Dt. Diabetiker-Verband e. V.**
Hahnbrunner Str. 46, 67659 Kaiserslautern

➤ **Dt. Krebsgesellschaft e. V.**
Hanauer Landstr. 194, 60314 Frankfurt/M.

➤ **Dt. Krebshilfe e. V.**
Thomas-Mann-Str. 40, 53111 Bonn

➤ **Selbsthilfegruppe Macula-Degeneration**
Breslauer Str. 26, 93073 Neutraubling

➤ **Bundesselbsthilfeverband für Osteoporose e. V.**
Kirchfeldstr. 149, 40215 Düsseldorf

➤ **Dt.Parkinson-Vereinigung e. V.**
Moselstr. 31, 41464 Neuss

Zum *Nachschlagen*

Bücher, die weiterhelfen

➤ **Auf ewig Jung? – Ist unsere biologische Uhr beeinflussbar?**
Hayflick, L., Vgs, Bielefeld

➤ **Das Geheimnis des Alterns.**
Prinzinger, R., Campus, Frankfurt

➤ **Das Unsterblichkeitsenzym.**
Fossel, M., Piper, München

➤ **Der Mann 2000.**
Dr. Metka, M., Überreuter, Wien

➤ **Der neue Mann.**
Dr. Metka, M., Piper, München

➤ **Fitmacher fürs Immunsystem.**
Dr. Hofmann, I. u. a., Mosaik, München
(Diesem Buch ist die Fettpyramide von Seite 82 entnommen.)

➤ **Länger leben, später altern.**
Huber, J., Maudrich, Wien

➤ **Lebenskrisen als Entwicklungschancen.**
Dahlke, R., Random House, München

➤ **So schützen Sie Ihre Gesundheit.**
Dr. Müller-Wohlfahrt, H.-W., Zabert Sandmann, München

➤ **Stopping the clock oder wie man die Zeit anhält.**
Klatz, R. u. a., Vier Flamingos, Rheine

➤ **Zurück in die Jugend – mit Vollgas bis 100.**
Dr. Chein, E., Herbig Gesundheitsratgeber, München

Bücher aus dem Gräfe und Unzer Verlag

➤ **Anti-Aging. Länger jung – länger schön.**
Frohn, B.

➤ **Ätherische Öle für Wohlbefinden, Schönheit und Gesundheit.**
Werner, M.

➤ **Autogenes Training.**
Langen, D.

➤ **Basic Fitness.**
Wade, J.

➤ **Bauch, Beine, Po. Kleiner Aufwand, große Wirkung.**
Rüdiger, M.

➤ **Cholesterinspiegel senken.**
Muliar, D. u. a.

➤ **Das große Yogabuch.**
Trökes, A.

➤ **Faltenfrei. Lifting ohne Messer.**
Rüdiger, M.

➤ **forever young. Das Erfolgsprogramm. / forever young. Das Laufprogramm. / forever young. Das Kochbuch. / forever young. Das Ernährungsprogramm. / forever young. Vitamine.**
Alle Titel: Dr. Strunz, U.

➤ **Gedächtnistraining.**
Kolb, K. u. a.

➤ **Licht für die Seele. Raus aus dem Stimmungstief!**
Schwarz, A. u.a.

➤ **Mineralstoff- und Vitaminpräparate.**
Meyer, E.-A.

➤ **Mittelmeerdiät**
Bohlmann, F. u. a.

➤ **Moderne Diät für Typ-II-Diabetiker.**
Von Hasselt, B. u. a.

➤ **Mondbuch für Fitness, Schönheit & Gesundheit.**
Just, G.

➤ **Muskelentspannung nach Jacobson.**
Johnen, W.

➤ **Power-Walking. Fit und schlank auf die sanfte Tour.**
Rüdiger, M.

➤ **Relax!**
Lockstein, C. u. a.

➤ **Vitamine.**
Unger-Göbel, U.

➤ **Yoga für Anfänger**
Waesse, H.

➤ **Yoga für Rücken, Schulter und Nacken**
Trökes, A.

➤ **Young! Einfach jünger aussehen.**
Amthor, S.

Sachregister

Zum *Nachschlagen*

237

Zum *Nachschlagen*

FOREVER YOUNG
das Erfolgsprogramm von Dr. Strunz

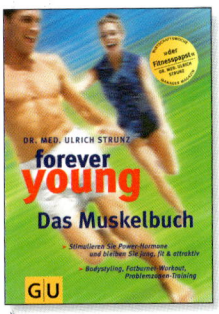

ISBN 3-7742-5637-3
128 Seiten

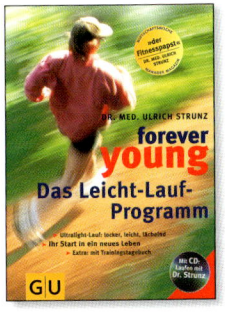

ISBN 3-7742-4830-3
160 Seiten
mit Lauftagebuch und CD

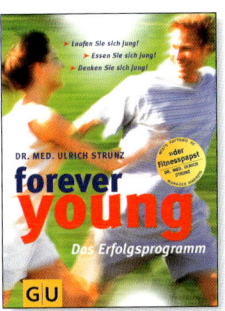

ISBN 3-7742-1736-X
192 Seiten
mit Lauftagebuch

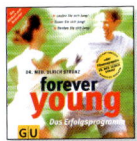

ISBN 3-7742-6262-4
2 CDs
ca. 90 Min. Laufzeit

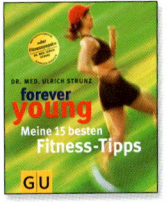

ISBN 3-7742-6237-3
32 Seiten

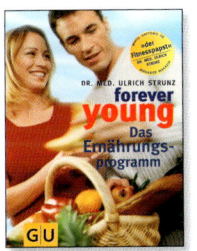

ISBN 3-7742-4001-9
128 Seiten

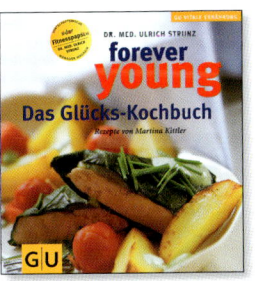

ISBN 3-7742-2025-5
168 Seiten

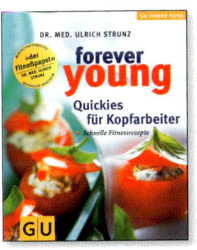

ISBN 3-7742-2613-X
64 Seiten

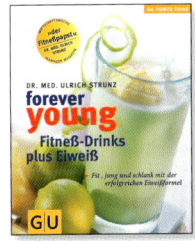

ISBN 3-7742-1904-4
64 Seiten

Starten Sie ab heute in Ihr neues Leben. Mit dem sensationellen Erfolgsprogramm
von Dr. Strunz: Laufen Sie sich jung! Essen Sie sich jung! Denken Sie sich jung!

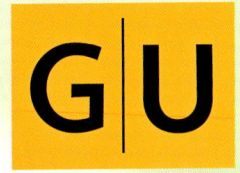

Gutgemacht. Gutgelaunt.

Impressum

Redaktionsleitung
Doris Birk
Redaktion
Barbara Fellenberg
Lektorat
Angelika Lang
Bildredaktion
Christine Majcen-Kohl
Umschlaggestaltung
independent Medien-Design
Innenlayout
Dorothee Rosemeier-Griesbeck
Illustrationen
Medical Art Service, München
Satz
Johannes Kojer, München
Herstellung
Petra Roth
Lithos
Repro Schmidt, Dornbirn
Druck
Appl, Wemding
Bindung
Sellier, Freising

ISBN: 3-7742-3227-X

Auflage   5.   4.   3.   2.
Jahr   05 04 03 02

Fotos
AOK S. 92; Artothek S. 20; Bavaria Bildagentur S. 28; Agentur Focus S. 162, 200, 213; GU-Archiv S. 24, 38, 46, 47, 64, 79, 108, 114, 117, 121, 122, 128, 140, 154, 183; Image Bank S. 10, 80, 223; Jahreszeiten-Verlag Klappe innen, S. 2, 35, 37, 170, 211; Jump S. 42, 56, 61, 77, 97, 147, 150, 181, 184, U1; Mauritius S. 26, 68, 71, 126/127; New Eyes GmbH S. 141; Okapia S. 158; A. Pasieka S. 137; Photonica S. 70, 85, 91, 100, 106, 107, 215; Picture Press S. 88, 123; Premium S. 17, 103; Stock Food S. 40, 202, 220; The Stock Market S. 8/9, 54/55, 192/193, 194; Tony Stone S. 18, 59; Zefa S. 149, 172, 179, 225, 227.

Dank
➤ Die Autoren bedanken sich ganz besonders bei Frau Dr. Inge Hofmann, die ihnen geholfen hat, ihr Wissen zu Papier zu bringen.
➤ Für die Mitwirkung beim Verfassen des Buches bedanken sich die Autoren bei: Prof. Dr. med. Rüdiger von Baehr, Internist und Immunologe; Dr. med. Richard Gruber, Allgemeinarzt und Balneologe; Frau Andrea Holzmüller, Dipl. Oecotrophologin; Dr. med. Hansjörg Lammers, Zahnarzt und Ganzheitsmediziner (Er entwickelte das Fat-Burn-Programm von Seite 96.); Frau Dr. Annemarie Neuner-Kritikos, Biologin, Geschäftsführerin von U.L.M.; Prof. Dr. med. Stefan Peter, Urologe, CA Klinikum Darmstadt.

Wichtiger Hinweis
Die Gedanken, Methoden und Anregungen in diesem Buch stellen die Meinung bzw. Erfahrung der Verfasser dar. Sie wurden von den Autoren nach bestem Wissen erstellt und mit größtmöglicher Sorgfalt geprüft. Sie bieten jedoch keinen Ersatz für kompetenten medizinischen Rat. Jede Leserin, jeder Leser sollte für das eigene Tun und Lassen auch weiterhin selbst verantwortlich sein. Weder Autoren noch Verlag können für eventuelle Nachteile oder Schäden, die aus den im Buch gegebenen praktischen Hinweisen resultieren, eine Haftung übernehmen.

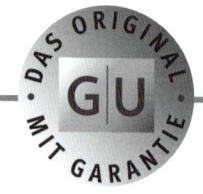

Das Original mit Garantie

Umwelthinweis
Dieses Buch wurde auf chlorfrei gebleichtem Papier gedruckt. Um Rohstoffe zu sparen, haben wir auf Folienverpackung verzichtet.